《基层合理用药指导》丛书

中国药学会医院药学专业委员会基层药学学组 组织编写

糖皮质激素类药物
合理应用手册

总主编 陈世财 纪智礼
主 编 张美祥 陈文平
副主编 张广求 侯改灵 叶银梅

U0212422

人民卫生出版社

图书在版编目（CIP）数据

糖皮质激素类药物合理应用手册 / 张美祥，陈文平
主编. —北京：人民卫生出版社，2021.3
（《基层合理用药指导》丛书）
ISBN 978-7-117-29705-9

Ⅰ. ①糖…　Ⅱ. ①张…②陈…　Ⅲ. ①糖皮质激素 —
用药法 — 指南　Ⅳ. ①R977.1-62

中国版本图书馆 CIP 数据核字（2020）第 032770 号

人卫智网　www.ipmph.com　医学教育、学术、考试、健康，
　　　　　　　　　　　　　购书智慧智能综合服务平台
人卫官网　www.pmph.com　人卫官方资讯发布平台

《基层合理用药指导》丛书
糖皮质激素类药物合理应用手册

主　　编：张美祥　陈文平
出版发行：人民卫生出版社（中继线 010-59780011）
地　　址：北京市朝阳区潘家园南里 19 号
邮　　编：100021
E - mail：pmph @ pmph.com
购书热线：010-59787592　010-59787584　010-65264830
印　　刷：三河市宏达印刷有限公司（胜利）
经　　销：新华书店
开　　本：850×1168　1/32　　印张：13.5
字　　数：363 千字
版　　次：2021 年 3 月第 1 版　2021 年 3 月第 1 版第 1 次印刷
标准书号：ISBN 978-7-117-29705-9
定　　价：52.00 元
打击盗版举报电话：010-59787491　E-mail：WQ @ pmph.com
质量问题联系电话：010-59787234　E-mail：zhiliang @ pmph.com

编 者（按姓氏笔画排序）

丁 婷　黄冈市中心医院

才琴格乐　巴音郭楞蒙古自治州人民医院

王 茜　通辽市医院

王 涛　巴音郭楞蒙古自治州人民医院

王树平　黄冈市中心医院

尤艳艳　通辽市医院

叶银梅　巴音郭楞蒙古自治州人民医院

刘 文　黄冈市中心医院

刘 引　通辽市医院

孙语晨　通辽市医院

孙爱华　黄冈市中心医院

孙培环　巴音郭楞蒙古自治州人民医院

肖洁亮　黄冈市中心医院

汪 曲　黄冈市中心医院

杜艳秋　通辽市医院

宋守唯　通辽市建国医院

张广求　黄冈市中心医院

张军慰　黄冈市中心医院

张美祥　黄冈市中心医院

张笑颖　巴音郭楞蒙古自治州人民医院

张筱萌　九江市第一人民医院

陈文平　黄冈市中心医院
陈文明　黄冈市中心医院
陈光烈　通辽市科尔沁区第一人民医院
武佰玲　通辽市医院
郁哲淇　黄冈市中心医院
周　易　黄冈市中心医院
周　燃　黄冈市中心医院
庞丽红　通辽市医院
孟祥茹　巴音郭楞蒙古自治州人民医院
侯改灵　通辽市医院
怒　特　通辽市医院
袁　莉　黄冈市食品药品检验检测中心
莘俊杰　黄冈市中心医院
贾燕南　内蒙古民族大学附属医院
钱胜刚　黄梅县人民医院
海长江　通辽市医院
涂青林　黄冈市中心医院
涂艳霞　黄冈市中心医院
谭　璐　黄冈市中心医院
戴立东　黄梅县人民医院

《基层合理用药指导》丛书
编委会

序

目前,国家大力推进分级诊疗制度,对基层医疗卫生工作高度重视,以农村基层和城镇社区医疗机构为核心的基层医疗卫生体系建设正成为我国医药卫生体制改革的重点。为了让老百姓放心到基层就医,基层医务人员具备较高的合理用药水平是分级诊疗模式顺利落地的一大关键。尽管国家卫生行政管理部门近年来出台了一系列有关合理用药的政策、规章和指南,如《抗菌药物临床应用指导原则(2015 年版)》《处方管理办法》《医院处方点评管理规范(试行)》《医疗机构药事管理规定》《抗菌药物临床应用管理办法》《医院机构处方审核规范》等,各级医疗机构合理用药能力有了明显提高,但是与三级医院相比,基层医疗机构在治疗常见病、慢性病的临床用药过程中,仍存在诸多问题,以注射剂过度使用、抗菌药物过度使用、中成药过度使用、无适应证用药、重复用药等方面最为典型。因此,不合理用药已成为基层医疗机构的一个亟待解决的问题。

为全面提升我国基层医疗机构药学服务能力和临床合理用药水平,切实解决临床工作中存在的用药不规范、不合理的问题,中国药学会医院药学专业委员会基层药学学组组织我国长期工作在临床一线的二、三级医院的临床和药学专家,共同编写了《基层合理用药指导》丛书。这些编者具有多年的临床用药工作实践和丰富的临床合理用药经验。本套丛书有如下三点特色:

1. 定位清晰、准确　目前,我国医药图书市场上关于合理用药的图书甚多,涉及不同层级、不同形式。本套丛书不同于既往出版的各类图书,清晰、准确地将读者定位在基层医务工作者,结合基层医师、药师、护士在临床工作中面临的各种用药问题、需要提升的用药能力而系统编撰。

2. 内容简明、实用　本套丛书关注临床上出现用药问题较多的大类药物,从临床工作实际出发,结合我国各类疾病治疗指南,选取在药物应用过程中应当特别注意的问题,包括作用特点、用法用量、配伍禁忌、特别警示等,侧重对同类不同种药物进行总结和比较,重点突出无赘述、贴近临床更实用。

3. 形式新颖、生动　该套丛书的编写形式力求新颖,采用问题导入形式,以例释理。以临床中经常遇到的用药问题作为切入点,以权威媒体报道、专业杂志刊登或亲身经历的典型用药案例阐释内容。既有合理用药案例,也有不合理用药案例,从正、反两个方面对药物临床合理应用进行阐述,具有鲜活的基层合理用药指导意义。

本套丛书在编写过程中,得到了中国药学会医院药学专业委员会原主任委员李大魁、名誉主任委员朱珠和主任委员张玉的大力支持和指导,得到了许多二、三级医院的临床专家和药学同仁的无私帮助,在此一并表示衷心的感谢,也向参与编辑工作及在其他方面提供帮助的人员表示由衷的谢意。

鉴于现代临床医药学发展日新月异,尽管本套丛书编者努力使编写内容准确和完整,并对其中的案例进行了认真的挑选和分析,但也难免有疏漏或不当之处,恳请广大医药同仁批评指正,以便我们不断完善。

陈世财

2021 年 1 月

前　言

　　糖皮质激素类药物在临床各科多种疾病的诊断和治疗中,应用广泛。但临床上对糖皮质激素类药物的不合理应用现象非常普遍,尤其是在基层,这给患者的健康乃至生命造成了重大影响。为规范糖皮质激素类药物的临床应用,避免或减少不良反应,保障患者的用药安全,提高疗效及降低医药费用,在中国药学会医院药学专业委员会基层药学学组的指导下,基层医院临床实践经验丰富的临床医师和药师参与编写了本书。

　　在编写过程中,本书遵循了如下原则:

　　1. 坚持以基层医院常见病为基础,参考相关临床应用指南,并结合基层医院临床实践,解决基层医务工作者用药问题。

　　2. 强调临床医师和药师在临床诊疗中的融合。

　　3. 尽量以表格替代文字叙述,简明扼要,一目了然。

　　4. 针对基层医院读者,在内容表述上做到深入浅出。

　　5. 除本手册所列常用药物品种外,临床医师可根据患者临床情况及当地药物供应情况,选用最合适的糖皮质激素类药物。

　　本书共十二章,除第一章总论外,其他各章节分别阐述了糖皮质激素类药物在内分泌系统疾病、呼吸系统疾病、风湿免疫性疾病、血液系统疾病、肾脏疾病、感染性疾病、消化系统疾病、神经系统疾病、眼科疾病、皮肤疾病和骨科疾病中的合理应用,可供基层医疗机构临床医师、药师等医务人员查阅、参考。

　　感谢王树平主任药师在本书的编写过程中给予的大量指导与帮助。因篇幅有限,且鉴于医学与药物治疗学研究资料的不断发展更新和编者水平有限,本书中可能存在不妥之处,敬请广大读者批评指正。

张美祥

2021 年 1 月

目　录

第十一章　糖皮质激素类药物在皮肤疾病中的合理应用 …371

第一章

总 论

第一节 概 述

1. 糖皮质激素类药物的分类有哪些？
2. 糖皮质激素类药物有哪些药理作用？
3. 糖皮质激素类药物的临床应用有哪些？
4. 如何合理使用糖皮质激素类药物？
5. 儿童使用糖皮质激素类药物有哪些注意事项？

糖皮质激素（glucocorticoids）是由肾上腺皮质分泌的一类甾体激素，具有调节糖、脂肪和蛋白质生物合成和代谢的作用，同时可调节钾、钠和水的代谢，并具有抗炎、免疫抑制、抗内毒素、抗休克等作用。因人类最早认识到该类物质具有调节糖类代谢的作用，因而将其称为糖皮质激素。糖皮质激素包括内源性糖皮质激素和外源性糖皮质激素。内源性糖皮质激素由肾上腺皮质中层束状带分泌，主要有氢化可的松和可的松。外源性糖皮质激素是经结构优化后的人工合成物，如泼尼松、地塞米松、倍氯米松等，其糖代谢作用增强，水钠潴留作用减弱。糖皮质激素类药物在临床上应用广泛，不仅用于各种肾上腺皮质功能异常疾病的替代治疗，也用于各种炎症（中毒性菌痢、暴发型流行性脑膜炎等）、免疫性疾病（如严重风湿热、风湿性心肌炎、风湿性及类风湿关节炎等)、休克等的对症治疗。

糖皮质激素类药物按作用时间可分为短效、中效与长效药物三类。短效药物如氢化可的松和可的松,作用时间多在 8~12 小时;中效药物如泼尼松、泼尼松龙、甲泼尼龙和曲安西龙,作用时间多在 12~36 小时;长效药物如地塞米松和倍他米松,作用时间多在 36~54 小时。按给药途径则可分为口服、注射、局部外用或吸入。常用糖皮质激素类药物的比较见表 1-1[1]。

表 1-1　常用糖皮质激素类药物的比较

类别	药物	对糖皮质激素类药物受体的亲和力	水盐代谢(比值)	糖代谢(比值)	抗炎作用(比值)	等效剂量/mg	血浆半衰期/min	作用持续时间/h
短效	氢化可的松	1.00	1.0	1.0	1.0	20.00	90	8~12
	可的松	0.01	0.8	0.8	0.8	25.00	30	8~12
中效	泼尼松	0.05	0.8	4.0	3.5	5.00	60	12~36
	泼尼松龙	2.20	0.8	4.0	4.0	5.00	200	12~36
	甲泼尼龙	11.90	0.5	5.0	5.0	4.00	180	12~36
	曲安西龙	1.90	0	5.0	5.0	4.00	>200	12~36
长效	地塞米松	7.10	0	20.0~30.0	30.0	0.75	100~300	36~54
	倍他米松	5.40	0	20.0~30.0	25.0~35.0	0.60	100~300	36~54

注:表中水盐代谢、糖代谢、抗炎作用的比值均以氢化可的松为 1 计;等效剂量以氢化可的松为标准计。

一般情况下，单剂量或非大剂量使用糖皮质激素类药物数日，不会产生有害反应，但长期大剂量应用糖皮质激素类药物易发生不良反应，主要与给药剂量、剂型、疗程、患者年龄、体质、给药方法等有关，使用过程中应密切监测不良反应。常见的不良反应有：

（1）医源性库欣综合征：如向心性肥胖、满月脸、水牛背、皮肤变薄、痤疮、多毛、骨质疏松等。

（2）诱发、加重感染或使体内潜在病灶扩散。糖皮质激素类药物具有较强的免疫抑制作用，降低了机体防御功能，致使病毒、真菌、结核病灶扩散恶化。在治疗严重感染性疾病时，必须同时给予有效、足量、敏感的抗菌药物。

（3）诱发或加剧胃十二指肠溃疡，甚至发生消化道大出血或穿孔。糖皮质激素类药物可使胃酸、胃蛋白酶分泌增加，胃黏液分泌减少，胃肠黏膜抵抗力降低，蛋白质合成减少，组织修复能力降低，从而诱发或加重胃和十二指肠溃疡，甚至发生出血或穿孔。

（4）诱发高血压、充血性心力衰竭、动脉粥样硬化、高脂血症、血栓形成。

（5）大量长期使用，因其抑制蛋白质生成，增加蛋白质分解代谢，从而导致生长减慢、肌肉萎缩、肌无力、伤口愈合迟缓等，儿童长期应用将影响其生长发育。

（6）激素性青光眼、激素性白内障。

（7）精神症状：因糖皮质激素类药物可减少脑内抑制性递质氨基丁酸的浓度，提高中枢神经系统兴奋性，出现兴奋、欣快或抑郁、失眠等，严重时可诱发精神失常、癫痫发作。

（8）长期外用糖皮质激素类药物，可出现局部皮肤萎缩变薄、毛细血管扩张、色素沉着、继发感染等不良反应；面部长期使用，可出现口周皮炎、酒渣鼻样皮损等症状。

（9）吸入型糖皮质激素类药物的不良反应包括声音嘶哑，咽部不适和白念珠菌定植、感染。长期较大剂量使用，也可能出现全身不良反应。

(10)反跳现象和停药反应:反跳现象即症状控制之后突然停药或减量太快使原病情复发或加重。停药反应指患者长期使用中或大剂量糖皮质激素类药物,减量过快或突然停用时,出现肾上腺皮质功能减退样症状,表现为精神萎靡、乏力、食欲减退、关节和肌肉疼痛,严重时可出现发热、恶心、呕吐、低血压等,危重者甚至发生肾上腺危象。

第二节 糖皮质激素类药物的药理作用

糖皮质激素类药物使用剂量不同,药理作用不同。生理剂量的糖皮质激素主要对机体的物质代谢产生影响,超生理剂量的糖皮质激素,具有抗炎、免疫抑制、抗过敏和抗休克等作用,可用于多种疾病的治疗[2]。

一、对代谢的影响

(一)糖代谢

糖皮质激素是调节机体糖代谢的重要激素之一,可增加肝糖原和肌糖原含量;促进糖异生,减少外周组织对葡萄糖的摄取、利用,升高血糖。

(二)蛋白质代谢

糖皮质激素可使蛋白质分解代谢增强,尿中氮排出量增加,造成负氮平衡;大剂量使用糖皮质激素类药物可抑制蛋白质合成,长期使用可致肌肉消瘦、骨质疏松、皮肤变薄、伤口愈合延缓和生长减慢等。

(三)脂肪代谢

短期使用糖皮质激素类药物对脂肪代谢无明显影响,长期大剂量使用可升高血浆胆固醇。糖皮质激素类药物可激活四肢皮下脂肪酶,促使皮下脂肪分解并重新分布于面部、胸、颈背、腹部及臀部,形成向心性肥胖,表现为"满月脸、水牛背",形成面圆、背厚、躯干部发胖而四肢消瘦的体型。

（四）水和电解质代谢

糖皮质激素类药物有较弱的盐皮质激素样作用,长期大剂量使用可潴钠排钾。糖皮质激素类药物也有增加肾小球滤过率和拮抗抗利尿激素的作用,使肾小管水重吸收减少,发挥利尿作用。此外,糖皮质激素类药物还可抑制钙、磷在肠道的吸收和肾小管的重吸收,长期使用会导致骨质疏松。

二、抗炎作用

糖皮质激素类药物具有强大、快速、非特异性的抗炎作用,可抑制多种原因引起的炎症反应,包括物理性、化学性、免疫性及病原微生物性引起的炎症反应。炎症初期,糖皮质激素类药物抑制毛细血管扩张,降低毛细血管的通透性,从而减轻渗出和水肿。此外,还能抑制白细胞浸润及吞噬反应,减少各种炎症因子释放,改善红、肿、热、痛等症状。炎症后期,糖皮质激素类药物通过抑制毛细血管和成纤维细胞增生,抑制胶原蛋白、黏多糖合成及肉芽组织增生,防止粘连及瘢痕形成,减轻后遗症。然而,糖皮质激素类药物在抗炎的同时降低了机体的防御功能,可致感染扩散,伤口愈合延迟。

三、免疫抑制与抗过敏作用

糖皮质激素类药物可对免疫反应的多个环节产生影响,小剂量主要抑制细胞免疫,大剂量则抑制 B 细胞转化成浆细胞,减少抗体生成,抑制体液免疫。糖皮质激素类药物对免疫反应的多种抑制作用可缓解过敏性疾病的临床症状,抑制过敏反应产生的各种组织病理变化,如充血、水肿、渗出等,还能有效抑制组织器官的移植排斥反应,对自身免疫病也能发挥一定的近期疗效。

四、抗休克作用

糖皮质激素类药物具有抗炎、免疫抑制、抗内毒素作用,可用于各种休克,特别是感染性休克的治疗。其作用机制可能为稳定溶酶体膜,阻止或减少蛋白水解酶的释放;抑制某些炎性因子的产生,减轻全身炎症反应综合征及组织损伤,恢复微循环血流动力学,改善休克状态;增强心肌收缩力,增加心输出量,扩张痉挛血管、增加肾脏血流量;提高机体对细菌的耐受力,但对外毒素则无防御作用。

五、其他作用

(一) 允许作用

糖皮质激素类药物对某些组织细胞虽无直接活性,但能给其他激素发挥作用创造有利条件,称为允许作用。如糖皮质激素类药物可增强儿茶酚胺的血管收缩作用和胰高血糖素的血糖升高作用等。

(二) 退热作用

糖皮质激素类药物能减少内源性热原释放,从而对毒血症引起的高热有退热作用。这种作用的产生可能与其抑制体温中枢对致热原的反应、稳定溶酶体膜、减少机体内源性热原的释放有关。

(三) 影响血液与造血系统

糖皮质激素类药物可刺激骨髓造血功能,增加血液中红细胞和血红蛋白含量,大剂量糖皮质激素类药物可使血小板增多、纤维蛋白原浓度增大,凝血酶原时间缩短;刺激骨髓中的中性粒细胞释放,血液中的中性粒细胞数增多。此外,还可使血液中淋巴细胞增多或减少。临床上可见肾上腺皮质功能减退者淋巴组织增生、淋巴细胞增多;而肾上腺皮质功能亢进者淋巴细胞减少、淋巴组织萎缩。

(四) 影响中枢神经系统

糖皮质激素类药物可提高中枢兴奋性,大量长期应用,可引起欣快、激动、失眠等,偶可诱发精神失常;且能降低大脑电兴奋阈,促使癫痫发作,故精神病患者和癫痫患者慎用。大剂量使用,可致儿童惊厥。

（五）影响骨骼

长期大量应用糖皮质激素类药物者，可出现骨质疏松，特别是脊椎骨，易引起腰背痛。其机制可能是糖皮质激素类药物抑制成骨细胞的活力，使机体骨胶原合成减少；同时，骨基质的分解速度较快，体内的骨盐不易沉着所致。

第三节 糖皮质激素类药物临床应用基本原则

一、糖皮质激素类药物的适用范围

糖皮质激素类药物临床适应证较广，临床应用时，应严格把握适应证，避免滥用。糖皮质激素类药物的适用范围包括：

（1）内分泌系统疾病：用于肾上腺皮质功能减退症、希恩综合征及肾上腺次全切除术后的替代治疗等。

（2）自身免疫病和过敏性疾病：①自身免疫病，如风湿、类风湿性疾病，系统性红斑狼疮，肾病综合征，自身免疫性贫血，皮肌炎等，应用糖皮质激素类药物可缓解症状；②过敏性疾病，多用于其他抗过敏药无效时，如严重荨麻疹；③异体器官移植，用于异体组织器官移植排斥反应的预防及治疗，异基因造血干细胞移植后的移植物抗宿主病的预防及治疗，常与其他免疫抑制剂联合应用。

（3）呼吸系统疾病：主要用于支气管哮喘、外源性变应性肺泡炎、放射性肺炎、结节病、特发性间质性肺炎、嗜酸性粒细胞性支气管炎等。

（4）血液系统疾病：如特发性血小板减少性紫癜、急性淋巴细胞白血病、淋巴瘤、多发性骨髓瘤等。

（5）严重感染或炎性反应：主要用于中毒性感染或伴有休克者。严重细菌性疾病如中毒性菌痢、暴发型流行性脑膜炎、重症肺炎,在伴有休克、脑病或其他与感染有关的器质性损伤等情况下,在有效抗感染的同时,加用糖皮质激素类药物可缓解中毒症状,避免或减轻器质性损伤。严重病毒性疾病如急性重型肝炎等,也可用糖皮质激素类药物辅助治疗。

(6)休克:可用于治疗各种原因所致的休克,对感染性休克应尽早、足量、短期突击使用,同时应给予抗菌药物进行抗感染治疗。

(7)某些炎性反应后遗症:应用糖皮质激素类药物可预防某些炎性反应后遗症及手术后反应性炎症的发生,如组织粘连、瘢痕挛缩等。

(8)神经系统损伤或病变:如急性视神经病变(视神经炎、缺血性视神经病变)、急性脊髓损伤、急性脑损伤等。

(9)慢性运动系统损伤:如肌腱末端病、腱鞘炎等。

(10)局部应用:利用其抗炎作用治疗某些皮肤病,如接触性皮炎、神经性皮炎、银屑病等。

二、糖皮质激素类药物的合理选择及使用

药物的剂型与给药途径与临床各类疾病的治疗效果有着极为紧密的联系。同一种药物不同的剂型其治疗效果不同;同样的给药途径因药物剂型不同,其起效时间也可能不一样;不同的疾病同样的药物,其给药剂量和疗程也不一样。因此,治疗方案的制订应结合患者病情及药物特点,从药物品种选择、给药剂量和疗程以及给药途径等方面综合考虑,制订合理的治疗方案。

(一)选择适当的品种和给药途径

1. 药物品种 不同的糖皮质激素类药物制剂,其药效学和药代动力学特点不同,应根据不同疾病和各种糖皮质激素类药物制剂特点,选择恰当的品种。

2. 给药途径 包括口服、肌内注射、静脉注射或静脉滴注等全身用药途径,以及吸入、局部注射和经皮肤给药等局部用药途径,应根据患者病情选择恰当的药物和适宜的给药途径。

（二）确定合理的给药剂量和疗程

根据患者病情,选择适宜的药物品种,确定合理的给药剂量和疗程[1]。

1. 给药剂量　一般给药剂量(以泼尼松为例)可分为以下几种情况:

（1）长期服用维持剂量:2.5~15.0mg/d。

（2）小剂量:小于 0.5mg/(kg·d)。

（3）中等剂量:0.5~1.0mg/(kg·d)。

（4）大剂量:大于 1.0mg/(kg·d)。

（5）冲击剂量:(以甲泼尼龙为例)7.5~30.0mg/(kg·d)。

2. 疗程　不同的疾病,使用糖皮质激素类药物疗程不同,一般可分为以下几种情况:

（1）冲击治疗:疗程多小于 5 天,适用于危重症患者抢救,如暴发型感染、过敏性休克、严重哮喘持续状态、过敏性喉头水肿、狼疮脑病、重症大疱性皮肤病、重症药疹、急进性肾小球肾炎等。冲击治疗须配合其他有效治疗措施,可迅速停药,若无效,大部分情况下不可在短时间内重复冲击治疗。

（2）短程治疗:疗程小于 1 个月,包括应激性治疗,适用于感染或变态反应类疾病,如结核性脑膜炎及胸膜炎、剥脱性皮炎或器官移植急性排斥反应等。短程治疗须配合其他有效治疗措施,停药时须逐渐减量至停药。

（3）中程治疗:疗程 3 个月以内,适用于病程较长且多器官受累性疾病,如风湿热等。生效后减至维持剂量,停药时须逐渐递减。

（4）长程治疗:疗程大于 3 个月,适用于器官移植后排斥反应的预防和治疗及反复发作、多器官受累的慢性自身免疫病,如系统性红斑狼疮、溶血性贫血、系统性血管炎、结节病、大疱性皮肤病等。维持治疗可采用每天或隔天给药,停药前亦应逐步过渡到隔天疗法后逐渐停药。

（5）终身替代治疗:适用于原发性或继发性慢性肾上腺皮质功能减退症,并于各种应激情况下适当增加剂量。

三、糖皮质激素类药物在特殊人群中的应用

（一）儿童糖皮质激素类药物的应用

糖皮质激素类药物可影响胶原骨代谢和生长激素分泌,儿童长期应用糖皮质激素类药物,除具有与成人同样的不良反应外,还会影响其生长发育。此外,糖皮质激素类药物还可在垂体水平通过对性腺的直接作用而改变性腺功能,延缓性腺发育,使性征发育延迟[3]。因此,儿童使用糖皮质激素类药物须严格掌握适应证并选用妥当的治疗方法。应根据患儿年龄、体重或体表面积、疾病严重程度和患儿对治疗的反应制订适当的治疗方案,同时应注意密切观察不良反应,避免或降低糖皮质激素类药物对患儿生长和发育的影响。

（二）妊娠期妇女糖皮质激素类药物的应用

大剂量使用糖皮质激素类药物者不宜妊娠。妊娠期妇女使用糖皮质激素类药物,除具有与非妊娠期妇女相同的不良反应外,还可增加子痫前期、子宫胎盘功能减退和糖耐量降低等风险。妊娠期妇女用药须考虑胎儿安全,胎儿在不同时期对药物敏感性不同,大量长期应用糖皮质激素类药物,可致过期妊娠、胎儿生长受限及增加胎儿感染发生率。妊娠期妇女应慎用糖皮质激素类药物,特殊情况下,临床医师可根据情况决定糖皮质激素类药物的使用,如慢性肾上腺皮质功能减退症及先天性肾上腺皮质增生症患者妊娠期,应坚持糖皮质激素类药物的替代治疗,严重的妊娠疱疹、妊娠性类天疱疮也可考虑使用糖皮质激素类药物。

（三）哺乳期妇女糖皮质激素类药物的应用

糖皮质激素类药物可由乳汁中排泄,哺乳期妇女应用生理剂量或维持剂量的糖皮质激素类药物,对婴儿一般无明显不良影响,但若使用中等剂量、中程治疗方案的糖皮质激素类药物,则不应哺乳,以避免经乳汁分泌的糖皮质激素类药物对婴儿造成如生长抑制、肾上腺皮质功能抑制等不良影响。

参考文献：

［1］中华人民共和国卫生部.糖皮质激素类药物临床应用指导原则［J］.中华内分泌代谢杂志,2012,28(2):171-202.

［2］杨宝峰.药理学［M］.8 版.北京:人民卫生出版社,2013:334-337.

［3］程茹虹,姚志荣.儿童系统使用糖皮质激素类药物临床经验［J］.皮肤病与性病,2016,38(5):327-330.

第二章 糖皮质激素类药物在内分泌系统疾病中的合理应用

1. 肾上腺皮质功能减退症应遵循什么治疗原则？

2. 糖皮质激素类药物能长期服用吗？

3. 糖皮质激素类药物的使用应注意哪些问题？

4. 什么是肾上腺危象？

5. 导致肾上腺危象的原因有哪些？

6. 肾上腺危象的治疗原则是什么？

7. 格雷夫斯眼病是一种什么样的疾病？

8. 格雷夫斯眼病有哪些临床表现？

9. 格雷夫斯眼病的治疗有哪些方法？

10. 糖皮质激素类药物治疗格雷夫斯眼病，用药有哪些讲究？

11. 甲状腺危象是一种什么样的疾病？

12. 甲状腺危象有哪些临床表现？

13. 甲状腺危象的治疗有哪些方法？

14. 甲状腺危象的对症治疗，如何选药？

15. 何种病情的亚急性甲状腺炎患者，适合进行糖皮质激素类药物治疗？

16. 亚急性甲状腺炎如何规范应用糖皮质激素类药物？

17. 什么是垂体危象？垂体危象会引起哪些激素异常？

18. 垂体危象患者如何合理使用糖皮质激素类药物？

19. 垂体危象患者在糖皮质激素类药物使用过程中，要注意哪些问题？

20. 低血糖症的主要病因及相应发生机制是什么？

21. 低血糖症发生时，机体通过哪些机制调节血糖？

22. 哪些情况下考虑使用糖皮质激素类药物治疗低血糖症？

第一节　肾上腺皮质功能减退症

一、肾上腺皮质功能减退症的概述、分类与临床表现

（一）概述与分类

肾上腺皮质功能减退症，按病因可分为原发性肾上腺皮质功能减退症和继发性肾上腺皮质功能减退症。

原发性肾上腺皮质功能减退症，是由双侧肾上腺的绝大部分被毁所致，又称艾迪生病（Addison disease），1855 年 Thomas Addison 发表《论肾上腺疾病对全身和局部的影响》，描写了以进行性贫血、皮肤褐色色素沉着、肌肉无力、极度衰弱、血压降低等为特征的疾病，后来学界以他的姓氏命名为艾迪生病（Addison disease）。艾迪生病常见病因为肾上腺结核或自身免疫性肾上腺炎，少见的病因包括深部真菌感染、免疫缺陷、病毒感染、恶性肿瘤、肾上腺广泛出血、手术切除、肾上腺脑蛋白营养不良及 POEMS 综合征等。

继发性肾上腺皮质功能减退症，最常见于长期超生理剂量使用糖皮质激素类药物，引起促肾上腺皮质激素（ACTH）分泌不足，而导致肾上腺皮质激素分泌减少，也可继发于下丘脑垂体病变，如鞍区肿瘤、自身免疫性垂体炎、外伤、手术切除、产后大出血引起的垂体大面积梗死，即希恩综合征（Sheehan syndrome）等。

（二）临床表现

原发性和继发性肾上腺皮质功能减退症具有共同的临床表现，如逐渐加重的全身不适、无精打采、乏力、倦怠、食欲减退、恶心、体重减轻、头晕和直立性低血压等。

原发性肾上腺皮质功能减退症最具特征的临床表现，为全身皮肤色素沉着，即全身皮肤呈棕褐色，有光泽，尤以暴露及易受摩擦的部位更为明显，如面部、掌纹、乳晕、甲床、足背、瘢痕和束腰带部位等。在上述色素沉着的部位常有散在白斑点；齿龈、舌表面和颊黏膜也常常有明显的色素沉着，但个别患者也可能不出现色素沉着。有时可合并其他自身免疫性内分泌和／或非内分泌系统疾病，肾上腺脑白质营养不良症患者可伴有中枢神经系统症状。

继发性肾上腺皮质功能减退症与原发性肾上腺皮质功能减退症症状类似，但没有明显皮肤色素沉着，水盐代谢紊乱也不严重，患者的肤色比较苍白[1]。若合并有甲状腺和性腺功能低下，则可有怕冷、便秘、闭经、腋毛和阴毛稀少、性欲下降、勃起功能障碍等临床表现；青少年患者常表现为生长延缓和青春期延迟；下丘脑或垂体有占位病变时，可有头痛、尿崩症、视力下降和视野缺陷等临床表现。

二、肾上腺皮质功能减退症的诊断要点与治疗原则

（一）诊断要点

通过血生化、血常规、激素检查和影像学检查，结合该疾病的典型临床表现，进行综合判断。

（二）实验室检查

1. 血生化　患者可有低血钠、高血钾等。脱水严重者，低血钠可不明显、高血钾一般不严重，如果明显须考虑肾功能不全或其他原因，少数患者可有轻度或中度高血钙（糖皮质激素类药物有促进肾、肠排钙作用），如有低血钙和低血磷，则提示合并有甲状旁腺功能减退症。脱水明显时，有氮质血症。

2. 血常规　常有正细胞性、正色素性贫血,少数患者合并有恶性贫血。白细胞分类显示中性粒细胞减少,淋巴细胞相对增多,嗜酸性粒细胞明显增多。患者可有空腹低血糖症,糖耐量试验显示低平曲线。

3. 激素检查

(1)血浆皮质醇(F):一般认为血浆总皮质醇基础值 $\leqslant 83.34nmol/L$,可确诊为肾上腺皮质功能减退症,$\geqslant 555.6nmol/L$ 可排除本症,但对于急性危重患者,若基础血浆总皮质醇在正常范围,则不能排除肾上腺皮质功能减退症。

(2)血浆促肾上腺皮质激素(ACTH):原发性肾上腺皮质功能减退症患者血浆中 ACTH 常升高,血浆总皮质醇在正常范围,血浆 ACTH 也常 $\geqslant 22pmol/L$。血浆 ACTH 正常,排除慢性原发性肾上腺皮质功能减退症,但不能排除轻度继发性肾上腺皮质功能减退症。

血浆皮质醇降低和血浆 ACTH 值升高,是诊断艾迪生病的最重要指标,测定 ACTH 水平,有助于判断是原发性还是继发性肾上腺皮质功能减退症。

(3)血醛固酮:血醛固酮水平在原发性肾上腺皮质功能减退症患者中,可能为低值或正常低限,血浆肾素活性(PRA)则升高;继发性肾上腺皮质功能减退症患者,则血尿醛固酮水平正常。

(4)24 小时尿游离皮质醇(UFC):通常低于正常值。检查 24 小时尿游离皮质醇水平可避免血皮质醇的昼夜节律及上下波动,更能反映肾上腺皮质功能的实际情况。

(5)尿 17-羟皮质类固醇(17-OHCS):一般多低于正常值,少数患者可在正常范围内。

4. 其他检查

(1)心电图:可示低电压,T 波低平或倒置,P-R 间期与 Q-T 间期可延长。

(2)影像学检查:结核病患者 X 射线、CT 或 MRI 检查可示肾上腺增大及钙化阴影。其他感染、出血、转移性病变在 CT 扫描时,也示肾上腺增大,一般病程多在 2 年以内。因自身免疫病所致者,肾上腺不增大。

（三）治疗原则

1. **基础治疗** 包括患者教育、加强营养、纠正水和电解质紊乱。给予富有营养且易消化的食物,防止过度疲劳。保持心情愉快,避免情绪紧张。

2. **替代治疗** 慢性肾上腺皮质功能减退症使用糖皮质激素类药物替代治疗,对症支持治疗,防止出现危象。

3. **预防危象** 预防急性肾上腺危象,若出现危象先兆,应按照危象处理。

4. **针对病因治疗** 如由肾上腺结核引起的肾上腺皮质功能减退者,还须进行抗结核治疗。由于糖皮质激素类药物可致使陈旧性结核变得活动或使活动性结核扩散,因此有结核者,均应进行常规抗结核治疗。

5. **中医药治疗**。

三、糖皮质激素类药物的合理应用

肾上腺皮质功能减退症,须长期或终生服用生理替代剂量的糖皮质激素类药物,该类药物分为内源性糖皮质激素类药物和外源性糖皮质激素类药物。内源性糖皮质激素类药物有可的松和氢化可的松,外源性糖皮质激素类药物有泼尼松、泼尼松龙、甲泼尼龙、倍他米松、地塞米松。可的松、泼尼松需经肝脏代谢而发挥药理作用,故肝功能障碍患者,应使用直接发挥药理作用的氢化可的松、泼尼松龙。内源性糖皮质激素类药物可的松与氢化可的松异同点,见表 2-1。

糖皮质激素类药物多为普通片剂,药物脂溶性高、吸收好、肝脏首过效应小、生物利用度为 70%~80%。甲泼尼龙与泼尼松龙相比,脂溶性增加,代谢降低,其分布容积更大,具有更好的组织穿透性。

表 2-1　可的松与氢化可的松异同点比较

比较项目	可的松	氢化可的松
是否与内源性糖皮质激素类药物具有等效作用	否	是
是否具有生理活性	否	是
是否需要代谢而发挥药理作用	是	否
肝功能障碍患者、急性或严重应激状态可否使用	否	是

（一）糖皮质激素类药物的应用[2-4]

1. 肾上腺皮质功能减退症的治疗，须根据不同病因选择不同的药物。原发性肾上腺皮质功能减退症因需保钠治疗，首选可的松或氢化可的松；继发性肾上腺皮质功能减退症，首选泼尼松或泼尼松龙。平时的替代治疗则应使用生理剂量，用药剂量应个体化。以氢化可的松计算，安静状态下正常人皮质醇的生理分泌量为 $12\sim15\text{mg}/(\text{m}^2\cdot\text{d})$；患者处于应激状态时（如感染、创伤、手术、妊娠等），给药剂量应成倍增加，不能进食者须静脉给药。

2. 生理剂量糖皮质激素类药物应模拟其昼夜分泌的生理规律，早 8 时前服用全日量的 2/3，14~15 时服用剩余的 1/3。初始剂量为氢化可的松 $0.3\sim0.5\text{mg}/(\text{kg}\cdot\text{d})$，早上起床后服用氢化可的松 10~15mg，下午服用 5~10mg。如仍有失盐症状，可加用小剂量盐皮质激素，如醋酸氟氢可的松，0.05~0.20mg/d，或每月肌内注射三甲醋酸去氧皮质酮 125mg，剂量应根据 24 小时尿皮质醇和临床表现进行调节。

3. 行双侧肾上腺切除后，应维持每天口服氢化可的松 20~30mg，并补充氟氢可的松。肾上腺瘤摘除术后，可用泼尼松，初始剂量为 10mg/d，以后逐渐减量；肾上腺部分切除，激素替代剂量应适当减少，甚或不补充，保持 24 小时尿皮质醇在正常范围的下 1/3 区间，以利于下丘脑 - 垂体 - 肾上腺轴正常反馈的恢复。

4. 伴糖尿病者,氢化可的松剂量一般不大于 30mg/d,否则须增加胰岛素剂量并致血糖控制困难。

5. 伴甲状腺毒症患者,应尽早开始糖皮质激素类药物替代治疗,不必等待甲状腺功能亢进症治疗结果。

6. 伴甲状腺功能减退者,应先补充足量糖皮质激素类药物后再补充甲状腺素,以避免甲状腺素增加而导致肾上腺皮质功能减退的进一步加重,诱发肾上腺危象。

7. 应激情况下,须增加糖皮质激素类药物剂量。如有上呼吸道感染、拔牙等轻度应激,应将糖皮质激素类药物量增加 1 倍,直至该病痊愈,一般 4~5 天即可控制。如有重度应激,如外科手术、心肌梗死、严重外伤和感染等,应给予氢化可的松 200~300mg/d。在手术前数小时即应增加糖皮质激素类药物用量。不能口服者,宜静脉滴注给药。应激过后逐步减至维持剂量,可在数天内每天减少用量 1/3~1/2,直到维持剂量,开始时减量速度及幅度可偏大,接近维持量时,减量速度与幅度均宜放缓。

8. 无论是原发性还是继发性肾上腺皮质功能减退症,替代剂量须结合患者的临床表现及尿皮质醇水平。但若患者使用了地塞米松,尿皮质醇水平亦不能反映体内糖皮质激素类药物水平,更应结合临床表现来确定适宜的替代剂量。2016 年 1 月,美国内分泌学会发布在《临床内分泌代谢杂志》上的《原发性肾上腺皮质功能不全的诊断和治疗指南》中明确指出,由于剂量滴定困难导致的库欣综合征,不推荐使用地塞米松治疗原发性肾上腺皮质功能减退症。

9. 原发性肾上腺皮质功能减退症患者在替代治疗中使用短效糖皮质激素类药物时,不能抑制 ACTH 的分泌,因此,临床上不能用 ACTH 的水平来评价糖皮质激素类药物替代剂量是否充足。

10. 原发性、继发性肾上腺皮质功能减退症异同点,见表 2-2。

表 2-2 原发性、继发性肾上腺皮质功能减退症异同点

疾病	相同点	不同点					
		病因	临床表现	血浆 ACTH	ACTH 兴奋 试验	水盐 代谢 紊乱度	首选 药物
原发性肾上腺皮质功能减退症	疲乏、食欲减退、恶心、体重下降、头晕、直立性低血压	常见病因为肾上腺结核或自身免疫性肾上腺炎	全身皮肤色素加深，暴露处、摩擦处、乳晕、瘢痕处尤为明显	升高	提示肾上腺皮质储备功能低下	较重	可的松、氢化可的松
继发性肾上腺皮质功能减退症		长期超生理剂量使用糖皮质激素类药物或肾上腺外疾病	没有明显皮肤色素沉着，患者的肤色比较苍白	正常低限(轻症)或降低	呈延迟反应	较轻	泼尼松、泼尼松龙

（二）注意事项

1. 根据患者病情、药物剂型，选择适宜的给药途径。

2. 肾上腺皮质功能减退症须长期服用替代剂量的糖皮质激素类药物，对下丘脑 - 垂体 - 肾上腺轴（HPA 轴）抑制作用强的不可长期使用，如地塞米松。常用糖皮质激素类药物对 HPA 轴的抑制作用、理盐作用，见表 2-3。

表 2-3 常用糖皮质激素类药物对 HPA 轴的抑制作用和理盐作用

激素名称	等效剂量 / mg	HPA 轴抑制时间 /d	能否长期使用	肝功能不全时能否使用	理盐作用
可的松	25	1.25~1.50	能	否	++
氢化可的松	20	1.25~1.50	能	能	++
泼尼松	5	1.25~1.50	能	否	+
泼尼松龙	5	1.25~1.50	能	能	+
甲泼尼龙	4	1.25~1.50	能	能	0
地塞米松	0.75	2.75	否	能	0

3. 糖皮质激素类药物主要于肝脏灭活,由肾脏排泄,90%以上被灭活,在尿中的游离形式小于2%,因此,肾功能不全时不会引起血浆中活性激素水平的升高。

4. 肾上腺皮质功能减退症虽长期使用糖皮质激素类药物,但为生理替代剂量,与生理分泌量接近,完全通过基因效应发挥作用,不良反应小,可以长期维持治疗。

5. 糖皮质激素类药物最好在进食时服用,因糖皮质激素类药物能升高胃内酸度,易诱发消化性溃疡[2]。

6. 与利福平、巴比妥类酶诱导剂合用时,应适当增加药物剂量,以免出现替代治疗不足的表现。

7. 儿童患者糖皮质激素类药物用量不足,易发生肾上腺危象;过量则会引起发育迟缓。

8. 有精神病史或溃疡史者,慎用糖皮质激素类药物。

9. 肾上腺皮质功能减退症患者,对吗啡、巴比妥类药物特别敏感,在肾上腺危象特效治疗开始前,应禁用这类药物。

10. 如有活动性结核,应积极进行抗结核治疗,生理替代剂量的肾上腺皮质激素并不影响对结核病的控制。

第二节 肾上腺危象

一、肾上腺危象的概念与临床表现

肾上腺危象,是指由各种原因引起的肾上腺皮质激素分泌不足或缺如,而引起的一系列临床症状,可累及多个系统,病情凶险,进展急剧,诊治稍失时机,将危及患者生命。

肾上腺危象临床症状多为非特异性,病情变化急剧。各系统主要临床表现如下,①体温:高热多见,可有高热达40℃以上,有时体温可低于正常;②消化系统:畏食、恶心、呕吐、腹痛、腹泻等;③循环系统:心率加快、四肢厥冷、循环虚脱、血压下降、直立性低血压、虚脱,严重时出现休克;④神经系统:精神萎靡、烦躁不安或嗜睡、谵妄或神志模糊,重症者可昏迷;⑤泌尿系统:可出现尿少、氮质血症,严重者可表现为肾功能衰竭。

二、肾上腺危象的诊断要点与治疗原则

(一)诊断要点

肾上腺危象的临床表现,往往缺乏特异性,常常不易判断正确而耽误诊治时机,可危及患者生命。其早期诊断主要依靠病史、临床表现和一些实验室检查。

肾上腺危象患者可有低血钠、高血钾、代谢性碱中毒、尿素氮轻度升高,肾上腺危象患者血浆皮质醇(F)≤ 555.6mmol/L[1]。

导致肾上腺危象的原因主要包括:①肾上腺皮质功能减退症患者在感染、创伤、分娩、手术等应激状态时诱发危象,感染是常见的诱发原因;②长期超生理剂量使用糖皮质激素类药物治疗的患者,由于突然停药、停药过快或处于应激状态,未及时加大糖皮质激素类药物服用剂量;③肾上腺术后,如未补充激素或在应激状况下未相应增加激素剂量;④急性肾上腺皮质出血、坏死,双侧肾上腺切除;⑤先天性肾上腺皮质增生。

(二)治疗原则

1. 肾上腺危象时,应积极抢救。当疑为本症时不须等待检验结果,应立即治疗,同时留取血液标本检测血皮质醇及 ACTH。

2. 应及时静脉滴注糖皮质激素类药物。

3. 应纠正脱水和电解质紊乱,视患者脱水、缺钠程度而定补液量及性质:恶心、呕吐、腹泻、大汗、缺钠较明显者,则补液量及补钠量宜充分;若因感染、外伤等原因且发病急骤者,缺钠、脱水不至过多,宜少补盐水为妥。一般采用 5% 葡萄糖氯化钠注射液,可同时纠正低血糖,并补充水和钠,应根据血压、尿量、心率等调整用量。还须注意钾和酸碱平衡。

4. 补液后不能升高血压者,应注意纠正酸中毒,必要时使用血管活性药物。

5. 对低血糖患者可静脉注射高渗葡萄糖,预防和治疗低

血糖。

6. 在救治肾上腺危象的同时,要积极治疗原发疾病,缩短病程。

7. 病情危险期应加强护理,严密观察患者生命体征,记录患者体温、脉搏、呼吸、血压、血氧饱和度等。对患者心理积极疏导,增加患者信心,调动其内在因素,使患者主动配合治疗。

三、糖皮质激素类药物的合理应用

(一) 糖皮质激素类药物的应用[3]

1. 补充肾上腺皮质激素　糖皮质激素类药物的剂量视病情轻重和治疗反应而定。如有意识障碍和休克,立即静脉注射氢化可的松或氢化可的松琥珀酸钠 100mg,使血皮质醇浓度达到正常人在发生严重应激时的水平。以后每 6 小时加入补液中静脉滴注 100mg,最初 24 小时总量约 400mg,第 2~3 天可减至 300mg,分次静脉滴注。如病情好转,继续减至 200mg/d,之后 100mg/d。呕吐停止可进食者,可改为口服。当口服剂量减至每天 50~60mg 时,应加用醋酸氟氢可的松。

2. 补充盐皮质激素　如用氢化可的松琥珀酸钠或氢化可的松后,收缩压不能回升至 100mmHg(13.3kPa),或有低血钠症,则可同时肌内注射醋酸脱氧皮质酮 1~3mg,每天 1~2 次,也可在病情好转并能进食时改服醋酸氟氢可的松 0.05~0.2mg/d。严重慢性肾上腺皮质功能减退或双肾上腺全切除后患者,须长期服用维持量。

(二) 注意事项

1. 在危象发生时,可使用氢化可的松注射液或者注射用氢化可的松琥珀酸钠,氢化可的松注射液含乙醇 50%,使用前必须充分稀释,加 25 倍 0.9% 氯化钠注射液或 5% 葡萄糖注射液 500ml 稀释,该药只能静脉滴注,使用时应予以足够重视。氢化可的松注射液与注射用氢化可的松琥珀酸钠的区别见表 2-4。

表 2-4　氢化可的松注射液与注射用氢化可的
松琥珀酸钠的区别

药品名称	制剂信息	稀释剂用量	给药速度	药物作用特点	半衰期/min
氢化可的松注射液	醇溶性制剂，含乙醇50%	临用前必须充分稀释，用前加 25 倍 0.9% 氯化钠注射液或 5% 葡萄糖注射液 500ml 稀释	给药速度慢，注意溶血，乙醇刺激性	液量大、药量小、单位时间内进入体内药量小、起效慢	100
注射用氢化可的松琥珀酸钠	水溶性制剂	用前可用少量溶剂稀释后使用	给药速度快	液量小、药量大、单位时间内进入体内药量大、起效快	78~114

2. 长期肾上腺皮质功能减退的患者,其血管对儿茶酚胺激素敏感性下降,血压维持困难时,可以直接给予去甲肾上腺素,缓慢静脉滴注[2]。

3. 预防是避免肾上腺危象的重要手段,应加强患者教育,不可擅自停用或减用糖皮质激素类药物,在应激状态下及时增加剂量。

4. 肾上腺皮质功能减退者对吗啡、巴比妥类药物特别敏感,在糖皮质激素类药物治疗开始前,应禁用这类药物。

5. 肾上腺危象治疗期间应预防应激性溃疡,给予胃黏膜保护剂和质子泵抑制剂,应用盐皮质激素期间要注意有无水肿、高血压和高血钠等潴钠、潴水药物过量的副作用。

6. 美国《临床内分泌代谢杂志》于 2016 年 1 月 13 日发表的《原发性肾上腺皮质功能减退症临床诊疗指南》中指出,肾上腺危象的患者应立即静脉注射氢化可的松,若无氢化可的松,可采用泼尼松龙替代治疗,而地塞米松仅在没有其他糖皮质激素类药物时才可使用[4]。

第三节　格雷夫斯眼病

一、格雷夫斯眼病的概述、分类与临床表现

格雷夫斯眼病（Graves'ophthalmopathy，GO）也称浸润性突眼，是一种由多因素造成的与甲状腺相关的特异性自身免疫病，是公认的内分泌系统难治性疾病[5]，可并发角膜病变及视神经病变。格雷夫斯眼病可发生于不同的甲状腺功能状态：甲状腺功能亢进（甲亢）、甲状腺功能减退（甲减）及甲状腺功能正常。

格雷夫斯眼病患者自诉眼内异物感、胀痛、畏光、流泪、复视、斜视、视力下降；检查见突眼、眼睑肿胀、结膜充血水肿、眼球活动受限。在成年人眼眶病中，其发病率居首位，不仅影响患者容貌，而且可因角膜暴露、视神经受压、视力损害，而严重影响患者的工作和生活，给患者带来极大痛苦。严重者眼球固定，眼睑闭合不全而发生角膜溃疡、全眼炎甚至失明。

格雷夫斯眼病的病理基础，是在眶后组织浸润的淋巴细胞分泌细胞因子（干扰素-γ等），刺激纤维细胞分泌黏多糖，堆积在眼外肌和眶后组织，导致突眼和眼外肌纤维化[6]，病变主要损害上睑肌和眼外肌。其眼部体征可概括为以下几方面：

（1）眼睑改变：主要以眼睑退缩和上睑迟落为特征性表现。眼睑退缩上下睑均可，以上睑明显，常伴有眼睑肿胀或水肿。

（2）眼外肌改变：眼外肌梭形肥大，病理检查可见肌纤维肥大、炎细胞浸润、变性、萎缩及纤维化，可致眼球运动障碍、复视。

（3）其他变化：眼球突出、眶内软组织水肿、炎细胞浸润、脂肪垫增厚，严重者可出现暴露性角膜炎、继发感染。

（4）视神经病变而使视力下降：主要原因是眶尖部肌肉肥大、水肿压迫所致。另外，还可以出现眶压增高、泪腺增大、结膜和泪阜水肿等症状。

2006年，欧洲格雷夫斯眼病专家组提出格雷夫斯眼病病情的

分级标准,见表 2-5,他们应用突眼度、复视和视神经受累三个指标评估病情的程度。美国甲状腺学会等四个国际甲状腺学会还联合提出了判断格雷夫斯眼病活动的评分方法(CAS),即以下 7 项表现各为 1 分:自发性球后疼痛、眼球运动时疼痛、结膜充血、结膜水肿、肉阜肿胀、眼睑水肿和眼睑红斑。CAS 积分达到 3 分判断为疾病活动。积分越多,活动度越高。

表 2-5 格雷夫斯眼病病情分级标准

级别	突眼度 /mm	复视	视神经受累
轻度	19~20	间歇性发生	视神经诱发电位异常,视力 >8/10
中度	21~23	非持续性存在	视力 5/10~8/10
重度	>23	持续性存在	视力 <5/10

注:间歇性发生复视为在劳累或行走时发生;非持续性存在复视为眨眼时发生复视;持续性存在复视为阅读时发生复视。

二、格雷夫斯眼病的诊断要点与治疗原则

(一)诊断要点

首先,要确定患者是否患有自身免疫性甲状腺疾病。然后,要观察患者是否有典型的格雷夫斯眼病临床表现。大多数格雷夫斯眼病患者诊断并不困难,因患者具有典型的眼部体征和一些客观证据。

1. 格雷夫斯眼病的共同特征

(1)眼睑:眼睑肿胀、上睑退缩、下落迟缓、瞬目反射减少。单眼或双眼进行性前突。

(2)眼外肌:眼外肌受累、活动受限,出现复视或斜视。

(3)辅助检查:B 超、CT 扫描和 MRI 检查,发现眼外肌肥大。

实验室检查结果因格雷夫斯眼病的类型不同而异。格雷夫斯眼病伴有甲状腺功能亢进者,核素测定甲状腺吸碘率升高;血清三碘甲腺原氨酸(T_3)、甲状腺素(T_4)升高,促甲状腺素(TSH)下降。而格雷夫斯眼病的甲状腺功能正常者,T_3、T_4、游离T_3和游离T_4均处于正常水平。

格雷夫斯眼病的影像学检查有一定特征,CT表现为多条眼外肌或单一眼外肌呈一致性梭形肿胀,其肌腱止点正常,这是与眼外肌炎的重要区别。眶尖部高密度影,是格雷夫斯眼病患者CT扫描的另一特征性表现,是由多条肿胀的眼外肌在眶尖汇集所致。眼眶B超检查,可见多条眼外肌粗大及球后脂肪垫增厚。

2. 诊断标准

(1)患者有甲状腺病史,眼球突出,其突度≥20mm,眼睑退缩,睑裂增大11mm以上,眼外肌受累,至少有1条眼外肌为限制性病变,CT检查揭示单眼或双眼眼外肌肥大。

(2)眼球突出、眼睑退缩、眼外肌受累3个体征均出现,至少2个体征是双眼性的。

(3)眼球突出、眼睑退缩、CT检查发现眼外肌肥大,3个体征中至少在一只眼中有2个以上的体征出现。

只要符合以上3个诊断标准中的任何1个,都可诊断为格雷夫斯眼病。

3. 鉴别诊断 格雷夫斯眼病的三大特点是眼睑退缩、眼球突出和眼外肌肥大。鉴别诊断主要应从这三个方面加以区别。

(1)眼睑退缩:除格雷夫斯眼病眼睑退缩外,还有一些非甲状腺因素也可引起眼睑退缩。须详细询问病史、仔细检查眼部,方能查出眼睑退缩原因。如上睑下垂患者,为睁大该眼,用力向上方看,发放过多的神经兴奋到对侧健眼,使其上睑收缩,睑裂过大,类似于格雷夫斯眼病上睑退缩,但无下落迟缓。此时检查下垂的上睑时,发现提上睑肌功能差。若患者出生后睑裂小为先天性上睑下垂,受过外伤为外伤性上睑下垂,上睑水肿为机械性上睑下垂。

（2）眼球突出：很多眼眶病都可引起眼球前突，格雷夫斯眼病双眼突度多不对称，差值常小于 3mm，但多不超过 7mm，眼眶肿瘤常为单眼且突眼度随肿瘤发展加大，可出现双眼极不对称而突度差值超过 7mm。格雷夫斯眼病常为轴性眼球前突伴限制性活动受限，而泪腺肿瘤向内下方向突出，额、筛窦囊肿引起眼球向外下方突出等。

（3）眼外肌肥大：很多全身和眼部病变可导致眼外肌肥大。眼眶炎性假瘤常见 4 种类型，泪腺肿大、眼眶弥漫性炎症、巩膜炎和眼外肌炎，常为急性发作，可表现为眼眶深部疼痛、眼球前突伴眼睑红肿或红斑、上睑下垂。而格雷夫斯眼病的眼球前突，通常伴眼睑水肿、上睑退缩、砂样异物感等。CT 扫描格雷夫斯眼病的眼外肌肌腹肥大、肌腱不肥大。眼眶炎性假瘤的眼外肌不规则肿大、肌腹与肌腱同时受累、眼环增厚等。

（二）治疗原则

格雷夫斯眼病的治疗，首先要区分病情程度。在决定格雷夫斯眼病治疗类型和顺序时应考虑患者甲状腺功能状况、全身健康情况、心理因素、眼部体征的多少、严重程度、是否稳定等。所以，最佳治疗措施由很多变量决定，选择时较困难，可供选择的治疗方法也很多。格雷夫斯眼病发病及治疗中尚有很多未知及不确定因素，因此缺乏相关指南指导临床工作。对于每一个格雷夫斯眼病病例，应该进行全面评估，制订恰当的个体化治疗方案。多年来对格雷夫斯眼病治疗的临床研究和经验积累，对格雷夫斯眼病治疗原则基本上达成一定的共识，但未形成定论。有关格雷夫斯眼病的诊疗指南侧重于控制格雷夫斯眼病患者甲亢方式的选择，而缺少针对格雷夫斯眼病的具体治疗建议。《中国甲状腺疾病诊治指南》针对格雷夫斯眼病的治疗多借鉴于国外，尚缺乏国内循证医学的证据支持。

根据《2016 年欧洲甲状腺协会／欧洲格雷夫斯眼病专家组格雷夫斯眼病指南》病情分级，轻度格雷夫斯眼病占 40%、中度格雷夫斯眼病占 33%、重度格雷夫斯眼病占 27%。评估为轻度者以控制甲亢或甲减为主,同时予以局部治疗中、重度患者的一线治疗方案是大剂量糖皮质激素冲击治疗。该指南对格雷夫斯眼病尚无十分满意的治疗方法,治疗目的主要是缓解眼部不适、消除复视、防止视功能受损。

治疗方法包括药物治疗、局部放射、眼眶减压手术治疗和血浆置换法等,治疗选择依据患者病情严重程度、活动度和既往治疗情况等,其中,药物治疗是最常用的治疗方法。大剂量糖皮质激素冲击是中、重度患者的一线治疗方案。

1. 轻度格雷夫斯眼病　病程一般呈自限性,注意用眼卫生及休息,不需要强化治疗,以局部治疗和控制甲亢为主。

(1)避光:配戴有色眼镜,避免光、风尘刺激。

(2)使用人工泪液:人工泪液可缓解角膜异物感,亦有认为格雷夫斯眼病患者泪液中存在大量炎症因子,人工泪液不仅起润滑作用,更可稀释炎症因子。

(3)保护角膜:夜间使用眼膏及干净纱布遮盖,可起到保护角膜作用。

(4)调整休息习惯:调整患者睡眠时的体位为仰卧,抬高床头或高枕睡眠,有助于缓解眶周水肿及次晨流泪、复视,必要时可予局部冷敷。

(5)佩戴棱镜:轻度复视,可予棱镜矫正。

(6)控烟:吸烟可以加重本病,应强制性戒烟或避免被动吸烟。

(7)控制甲亢:有效控制甲亢是基础性治疗,因为甲亢或甲减都可以促进格雷夫斯眼病进展,所以应当维持甲状腺功能在正常范围之内。

2. 中度和重度格雷夫斯眼病　在上述治疗的基础上强化治疗,治疗的效果取决于疾病的活动程度。对处于活动期的病例(CAS 活动性评分 ≥ 3 分),如新近发生的炎症、眼外肌障碍等,静脉滴注或口服糖皮质激素类药物的经典治疗方案仍是临床治疗首选,亦可联合眶部放疗。其他治疗药物还包括 [131]I、甲巯咪唑、环孢素、环磷酰胺等。

(1) 糖皮质激素类药物的应用:国外多个临床试验证明,短期大剂量糖皮质激素类药物静脉冲击治疗,可产生迅速有效的免疫抑制,比传统口服治疗产生治疗反应快,患者耐受性好[7]。用糖皮质激素类药物治疗格雷夫斯眼病是利用其抗炎及免疫抑制作用,其方法目前已逐渐被临床内科接受[8]。泼尼松 40~80mg/d,分 2 次口服,持续 2~4 周。然后每 2~4 周减量一次,直至 2.5~10mg/d。如果减量后症状加重,要减慢减量速度。糖皮质激素类药物治疗须持续 3~12 个月。静脉给药的治疗效果优于口服给药(前者有效率为 80%~90%;后者有效率为 60%~65%),局部给药不优于全身给药。静脉给药的方法有多种,常用的方法是甲泼尼龙 500~1 000mg 加入 0.9% 氯化钠注射液或者 5% 葡萄糖注射液静脉滴注,冲击治疗,隔天 1 次,连用 3 次。但需注意,已有甲泼尼龙引起严重中毒性肝损害和死亡的报道,发生率为 0.8%,可能与药物的累积剂量有关,所以,糖皮质激素类药物的总剂量不宜超过 4.5~6.0g。早期治疗效果明显,则提示疾病预后良好。

(2) 放射治疗:适应证与糖皮质激素类药物治疗基本相同,有效率为 60%,对近期的软组织炎症和近期发生的眼肌功能障碍效果较好。推荐的总照射剂量在 20Gy,在 2 周内给予,2Gy/d。糖尿病和高血压视网膜病变是禁忌证。本疗法可以单独应用或者与糖皮质激素类药物联合使用,联合应用可以增加疗效。

(3) 眼眶减压手术:慢性格雷夫斯眼病的患者,眼部病变以纤维增生为主,病变比较稳定,药物和放射治疗基本不起作用。这时应进行眼眶减压手术,目的是切除眶壁和 / 或球后纤维脂肪组织,增加眶容积。适应证包括视神经病变可能引起的视力丧失、复发性眼球半脱位导致牵拉视神经可能引起的视力丧失、严重眼球突出引起的角膜损伤。角膜溃疡不能用糖皮质激素类药物治疗。此外,糖皮质激素类药物治疗压迫性视神经病变显效较慢。因此,以上两种病例多采用眼眶减压手术。角膜溃疡患者眼眶尽量减压,使眼球后退,让眼睑闭合;不能闭合者,要行睑缘缝合术。压迫性视神经病变患者眼眶减压尽量靠近眶尖。手术可能引起复视或者加重复视,尤其是手术切除范围扩大者。

(4)手术加糖皮质激素类药物治疗:有暴露性角膜炎、角膜溃疡和前房积脓的格雷夫斯眼病患者,以及压迫性视神经病变引起视力急剧下降(即格雷夫斯眼病的急症)的患者,应抓紧时间积极治疗。

对于病史较长的病例、慢性突眼、稳定的复视治疗效果不佳者,往往需要眼科康复手术矫正。视神经受累是本病最严重的表现,可以导致失明,需静脉滴注糖皮质激素类药物和进行眼眶减压手术的紧急治疗。炎症明显的病例,同时全身给予糖皮质激素类药物,角膜溃疡已被眼睑遮盖的,这时糖皮质激素类药物不但不会加重角膜溃疡,反而在溃疡愈合时减轻瘢痕形成。很多角膜溃疡病例用减压加激素治疗后患者都恢复了一定的视力。

(5)控制甲亢:有 3 项临床研究证实[9],甲亢根治性治疗可以改善格雷夫斯眼病的治疗效果。但是,对甲亢做根治性治疗(用 ^{131}I 治疗或者手术切除)还是应用抗甲状腺药物控制,目前尚无定论。在用 ^{131}I 治疗格雷夫斯眼病活动期患者时,应同时给予糖皮质激素类药物以防止突眼的加重,但使用糖皮质激素类药物不宜大剂量长期使用,易导致继发性糖尿病、消化性溃疡、骨质疏松等诸多并发症。^{131}I 与糖皮质激素类药物联用治疗格雷夫斯眼病的临床疗效确切[10]。处于进展期的格雷夫斯眼病患者可在糖皮质激素类药物保护下,对甲状腺实施 ^{131}I 治疗。虽然甲状腺相关眼病患者的甲状腺功能可能正常,但甲状腺内分泌轴(即丘脑下部-垂体-甲状腺轴)异常。此外,临床上发现,有甲状腺功能低下者同样可伴随眼部病变,所以,若格雷夫斯眼病的患者有甲状腺功能亢进症或甲状腺功能减退症,在治疗眼病时,必须同时将甲状腺功能恢复正常。最好用通常全量的抗甲状腺药物,加上通常全量的甲状腺素,例如 30mg 甲巯咪唑联合 100~150μg 的甲状腺素,这样可以维持正常功能,使 TSH 不上升,而 TSH 受体抗体尽量下降,对格雷夫斯眼病都是有益的。

3. 威胁视力的格雷夫斯眼病　多因甲状腺疾病相关视神经病或角膜损伤所致,须立即治疗。糖皮质激素类药物治疗与眼眶减压手术是治疗甲状腺疾病相关视神经病的有效方法,但若糖皮质激素类药物治疗 1~2 周后仍未显效或出现明显副作用,应及时行眼眶减压手术。

部分格雷夫斯眼病病例在甲状腺功能好转后,眼部症状缓解。预防格雷夫斯眼病,须积极治疗原发性甲状腺疾病。

三、治疗格雷夫斯眼病的常用药物

中度和重度格雷夫斯眼病的治疗中,糖皮质激素类药物的应用,仍是经典临床治疗方案的首选,其他治疗药物还包括 [131]I、甲巯咪唑、环孢素、环磷酰胺等。常用治疗格雷夫斯眼病药物的适应证及用法用量和不良反应,见表 2-6。

表 2-6　治疗格雷夫斯眼病药物的适应证及用法用量和不良反应一览表

药物	适应证	用法用量	主要不良反应
泼尼松	主要用于过敏性与自身免疫性炎症性疾病,如格雷夫斯眼病	40~80mg/d,分 2 次口服,持续 2~4 周,然后每 2~4 周减量一次,直至 2.5~10mg/d,如果减量后症状加重,要减慢减量速度,需要持续 3~12 个月	对下丘脑 - 垂体 - 肾上腺轴抑制作用较强,停药综合征包括下丘脑 - 垂体 - 肾上腺轴功能减退,表现为乏力、食欲减退、恶心、呕吐、血压偏低。并发感染

续表

药物	适应证	用法用量	主要不良反应
甲泼尼龙	主要用于过敏性与自身免疫性炎症性疾病,如格雷夫斯眼病	静脉给药,500~1 000mg加入0.9%氯化钠注射液,静脉滴注冲击治疗,隔天1次,连用3次	大剂量给药时,可导致心律失常和严重中毒性肝损害
^{131}I	与糖皮质激素类药物联用,治疗格雷夫斯眼病	①计算剂量法或个体化剂量方案:根据甲状腺质量和甲状腺摄 ^{131}I 率进行计算。通常每1g甲状腺组织的剂量范围为2.59~4.44MBq ^{131}I。②半固定剂量法:在估算甲状腺质量的基础上进行计算。较小甲状腺(30g以内)剂量为185MBq,中等大小甲状腺(30~50g)剂量为370MBq,较大甲状腺(50g以上)剂量为555MBq。③固定剂量法:给予固定的剂量,即 ^{131}I 370~740MBq。此方法简单,一次治愈率高,但甲状腺功能减退症发生率也高[10]	短暂性的反射性甲状腺炎及头颈区不适,骨髓抑制,唾液腺炎,恶心与呕吐,常见全身肌肉酸软、乏力加重
甲巯咪唑	用于各种类型的格雷夫斯眼病,尤其适用于病情较轻及甲状腺轻、中度肿大者	一般开始用量为30mg/d,分3次服用。也可根据病情轻重调整为15~40mg/d,1天最大量为60mg。维持量为5~15mg/d	常见皮疹、皮肤瘙痒及白细胞减少,可见味觉减退、恶心、呕吐等

续表

药物	适应证	用法用量	主要不良反应
环孢素	为免疫调节剂，与泼尼松、水飞蓟素联用，对早期、活动性格雷夫斯眼病较为有效	环孢素 50mg/d，联用泼尼松 10~20mg/d，水飞蓟素 70mg/次，口服，每天 3 次，疗程 3 个月	肝功能损害较常见，粒细胞减少、食欲减退
环磷酰胺	与泼尼松联用，治疗格雷夫斯眼病	泼尼松 20mg/d，3 次/d，口服，从第 8 周开始减量，每周减量 5mg，直至第 11 周全部减完。且从第 8 周（即泼尼松开始减量时）加用环磷酰胺 40mg/d，口服，2 次/d，共服用 8 周后停环磷酰胺	食欲减退、恶心、呕吐、口腔炎、牙龈浮肿，视物模糊，偶有肺纤维化

注：口服剂量（MBq）为甲状腺质量（g）×1g 甲状腺组织期望给予的剂量（MBq）/甲状腺最高或 24 小时摄 ^{131}I 率（%）。

第四节　甲状腺危象

一、甲状腺危象的概述、发病机制与临床表现

（一）概述

在甲亢病情没有被控制的情况下，由于一些应激的因素，甲亢病情突然加重，出现严重的危及患者健康和生命的状态，称为甲状腺危象。甲状腺危象是甲状腺毒症急性加重的一个并发症，发生原因可能与循环系统内甲状腺激素水平增高有关。

甲状腺危象是内分泌系统疾病中较常见的急症之一，发病率占甲状腺功能亢进（简称甲亢）患者的 1%~2%，表现为甲亢症状的

急骤加重和恶化,可危及生命。多发生于较重甲亢未及时治疗或治疗不充分的患者,弥漫性和结节性甲状腺肿引起的甲状腺均可发生危象,多数患者甲状腺肿大明显,不少老年患者以心律失常和胃肠道症状为突出表现。甲状腺危象可发生于任何年龄段,中、老年人群易发,女性多发于男性,男女发病率为 1:6~1:4,儿童少见。

很多患者有明显的发病诱因,如感染、创伤、过度劳累等,易诱发多脏器功能衰竭,如急性心肌梗死等,其病死率高达 20% 以上。若抢救不及时,病死率可上升至 75%[11]。及时治疗,对甲状腺危象的成功抢救至关重要。

甲状腺危象的常见诱因有:

(1)感染:占 80%,主要见于上呼吸道感染、咽炎、胃肠道感染、泌尿系感染。

(2)应激状态:如极度紧张、精神刺激、创伤、饥饿、分娩、过度劳累、高温、心力衰竭、糖尿病酸中毒和脑血管意外等。

(3)不适当地停用抗甲状腺药物:由于突然停用碘剂,甲状腺滤泡上皮细胞内碘浓度降低,碘化物抑制效应消失,甲状腺又可用细胞内贮存的碘合成激素并释放之,使病情迅速加重。

(4)外科原因:如病情未被控制而进行手术,术中过度挤压甲状腺。一般术后 4~16 小时发生危象者,要考虑手术因素;术后 16 小时发病,则多考虑感染或其他诱因。

（二）甲状腺危象的发病机制

甲状腺危象的发生并非由单一原因所致,而是由多方面因素引起的。其发病机制尚未完全阐明,可能与以下因素有关。

(1)大量甲状腺激素释放至循环血中:一部分甲亢患者,服用大量甲状腺激素可产生危象;甲状腺手术、不适当地停用碘剂以及放射性碘治疗后,患者血中的甲状腺激素升高,引起甲状腺危象,这些均可导致本病的发生。

(2)血中游离甲状腺激素增加:感染、甲状腺以外其他部位的手术等应激,可使血中甲状腺激素结合蛋白浓度减少,与其结合的甲状腺激素解离,血中游离甲状腺激素增多,这可以解释部分甲状腺危象患者的发病原因。

(3)机体对甲状腺激素反应的改变:由于某些因素的影响,甲亢患者各系统的脏器及周围组织对过多的甲状腺激素适应能力降低,由于此种失代偿而引起危象。临床上见到一些患者在危象时有多系统的功能衰竭、血中甲状腺激素可不升高,以及在一些患者死后尸检时所见无特殊病理改变等,均支持这种看法。

(4)肾上腺素能活力增加:甲亢的许多临床表现是由患者血中甲状腺激素增多,使儿茶酚胺的作用增强所致。甲状腺危象时产热过多是由于脂肪分解加速,甲状腺激素可直接或通过增加儿茶酚胺使脂肪分解。甲状腺危象患者采用 β-肾上腺素受体拮抗剂,可使血中增高的游离脂肪酸水平迅速下降,甲状腺危象的临床征象同时好转。

(5)甲状腺激素在肝中清除减少:合并存在其他的非甲状腺疾病、进食热量过少,均会引起 T_4 清除减少。有报道表明,感染时有50%以上患者伴血中的 T_4 清除减少,血中的甲状腺激素含量增加。

(三)临床表现

甲状腺危象的初期,临床上主要表现为甲状腺毒症显著加重,同时伴有发热,体温急剧升高,有些患者可达39℃以上;全身大汗,恶心、呕吐、腹痛、腹泻、体重迅速降低;随着病程的推移,心慌症状加重,心率增快可达到140~200 次/min,同时可伴有各种心律失常,以心房颤动和心房扑动多见;部分患者会有烦躁、焦虑不安等精神症状。严重患者可有谵妄、昏迷、肺水肿等症状,最后多因休克、肺水肿及心力衰竭以及水和电解质代谢紊乱死亡。

1. 典型甲状腺危象

(1)高热大汗:高热大汗是甲状腺危象的特征表现,是与重症甲亢的重要鉴别点。患者表现为体温急剧升高,常在 39℃以上,大汗淋漓,皮肤潮红。继而可发生无汗症,皮肤苍白和脱水。使用一般解热措施无效。

(2)心血管系统异常表现:脉压差明显增大,窦性心动过速,心率可超过 140 次/min。患者易出现各种快速型心律失常,如期前收缩、房性心动过速、阵发性及持续性心房颤动,其中以期前收缩及心房颤动为多见。另外,心脏增大甚至发生心力衰竭也较常见。如果患者出现血压下降、心音减弱及心率减慢,说明患者心血管处于严重失代偿状态,预示已发生心源性休克。伴有甲亢性心脏病的患者,容易发生甲状腺危象。甲状腺危象的发生能促使心脏功能进一步恶化。不少老年甲状腺危象患者仅有心脏异常,尤以心律失常为突出表现。

(3)中枢神经系统异常表现:早期可出现精神障碍、焦虑躁动、定向力异常、精神变态等。随着病情加重,可出现嗜睡,最后陷入昏迷,严重威胁生命。

(4)消化系统异常表现:食欲极差,恶心、呕吐频繁,腹痛、腹泻明显。恶心、呕吐及腹痛可发生在发病早期。患者可出现严重失水,体重锐减。部分老年甲状腺危象患者以消化道症状为突出表现。肝脏可肿大,肝功能不正常,随病情的进展,肝细胞功能衰竭,常出现黄疸。黄疸的出现,则预示病情预后不良。

(5)电解质紊乱:由于进食少,呕吐、腹泻以及大量出汗,最终出现电解质紊乱,约半数患者有低钾血症,1/5 的患者血钠降低。

2. 先兆危象　由于危象期死亡率很高,死因常为休克、心力衰竭,为及时抢救患者,临床提出危象前期或先兆危象的诊断。先兆危象是指:①体温在 38~39℃;②心率在 120~159 次 /min,也可有心律不齐;③食欲缺乏、恶心、大便次数增多、多汗;④焦虑、烦躁不安,危象预感。

3. 不典型甲状腺危象　部分特殊类型甲亢或原有多器官功能障碍、恶病质的患者,甲状腺危象发生时常无上述典型临床表现,可只有下列某些临床表现:

(1)心血管系统:心房纤颤等严重心律失常或心力衰竭。

(2)消化系统:恶心、呕吐、腹泻、黄疸。

(3)精神系统:精神病或表情淡漠、木僵,极度衰弱,嗜睡,反应迟钝,明显乏力,昏迷。这种类型临床上称为淡漠型甲状腺危象,但非常少见。

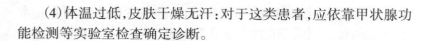

（4）体温过低，皮肤干燥无汗：对于这类患者，应依靠甲状腺功能检测等实验室检查确定诊断。

二、甲状腺危象的诊断要点与治疗原则

甲状腺危象起病急、发展快、死亡率高，临床表现复杂，极易误诊，尤其对未诊断的甲亢患者突发危象诊断率更低，以致延误宝贵的抢救机会。病史及临床表现是确立诊断的关键，早期诊断、及时正确的治疗，是保证抢救成功的关键。

（一）诊断要点

对于甲状腺危象，目前尚无统一的诊断标准，主要根据既往病史、临床表现，结合实验室检查，综合判断。通常将甲状腺危象分为两个阶段。

1. 甲状腺危象先兆　体温在 38~39℃，心率在 120~159 次 /min，多汗、烦躁、嗜睡、食欲减退，恶心及大便次数增多。

2. 甲状腺危象　体温高于 39℃，心率快于 160 次 /min，大汗淋漓、躁动、谵妄、昏迷、呕吐及腹泻。

一般来说，甲亢患者尤其是病情未控制，或有严重感染、精神刺激、妊娠、手术、放射性碘治疗等诱因的，如果出现明显高热、心率显著加快（140 次 /min 以上）、大汗淋漓，或者伴有呕吐、腹泻、水和电解质紊乱、意识障碍等，可在抽血送检 T_3、T_4 后，立即按甲状腺危象治疗原则处理。

此外，Burch 等人于 1993 年曾提出，按患者发热、心血管表现、胃肠道症状、中枢神经系统症状及有无诱因 5 个方面，以记分的方式进行定量评估，≥ 45 分为甲状腺危象，25~44 分为危象前期，<25 分则排除甲状腺危象[12]。以此判断有无甲亢危象，以及甲状腺危象的严重程度。

（二）实验室检查

1. 甲状腺功能检查　多数病例的血清 T_3、T_4 水平，血清总甲状腺素（TT_4）水平，血清总三碘甲腺原氨酸（TT_3）水平，反 T_3 水平，血清游离甲状腺素（FT_4）和游离三碘甲腺原氨酸（FT_3）水平均高

于正常,促甲状腺素(TSH)水平降低,有些患者血清 T_3 可在正常范围,这可能与同时存在的非甲状腺疾病有关。其中,FT_4、FT_3 的升高速度比浓度更重要,对于甲状腺危象的发生有重要提示作用。

2. 心电图 心电图可表现为窦性心动过速,及其他各种快速心律失常,如心房颤动、心房扑动、期前收缩等,对甲状腺危象的诊断具有一定的辅助作用。

3. 电解质 及时进行电解质检查,对于甲状腺危象的诊断具有重要意义。由于甲状腺危象患者处于明显高代谢状态,高热、呕吐、腹泻等因素使多数患者有脱水及电解质紊乱的现象。其中,低钠血症最常见,也可合并有代谢性酸中毒及低血钾等。

4. 血常规 血常规一般无特异改变。在合并感染时,可出现白细胞总数及中性粒细胞数升高。

5. 影像学检查 进行甲状腺 B 超检查,了解基础病因是格雷夫斯病还是结节性甲状腺肿,尚可与正常甲状腺结节鉴别。

(三)鉴别诊断

鉴别诊断的关键是要警惕甲状腺危象发生的可能性,熟悉其临床表现的多样性和复杂性,特别是对不明原因的体重下降及性情改变的中老年患者,如出现高热、心房颤动,应想到有甲状腺危象的可能,均应进行常规检查甲状腺激素,并询问有关病史,避免误诊、漏诊。

不片面地强调某一系统的突出表现,即不易与其他疾病相混淆。须注意与各种感染、急性心肌梗死、急性胃肠炎、精神性疾病、严重的慢性消耗性疾病等相鉴别。需要注意的是,对于老年患者、淡漠型甲亢者,甲状腺危象的表现可以不典型,如高热、大汗、心率增快等可不明显,应提高警惕,此时应结合血清甲状腺激素的检测而确诊。

1. 与严重感染鉴别 部分以高热为主的甲状腺危象,应及时与其他严重感染鉴别。甲状腺危象以持续高热伴大汗淋漓为特征,脉率增快明显,一般解热药物及抗感染治疗效果不明显。

2. 与急性胃肠炎鉴别 以恶心、呕吐、腹泻为突出表现的甲

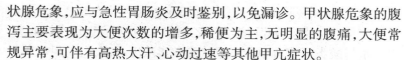

状腺危象,应与急性胃肠炎及时鉴别,以免漏诊。甲状腺危象的腹泻主要表现为大便次数的增多,稀便为主,无明显的腹痛,大便常规异常,可伴有高热大汗、心动过速等其他甲亢症状。

3. 与肝性脑病鉴别　部分有昏迷或躁动不安伴肝功能异常及黄疸的甲状腺危象患者,应与肝性脑病及时鉴别。昏迷的甲状腺危象患者,其昏迷程度难以用肝脏损害程度与血氨水平解释,加上甲状腺功能的实验室检查及其他甲亢症状的存在可帮助鉴别诊断。

4. 注意部分老年甲亢及淡漠型甲亢的患者　发生甲状腺危象时,往往缺乏高热、大汗、心率增快等典型表现,对于这部分患者应提高警惕,及时结合实验室甲状腺功能的检查确诊。

（四）治疗原则

甲状腺危象死亡率较高,应注重预防。甲状腺危象前期或甲状腺危象一旦确诊,无须等待化验结果,应立即开始治疗。注意避免诱发甲状腺危象的各种因素,迅速抑制甲状腺激素的合成,减少甲状腺激素的释放,拮抗甲状腺激素的作用。纠正严重的甲状腺毒症,保护重要脏器,防止出现脏器功能衰竭,同时对症支持治疗。

1. 一般治疗

（1）支持治疗:进行 ICU 监护,视病情需要给氧。静脉输注,总液量为 3 000~6 000ml/d,补充葡萄糖、维生素以保证能量供应。根据电解质水平,及时补充电解质,预防代谢功能紊乱,调节酸碱平衡。心力衰竭时除应用强心药外,注意掌握适当的输液速度和补钠量。肝功能受损者,可给予保肝药物。给氧,必要时进行辅助呼吸。

（2）除去诱因:除去诱因是甲状腺危象抢救成功的关键,应根据不同病情而定。合并有感染时,应用足量、有效的抗菌药物,预防二重感染。

（3）镇静、解热:对于烦躁不安的患者,可肌内注射或静脉注射地西泮 5~10mg,或 10% 水合氯醛溶液 10~15ml 灌肠。高热患者,必须使用冰袋冰敷、酒精擦浴等物理降温措施,必要时实施人工冬眠疗法,使用哌替啶 100mg、氯丙嗪 50mg、异丙嗪 50mg,混合后静脉持续泵入。药物治疗可选用对乙酰氨基酚,不宜选用水杨酸类,因为水杨酸类可使血中游离甲状腺激素浓度升高,且与甲状腺激素具有协同作用,可竞争性与甲状腺激素结合球蛋白结合,而使游离 T_3 和游离 T_4 水平升高,加重甲状腺危象的病情。

(4) 防治并发症,保护重要脏器:有心力衰竭、肺水肿者,可使用洋地黄及利尿剂,注意液体输入速度;心房颤动伴快速心律失常者,可使用洋地黄及钙通道阻滞剂如维拉帕米等。有心房纤颤、心率极度增快者,可使用洋地黄及其衍生物。

2. 对症治疗

一般开始用量为 1 天 30mg,分 3 次服用。也可根据病情轻重调整为 1 天 15~40mg,1 天最大量为 60mg。维持量为 1 天 5~15mg。

(1) 抑制甲状腺激素合成:首选丙硫氧嘧啶,首次剂量为 600mg,口服;不能口服者,可经胃管注入或灌肠,也可口服甲巯咪唑,60mg/d,每天 3 次。待症状缓解后,减至一般治疗剂量,口服丙硫氧嘧啶 200mg/d 或甲巯咪唑 20mg/d,每 6~8 小时 1 次[13]。

(2) 阻断甲状腺释放甲状腺激素:大剂量的碘剂可迅速阻断甲状腺释放甲状腺激素,其效果确切肯定。使用复方碘口服溶液,为紧急处理甲状腺危象最有效的措施。无机碘可抑制甲状腺球蛋白水解,减少甲状腺激素释放,口服或静脉滴注后能够迅速控制甲状腺危象。复方碘口服溶液每 1ml 中含碘 126.5mg,每 1 滴含碘 6mg,每次 10~20 滴,口服,每 6 小时 1 次,首次剂量可适当加大;复方碘注射液静脉滴注用量为 3~8ml/d,最大使用剂量为 10ml。或碘化钠 1.0g,加 5% 葡萄糖氯化钠注射液 500ml,静脉滴注,每天 1~3g,病情缓解后减量,通常使用 3~7 天。对碘过敏者,可改用碳酸锂 0.5~1.5g/d,口服,每天 3 次。

(3) 抑制甲状腺激素的释放:口服丙硫氧嘧啶 1 小时后,再加用复方碘口服溶液 5 滴,每 8 小时 1 次,连用数日;或碘化钠 1.0g 加入 5% 葡萄糖氯化钠注射液中,静脉滴注 24 小时,以后视病情逐渐减量,一般使用 3~7 天。如果对碘剂过敏,可改用碳酸锂 0.5~1.5g/d,口服,每天 3 次,连用数天。

(4)使用糖皮质激素类药物:能够抑制周围组织对甲状腺激素的反应,从而抑制周围组织将 T_4 转化为 T_3,改善甲状腺危象患者的病情。同时,甲状腺危象时可能会诱发肾上腺皮质功能减退,可适当进行外源性补充,一般采用醋酸可的松片 50mg,口服,每 8 小时 1 次;氢化可的松 100~300mg 或地塞米松 15~30mg 加入 5%~10% 葡萄糖注射液中,静脉滴注,每 6~8 小时 1 次,好转后减量至停用。

(5)降低周围组织对甲状腺激素的反应:虽然 β 受体拮抗剂盐酸普萘洛尔对甲状腺危象患者的甲状腺功能无直接改善作用,但能有效抑制甲状腺激素对交感神经的作用,抑制外周组织中 T_4 转化为 T_3,改善患者的情绪异常、怕热多汗、心率增快等症状,使病情缓解。采用盐酸普萘洛尔片 20~40mg,口服,每 6~8 小时 1 次,或在持续心电监护下,用盐酸普萘洛尔注射液稀释后,按每分钟 1mg 的速度静脉滴注,最大用量为 10mg。但严重心力衰竭、房室传导阻滞及哮喘者慎用。

(6)使用去甲肾上腺素能神经末梢拮抗剂利舍平:利舍平可消耗组织内的儿茶酚胺,大剂量使用可减轻甲亢的临床表现,使心率减慢、躁动、颤抖减轻。利舍平首次可肌内注射 5mg,以后每 4~6 小时注射 2.5mg。

(7)血浆置换及腹膜透析:对于经上述各项处理效果不明显、血中 T_3、T_4 仍升高较显著、病情较重不能控制者,可选用腹膜透析、血液透析或血浆置换等措施,迅速降低血浆甲状腺激素的浓度。

大多数患者经上述治疗后,在 24~48 小时内临床症状有明显改善,36~72 小时病情明显好转,1 周左右可缓解。在症状缓解、脱离危险后,应积极治疗原发疾病,有效控制甲亢症状,避免各种可能诱发甲状腺危象的因素。

三、治疗甲状腺危象的常用药物

常用治疗甲状腺危象药物的适应证及用法用量和不良反应，见表 2-7。

表 2-7 常用治疗甲状腺危象药物的适应证及
用法用量和主要不良反应一览表

药物	适应证	用法用量	主要不良反应
丙硫氧嘧啶	用于甲状腺危象的辅助治疗，以阻断甲状腺素的合成	首剂 600mg，口服或胃管注入，继而 200mg，每天 3 次；病情改善后，改为 100～200mg，每天 3 次维持	常见头痛、眩晕、关节痛、味觉减退、恶心、呕吐、上腹部不适，也有皮疹、皮肤瘙痒、药物热；此外，可见粒细胞减少、脉管炎等
甲巯咪唑	用于甲状腺危象的辅助治疗，抑制甲状腺激素合成	首剂 60mg，口服，症状缓解后，减至 20mg，每 6～8 小时 1 次。不能口服者可经胃管注入或灌肠	较常见皮疹、皮肤瘙痒及白细胞减少。可见味觉减退、恶心、呕吐、上腹部不适、关节痛、脉管炎
复方碘口服溶液	调节甲状腺功能，减少甲状腺激素释放，控制甲状腺危象	每 1ml 复方碘溶液中含碘 126.5mg，每 1 滴含碘 6mg，每次 10～20 滴，口服，每 6 小时 1 次，首次剂量可适当加大；静脉滴注用量为 3～8ml/d，最大使用剂量为 10ml	可发生过敏反应，表现为四肢、颜面、口唇、舌或喉部水肿，甚至引起窒息；可出现恶心、呕吐、腹痛、腹泻
醋酸可的松	抑制周围组织对甲状腺激素的反应，改善甲状腺危象患者的病情	醋酸可的松片 50mg，口服，每 8 小时 1 次	多见水钠潴留

续表

药物	适应证	用法用量	主要不良反应
氢化可的松	抑制周围组织对甲状腺激素的反应,改善甲状腺危象患者的病情	氢化可的松 100~300mg 加入 5%~10% 葡萄糖注射液中,静脉滴注,每 6~8 小时 1 次,好转后减量至停用	长期使用可引起类库欣综合征;大量应用可引起谵妄、不安、定向力障碍、抑郁等精神症状;并发感染;长期大剂量应用该药会引起下丘脑-垂体-肾上腺轴功能的严重抑制,表现为乏力、软弱、恶心,严重时可出现肾上腺危象
地塞米松	抑制周围组织对甲状腺激素的反应,改善甲状腺危象患者的病情	地塞米松磷酸钠 15~30mg 加入 5%~10% 葡萄糖注射液中,静脉滴注,每 6~8 小时 1 次,好转后减量至停用	少见水钠潴留,较大剂量可引起糖尿、类库欣综合征及精神症状
普萘洛尔	有效抑制甲状腺激素对交感神经的作用,改善患者的情绪异常、怕热多汗、心率增快等症状,改善甲状腺危象患者的病情	盐酸普萘洛尔片 20~40mg,口服,每 6~8 小时 1 次,或盐酸普萘洛尔注射液稀释后,按每分钟 1mg 的速度静脉滴注,最大用量为 10mg	常见诱发或加重充血性心力衰竭和心动过缓,可见眩晕、头昏(低血压所致)、头痛、呼吸困难、神志模糊(尤见于老年人)、精神抑郁、反应迟钝等

第五节　亚急性甲状腺炎

一、亚急性甲状腺炎的概述与临床表现

(一) 概述

亚急性甲状腺炎又称亚急性肉芽肿性甲状腺炎、(假)巨细胞甲状腺炎、DeQuervain 甲状腺炎等,系 1904 年由 DeQuervain 首先报告。本病临床常见,一般认为和病毒感染有关,通常于流感或普通感冒后 1~2 周发病,起病较急,临床主要表现为发热、甲状腺肿痛及甲状腺功能异常。该病为自限性疾病,病程 1~3 个月,少数患者可迁延至 1~2 年,患者甲状腺功能一般均能恢复正常,少数发生永久性甲减。

本病病因未明,多见于 HLA-B35 阳性的女性,且与病毒感染密切相关。病理特点为甲状腺滤泡上皮细胞的不同程度破坏,受累滤泡有淋巴细胞与多形核白细胞浸润,肉芽组织随后出现轻重不一的纤维化,其本质为非特异性炎症过程。最后,病变逐渐恢复,滤泡细胞再生,一般均能恢复为正常结构。由于滤泡破坏甲状腺激素释放入血,使血中甲状腺激素水平升高,促甲状腺素受到抑制水平下降,临床上产生甲亢样表现;同时由于滤泡破坏、促甲状腺素降低,甲状腺摄碘率降低。

(二) 临床表现

1. 上呼吸道感染前驱症状　肌肉疼痛、疲劳、咽痛及轻、中度发热,少数患者高热达 40℃,发热在发病 3~4 天达高峰,1 周左右消退。

2. 甲状腺区症状　甲状腺区域疼痛,为本病的特征,常放射到耳、咽喉、下颌角、枕骨等处。可先累及一叶,然后扩大或转移到另一叶。甲状腺肿大常为弥漫性、不对称性甲状腺肿,一叶为著,病情缓解后可完全消退,也可遗留轻度甲状腺肿及较小结节。

3. 甲状腺功能异常表现　先出现甲亢样症状,心悸、多汗、体

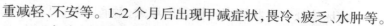

重减轻、不安等。1~2个月后出现甲减症状，畏冷、疲乏、水肿等。

4. 实验室和特殊检查

（1）甲状腺激素的测定：急性发作期 FT_3、FT_4 升高，TSH 降低，呈现一过性甲亢的激素谱。缓解期甲状腺激素浓度往往降低，而 TSH 升高。恢复期 TSH、FT_3、FT_4 一般均在正常水平。

（2）血沉：急性发作期血沉明显增快，往往大于 50mm/h。缓解期渐渐恢复至正常水平。

（3）甲状腺摄碘率测定：甲状腺摄碘率急性期明显降低，缓解期逐步恢复，恢复期早期升高、后逐渐恢复正常。

（4）甲状腺核素扫描：核素扫描时见甲状腺不显影或呈冷结节，随着病情的缓解，结节消失，甲状腺图像恢复正常。

（5）甲状腺穿刺病理细胞学检查：显示典型的受累滤泡淋巴细胞与多形核白细胞浸润，胶质逐渐减少或消失，并有多核巨细胞出现与肉芽组织形成。

（三）临床分期

1. 急性发作期　患者可有发热、乏力等全身中毒症状；甲状腺局部有明显的压痛，常有放射性疼痛、质硬、可有结节，但局部无红肿；同时有心悸、出汗、神经过敏等甲亢表现。患者血沉明显增快，血清 TSH 降低，T_3、T_4 升高，与甲状腺摄碘率下降呈分离现象。

2. 缓解期　临床表现为炎症消退，甲状腺局部肿痛减轻，部分患者出现甲减。此时，T_3、T_4 降低，TSH 升高，甲状腺摄碘率逐渐恢复正常。

3. 恢复期　临床症状消失，甲状腺肿痛基本缓解，甲状腺摄碘率回升，TSH、T_3、T_4 多在正常范围，血沉无异常或仅轻度增快。

二、亚急性甲状腺炎的诊断要点与治疗原则

（一）诊断要点

1. 病史特点　常有发病前 1~2 周病毒感染史。

2. 临床症状　发热、甲状腺区疼痛；心悸、多汗、疲乏等甲状腺毒症症状。

3. 临床体征　甲状腺多不同程度增大,触痛明显;可有心率增快、体重下降等甲亢样表现。

4. 实验室检查　有典型甲状腺功能演变过程,先有急性发作期 FT_3、FT_4 升高,TSH 降低,呈现一过性甲亢的激素谱。缓解期甲状腺激素浓度往往降低,而 THS 升高。恢复期 TSH、FT_3、FT_4 一般均在正常水平,低甲状腺摄碘率与高甲状腺素血症共存的分离现象,血沉增快,甲状腺穿刺活检有巨细胞存在。

（二）鉴别诊断

1. 急性化脓性甲状腺炎　有的亚急性甲状腺炎患者表现为严重的全身中毒症状和甲状腺肿痛,应与急性化脓性甲状腺炎相鉴别。后者甲状腺肿痛常伴有红肿,血白细胞及中性粒细胞增多,甲状腺激素测定正常,血沉增快不明显,甲状腺穿刺可抽出脓液。

2. 桥本甲状腺炎　桥本甲状腺炎的血清甲状腺自身抗体明显增加,血沉正常或轻度升高,而亚急性甲状腺炎的血清甲状腺素自身抗体阳性少见,即便阳性亦多为低滴度,必要时可作甲状腺穿刺细胞学检查,此时可见大量多核巨细胞,还可用泼尼松实验治疗,显效者为亚急性甲状腺炎。

3. 格雷夫斯病　格雷夫斯病无明显颈部疼痛症状,甲状腺摄碘率增高,且高峰前移,促甲状腺素受体抗体阳性,而血沉正常。

4. 甲状腺瘤　甲状腺瘤内突然出血也可出现甲状腺部位疼痛,但常迅速减轻,甲状腺功能正常,甲状腺摄碘率不降低,血沉不增快。

（三）治疗原则

治疗包括两方面,针对局部症状抗炎治疗和针对甲状腺功能异常的治疗。

1. 局部症状抗炎治疗

（1）非甾体抗炎药:轻症病例可选用阿司匹林片每次 0.5~1.0g,口服,每天 2~3 次;吲哚美辛片每次 0.5~1g,口服,每天 2~3 次;布洛芬缓释胶囊、双氯芬酸二乙胺乳胶剂等均可应用,疗程一般 2 周左右。

（2）糖皮质激素类药物。

2. 甲状腺功能异常的治疗　早期甲状腺毒症时，可加用受体拮抗剂。如普萘洛尔片，每次 10~30mg，口服，每天 3 次；阿替洛尔每次 25~50mg，口服，每天 3 次；美托洛尔每次 25~50mg，口服，每天 3 次。不能采用抗甲亢药、放射碘或手术治疗。后期当出现一过性甲减时，如症状明显，可适当使用甲状腺素制剂替代治疗，左甲状腺素片，口服，每天 0.1~0.15mg，症状好转逐渐减量停用，永久性甲减需长期服用。

三、糖皮质激素类药物的合理应用

中重度亚急性甲状腺炎须使用糖皮质激素类药物治疗，泼尼松 20~40mg/d，分 2~3 次服用，症状可迅速控制，如体温下降，疼痛消失，甲状腺结节也很快缩小或消失。症状控制后持续 1~2 周可逐渐减量，如每周减量 5mg，疗程 1~2 个月。停药后如有复发，仍需足量使用糖皮质激素类药物，再次治疗效果亦佳。临床上不可频繁改变激素剂量或长期使用，以防药物依赖。也有人提出，如果糖皮质激素类药物连续使用，所用剂量以使患者不出现不良反应为宜，直至其甲状腺摄碘率恢复正常，可避免病情复发[14]。

如患者为绝经后妇女或老年人，须防治骨质疏松，可使用钙剂和维生素 D，必要时加用双膦酸盐抗骨质疏松治疗；对有消化道疾病史者可加用质子泵抑制剂，观察使用糖皮质激素类药物；早期糖皮质激素类药物使用剂量较大时，适当补钾，防止低钾发生；合并糖尿病患者，糖皮质激素类药物可升高血糖，降糖方案应作适当调整。

第六节　垂体危象

一、垂体危象的概述与临床表现

（一）概述

垂体危象是指垂体功能（主要腺垂体）严重减退，尤其在应激情况下(感染、脱水、麻醉等)发生急重症内分泌代谢紊乱的状态,常导致昏迷,未及时诊断、处理,易引起死亡。其可在单独垂体急性严重破坏时发生,亦可在慢性垂体功能减退基础上因各类应激而诱发。

垂体自身的病变可造成腺垂体激素分泌减少,下丘脑的病变或下丘脑 - 垂体之间的联系中断,下丘脑的促腺垂体的激素分泌减少或不能到达垂体时,腺垂体细胞因得不到兴奋也可发生功能减退。

导致腺垂体功能减退的原因多种多样,下丘脑的病变或下丘脑 - 垂体之间的联系中断及垂体自身病变,均可造成垂体激素分泌减少、缺乏,导致垂体功能减退。成人常见病因为垂体肿瘤、垂体手术或放疗;在妇幼保健医疗条件差的地区,分娩时大出血或感染导致垂体出血坏死是垂体功能减退的重要而常见病因。

(二)临床表现

1. 与病因有关的临床表现[15]

(1)产后垂体坏死者:有分娩时因难产而大出血、昏厥、休克或病房感染的病史。患者产后极度虚弱、乳房不胀、无乳汁分泌。可有低血糖症状,脉搏细速,尿少,血中尿素氮水平可升高,易并发肺炎等感染。患者月经不再来潮,逐渐出现性功能减退以及甲状腺、肾上腺皮质功能减退症状。

(2)垂体肿瘤引起者:可有头痛、视力障碍,有时可出现颅内压增高的症状、体征。病变累及下丘脑时,可出现神经性畏食或多食、渴感减退或缺乏、嗜睡或失眠、发热或低温、多汗或少汗,以及间脑性癫痫等下丘脑功能异常症状。

2. 与垂体激素缺乏有关的临床表现　腺垂体多种激素分泌不足的现象大多可见,一般先出现催乳素、促性腺激素、生长激素不足的症状,继而促甲状腺素不足,最后出现促肾上腺皮质激素不足,有时肾上腺皮质功能不足症状的出现可早于甲状腺功能减退。

(1)低血糖性昏迷:其原因可能是自发性的,即由于进食过少或不进食,特别是在有感染时易于发生;或是胰岛素所诱发的(作胰岛耐量试验或使用胰岛素治疗食欲缺乏)。本病患者由于皮质醇不足,肝糖原贮存减少,生长激素减少,对胰岛素的敏感性增加,加之甲状腺功能低下,肠道对葡萄糖的吸收减少,所以在平时空腹血糖即较低,一旦遇有上述情况,即易导致低血糖昏迷。此种类型的昏迷最为常见。

(2)感染诱发昏迷:本病患者缺乏多种激素,主要是缺乏促肾上腺皮质激素和皮质素,故机体抵抗力低下,易于发生感染。在并发感染、高热后,易于发生意识不清以致昏迷、血压过低及休克。由感染引起的意识丧失大多是逐渐出现的。体温可高达 39~40℃,脉搏往往不相应地增速。血压降低,收缩压常在 80~90mmHg,严重时发生休克。

(3)镇静、麻醉剂所致昏迷:本病患者对镇静、麻醉剂甚为敏感,一般常用的剂量即可使患者陷入长时间的昏睡以至昏迷。戊巴比妥钠或硫喷妥钠、吗啡、苯巴比妥及哌替啶可产生昏迷。口服或肌内注射一般治疗剂量的氯丙嗪后,也可出现长期昏迷。

(4)失钠性昏迷:胃肠紊乱、手术、感染等所致的钠丧失,可促发如同原发性肾上腺皮质功能减退症中的危象。此型危象昏迷的周围循环衰竭特别显著。值得注意的是,本病患者在开始应用糖皮质激素类药物的最初数日内,可发生钠的排泄增多,可能是由于肾小球滤过率原来甚低,经治疗后被提高之故。

(5)水中毒性昏迷:患者有排水障碍,在进水过多时,可发生水潴留,使细胞外液稀释而造成低渗状态。于是水进入细胞内,引进细胞内水分过多、细胞肿胀、细胞代谢及功能发生障碍。神经细胞内水过多,可引起一系列神经系统症状。此种情况的发生可能是自发性的,亦可因行水利尿试验而引起,尤其是原来患者血钠浓度已甚低时易发生,因此行水利尿试验前应先测血钠,血钠低者不宜行此试验。水中毒临床表现有衰弱无力、嗜睡、食欲减退、呕吐、精神紊乱、抽搐,最后陷入昏迷。

(6)低温性昏迷:部分患者在冬季即感到神志模糊,当暴露于寒冷时,可诱发昏迷,或使已发生昏迷者延长昏迷时间。此类危象常发生于冬季,起病缓慢,逐渐进入昏迷,体温很低,用普通体温计测温不升,须用实验室所用温度计测量肛温,才知其低温程度。

(7)垂体切除术后昏迷:因垂体肿瘤或转移性乳癌、严重糖尿病视网膜病变等而进行的垂体切除术后,患者可发生昏迷。手术前已有垂体功能减退症者,更易发生。垂体切除术后发生昏迷,是由于局部损伤引起意识障碍,也可能是由于内分泌腺功能减退,尤其是手术前肾上腺皮质功能减退,不能耐受手术所致的严重刺激,或由于手术前后发生水及电解质代谢紊乱。

(8)垂体卒中:起病急,表现为头痛、眩晕、呕吐,继而可进入昏迷,系由于垂体肿瘤内发生急性出血,下丘脑及其他生命中枢被压迫所致。垂体前叶功能减退性昏迷的发生,其主要原因是肾上腺皮质激素和甲状腺激素缺乏,机体对各种刺激的抵御能力弱。意识的维持有赖于大脑皮层、丘脑、下丘脑及中脑网状结构中一些神经中枢功能的完整,如果这些意识中枢的神经细胞代谢发生了障碍,则出现意识模糊或意识丧失。

3. 实验室和特殊检查

(1)生化改变:血糖偏低,甚至达严重低血糖水平;低血钠,血清氯化物亦多偏低。

(2)垂体激素改变:ACTH、TSH、生长激素(GH)、卵泡刺激素(FSH)、促黄体生成素(LH)、泌乳素(PRL)不同程度低下,但大多数病例的 TSH 在正常水平;对应靶腺激素(甲状腺激素、皮质激素)亦相应降低。

(3)影像学改变:CT/MRI 可发现垂体异常(垂体肿瘤、空泡蝶鞍综合征、出血缺血等)。

二、垂体危象的诊断要点与治疗原则

(一)诊断要点

1. 结合病史、临床表现和实验室检查可诊断垂体危象

(1)病史:产后大出血、垂体瘤、垂体手术、垂体卒中、垂体放疗等病史。

（2）临床表现：相应垂体激素分泌不足。

（3）垂体激素改变：ACTH、TSH、GH、FSH、LH、PRL 不同程度低下，但大多数病例的 TSH 在正常水平；对应靶腺激素（甲状腺激素、皮质激素）亦相应降低。

（4）影像学改变：CT/MRI 可发现垂体异常（垂体肿瘤、空泡蝶鞍综合征、出血缺血等）。

2. 鉴别诊断　垂体卒中应与蛛网膜下腔出血、细菌性脑膜炎、脑出血、脑梗死、垂体转移性肿瘤、视交叉性卒中、球后视神经炎等疾病鉴别。

（二）治疗原则

垂体危象发生时应积极抢救。当具有相应病史、典型临床表现，疑似垂体危象时不需等待化验结果，应马上开始治疗，同时留取血液标本进行垂体及靶腺激素检查。

1. 应补充葡萄糖，先静脉注射 50% 葡萄糖 40~60ml，继以 10% 葡萄糖静脉滴注。为了避免内源性胰岛素分泌再度引起低血糖，除了继续静脉滴注葡萄糖外，还须静脉滴注氢化可的松。

2. 补充糖皮质激素类药物。

3. 有失钠病史（例如呕吐、腹泻）及血容量不足者，应静脉滴注 5% 葡萄糖生理盐水，需用盐水量视体液损失量及血容量不足严重程度而定。

4. 有发热合并感染者，应积极采用有效的抗菌药物治疗。有感染性休克者，除补液、静脉滴注氢化可的松外，还需用升压药物。

5. 对水中毒患者，如能口服，应立即给予泼尼松 10~20mg；不能口服者，可用氢化可的松 50mg，溶于 25% 葡萄糖注射液 40ml 内，缓慢静脉注射，继以氢化可的松 100mg，溶于 5% 或 10% 葡萄糖 250ml 内，静脉滴注。

6. 对低温型患者应予保温，注意避免烫伤。应给予甲状腺激素口服。如不能口服则鼻饲；可用干甲状腺素片，每 6 小时 30~45mg；如有 T_3，则效果更为迅速，可每 6 小时静脉注射 25μg。低温型患者在用甲状腺激素治疗的同时，宜用氢化可的松

50~100mg,静脉滴注,以免发生严重肾上腺皮质功能不足。

三、糖皮质激素类药物的合理应用

糖皮质激素类药物是抢救垂体危象必需的重要手段。由于患者处于危急状态,糖皮质激素类药物首选快速起效的氢化可的松,这避免了其他中、长效糖皮质激素类药物须经体内转化成活性成分而起效的延迟效应。一般立即给予 100mg 氢化可的松静脉滴注,第 1 个 24 小时用量 400mg,第 2~3 天可减至 300mg,分 3~4 次静脉滴注。有严重感染者,必要时还可增加剂量。如病情好转,继续减至每天 200mg,继而每天 100mg。随后逐步减至生理替代剂量。如充分替代后,出现血压偏低、低钠血症,可口服醋酸氟氢可的松。如并无感染、严重刺激等急性并发症,而为低温型昏迷,则氢化可的松的用量不宜过大,否则有可能抑制甲状腺功能,使昏迷加重。氢化可的松为短效制剂,1 天总量以分 3~4 次给予为佳。

第七节 低血糖症

一、低血糖症的概述、分类与临床表现

(一)概述

禁食状态下,血糖一般稳定于 3.6~6.2mmol/L。低血糖是指血糖低于正常值下限,低血糖症是指血糖低到引起临床症状和体征的综合征。低血糖的诊断切点目前尚有不同意见,Whipple 提出的惠普尔三联症低血糖定为 2.8mmol/L,但亦有专家提出为 2.2mmol/L、3.0mmol/L。新生儿禁食血糖低于成年人,低血糖诊断切点定为 2.2mmol/L。糖尿病低血糖定为小于 3.9mmol/L。即使如此,上述标准都不能概括所有低血糖症时的血糖水平,且低血糖症临床表现与低血糖水平不直接相关,而 Whipple 标准长期被公认,现多一次为准。

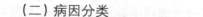

（二）病因分类

1. 先天性疾病　先天性疾病包括分娩前疾病和遗传性疾病，主要见于新生儿、婴儿和儿童。

（1）早产、低体重和出生时窒息：这类低血糖症前提是喂食延迟。主要原因为该类患儿肝糖原和脂肪储存少，相关代谢酶尚未完全成熟，加之新生儿糖消耗量大。出生后早期喂食即可避免。

（2）内源性高胰岛素血症：一类暂时性，二类持续性。前者多为未控制好的糖尿病母亲所生的婴儿。母亲血糖高，使胎儿血糖高，刺激胎儿胰岛素分泌增多，出生后发生暂时性高胰岛素血症低血糖。持续性高胰岛素血症为遗传缺陷，β 细胞持续分泌胰岛素，不受调节，导致低血糖发生。

（3）先天性代谢性疾病：糖原贮积病、果糖不耐受、半乳糖血症、糖氨基酸脂肪先天代谢缺陷等导致糖原分解、异生酶不足，不能及时补充血糖，导致低血糖发生。

2. 对抗调节激素缺乏　胰高血糖素、儿茶酚胺、生长激素、糖皮质激素和甲状腺激素缺乏都可引发低血糖，除儿童外，成人单独某一激素缺乏引起低血糖症者少见。这些激素均为升糖激素，有对抗胰岛素作用，如缺乏则对低血糖症无升血糖反应而使低血糖持续加重。

3. 器官疾病

（1）肝脏疾病：严重肝实质广泛破坏可发生低血糖，主要由肝糖原储存减少，肝糖异生障碍及肝胰岛素代谢清除减少等原因所致。

（2）肾脏疾病：急性、慢性肾功能衰竭时可发生低血糖。肾脏是糖异生重要器官，严重肾脏病变使糖异生减少，同时胰岛素经肾脏降解减少，引发低血糖。

（3）心脏疾病：慢性充血性心力衰竭在婴儿和儿童中可引起低血糖。此主要是由慢性缺氧、糖异生障碍、糖消耗增加引起。

（4）胰腺疾病：胰岛素瘤、胰岛细胞增生、胰岛素不受调节分泌增多，为导致低血糖的主要原因。

4. 胰腺外肿瘤 胰腺外多种肿瘤可引起低血糖,常见有间叶细胞肿瘤、肝癌、肾上腺皮质肿瘤、淋巴瘤、肾癌、类癌等。可能机制为肿瘤巨大、糖消耗增多,肿瘤细胞分泌胰岛素样生长因子2。

5. 自身免疫抗体所致低血糖症

(1)体内产生抗胰岛素抗体:直接刺激胰岛素分泌;与胰岛素结合后,再解离出来;引起胰岛素与其受体铰链,使胰岛素作用加强和延长;直接激活胰岛素受体。

(2)体内产生抗胰岛素受体抗体:该抗体与胰岛素受体结合后阻止胰岛素作用出现高血糖,而高血糖刺激胰岛素分泌增多,一旦该抗体与胰岛素受体解离,大量胰岛素与受体结合发生低血糖。

6. 药物引起低血糖 药物是引起低血糖最常见的原因,胰岛素和磺脲类药物最为严重;其他还有酒精、水杨酸制剂等亦可引起低血糖。

7. 反应性低血糖 反应性低血糖是指发生于餐后4小时内的低血糖,可分为消化道低血糖、2型糖尿病早期、特发性低血糖、人为和功能性低血糖。

(三)临床表现

1. 急性低血糖及病程短者呈交感神经兴奋表现,如激动不安、饥饿、软弱、出汗、心动过速、收缩压升高、舒张压降低、震颤,并有一过性黑矇,意识障碍,甚至昏迷。

2. 亚急性及缓慢血糖下降者呈脑病症状,低血糖时脑组织主要依靠脑本身及肝储备的糖原分解来维持代谢,而脑组织本身所储备的糖原有限,仅44.44mmol/L,尤其大脑皮质只有4.06mmol/L。因此血糖过低对机体的影响以神经系统为主,尤其是脑或交感神经。严重而长期的低血糖发作可引起广泛的神经系统病变。缺糖早期为脑充血、多发性出血点;后期由于 Na^+、K^+ 进入细胞引起脑细胞水肿及出血性点状坏死,以大脑皮质、基底核、海马等处最明显;晚期出现神经细胞坏死、消失、脑组织软化。早期为大脑皮质受抑制,继而皮质下中枢包括基底核、下丘脑及自主神经中枢相继受累,最终影响中脑及延脑活动。脑部细胞愈进化,对缺氧缺糖愈

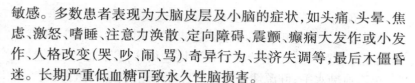

敏感。多数患者表现为大脑皮层及小脑的症状,如头痛、头晕、焦虑、激怒、嗜睡、注意力涣散、定向障碍、震颤、癫痫大发作或小发作、人格改变(哭、吵、闹、骂)、奇异行为、共济失调等,最后木僵昏迷。长期严重低血糖可致永久性脑损害。

3. 无症状低血糖,主要见于糖尿病患者。长病程患者,发生自主神经病变时低血糖发作往往没有症状和体征。低血糖反复出现,会降低患者于低血糖状态下的感知能力,使激素调控分泌反应变得迟钝,出现"无症状低血糖"和"低血糖相关"的自主神经衰竭。

二、低血糖症的诊断要点与治疗原则

（一）诊断要点

1. 有低血糖症状,血糖监测小于 2.8mmol/L、2.2mmol/L（新生儿）、3.9mmol/L（糖尿病患者）。典型者具备惠普尔三联症:低血糖症状,出现交感神经兴奋症状或神经缺糖症状;发作时血糖低于诊断切点;供糖后与低血糖相关症状迅速缓解。

2. 无低血糖症状,血糖监测小于相应诊断切点。

（二）治疗原则

1. 急症处理　轻者速给糖类食物或饮料,不能口服或症状严重者立即静脉注射 50% 葡萄糖注射液 20~40ml,15~20 分钟后检查血糖。如仍低,轻者能口服时再次给予含糖食品,直至低血糖纠正;不能口服或症状严重者再次静脉注射 50% 葡萄糖注射液20~40ml,继以 5%~10% 葡萄糖注射液维持,根据病情需要调整葡萄糖浓度和输注速度。对低血糖反复发作、血糖水平难以维持者,加用糖皮质激素类药物与葡萄糖注射液混合滴注。同时还可用胰高血糖素肌内注射或静脉注射。神志不清者,切忌喂食,以避免呼吸道堵塞而致窒息。

2. 病因治疗　功能性及反应性低血糖宜给低糖、高脂、高蛋白饮食,少食多餐,并给少量镇静剂及抑制迷走神经的药物。肿瘤等其他原因引起的低血糖须作相应的病因治疗。

3. 预防 不少低血糖症可以通过适当处理预防发生。腺垂体功能减退及肾上腺皮质功能减退患者可用可的松治疗;甲状腺功能减退者可补充干甲状腺素片以促进机体代谢,促进葡萄糖吸收,提高血糖水平;肝源性血糖过低者可采用高糖、高蛋白饮食,并于睡前加餐。糖尿病治疗过程中出现的低血糖,及时调整降糖药剂量。

三、糖皮质激素类药物的合理应用

在救治某些原因导致皮质醇缺乏诱发的低血糖时,除补充葡萄糖外,糖皮质激素类药物使用极其重要,多采取氢化可的松 100~200mg 静脉滴注,根据病情可间歇多次给予;针对自身免疫抗体所致低血糖症,糖皮质激素类药物使用可抑制自身免疫反应,减少相关抗体产生,防止低血糖发生。初期可给予氢化可的松 100~200mg 或甲泼尼龙 20~40mg 静脉滴注,病情控制后口服泼尼松片,1 次 5~10mg,每天 2~3 次,维持 1~2 周。对其他病因引起的低血糖,当反复发作、难以维持时,糖皮质激素类药物亦可使用,常起到较好效果。作用机制为皮质醇可以拮抗胰岛素和促进脂肪分解而抑制机体对葡萄糖的利用,刺激蛋白质分解,促进肌肉和脂肪释放糖异生前体物质;皮质醇还可以刺激肝糖原合成和糖异生,增强胰高血糖素和肾上腺素促进糖原合成和异生的作用。用法可用氢化可的松 100~200mg 或甲泼尼龙 20~40mg 静脉滴注,低血糖纠正后减量停用。

第八节 案例评析

案例 1 肾上腺皮质功能减退症患者合用酶诱导剂,须增加糖皮质激素类药物剂量

【案例简介】

患者,女,45 岁,无明显诱因出现面部、双上肢皮肤进行性变

黑。诊断为原发性肾上腺皮质功能减退。给予氢化可的松片，口服，每天早晨 20mg、下午 10mg 进行替代治疗，色素沉着略有减轻。9 个月后，行肾上腺 CT 检查示双侧肾上腺结节样增生，右侧肾上腺区可见散在钙化，诊断为双侧肾上腺结核。给予抗结核治疗：利福平片 0.45g，口服，每天 1 次；异烟肼片 0.3g，口服，每天 1 次；乙胺丁醇片 0.75g，口服，每天 1 次；氢化可的松剂量不变。患者诉抗结核治疗 10 天后乏力、色素沉着加重，遂自行停用抗结核药物，为行进一步治疗来医院就诊。既往有结核接触史，无家族史。

诊断：氢化可的松由于联用利福平增加了代谢，致药理作用下降。

治疗：停用糖皮质激素类药物，昼夜皮质醇节律检查示，ACTH 在 0 时、8 时、16 时分别为 22.8pmol/L，97.1pmol/L，42.3pmol/L；皮质醇在 0 时、8 时、16 时分别为 64.73nmol/L，202.17nmol/L，132.85nmol/L。24 小时尿游离皮质醇为 322.4mmol。肝肾功能、血糖、血压正常。调整药物剂量为口服氢化可的松片，每天早晨 40mg、下午 20mg，抗结核治疗药物剂量不变，出院。1 月后随访患者皮肤色素沉着较前减轻，乏力症状明显缓解。

【药师点评】

患者在接受抗结核治疗后皮肤色素沉着较前加重，考虑与应用抗结核药物利福平后加快了糖皮质激素类药物的代谢有关。利福平为肝药酶诱导剂，加快了氢化可的松的代谢，降低了氢化可的松药理活性。两药合用时须增加糖皮质激素类药物剂量。该患者在增加糖皮质激素类药物剂量后症状减轻。糖皮质激素类药物的剂量是否适宜须以临床表现为主要依据，临床上应从小剂量糖皮质激素类药物开始用起，根据症状改善情况逐渐增加剂量，并定期复查 ACTH 及皮质醇水平，避免剂量过大抑制促肾上腺皮质激素的分泌。

案例 2　肾上腺皮质功能减退症患者应激状态下,糖皮质激素类药物使用剂量需调整

【案例简介】

患者,男,60 岁,因摔伤致右髋部疼痛,行走困难 6 月余,加重 5 天入院。有痛风史 6 年。4 年前发现肾上腺皮质功能减退,医嘱给予醋酸泼尼松片,口服,5mg/d,每天 1 次,但患者未规律服用。2 年前诊断为肺结核,服用异烟肼、利福平治疗 6 个月。

诊断:右股骨头坏死。

治疗:拟行右股骨头置换术。住院期间,醋酸泼尼松片口服,每天 8 时 5mg,16 时 2.5mg;别嘌醇片,口服,每次 0.1g,每天 3 次;阿法骨化醇片,口服,每次 0.25μg,每天 1 次;碳酸钙 D_3 片,口服,每次 600mg,每天 1 次;氯化钾缓释片,口服,每次 0.5g,每天 2 次。

【药师点评】

糖皮质激素类药物对松质骨的影响大于皮质骨,易引起股骨、髋部等松质骨丰富的区域骨质疏松。患者目前服用碳酸钙维生素 D_3 片、氯化钾缓释片对症治疗。患者因继发肾上腺功能减退需长期使用糖皮质激素类药物替代治疗,应激情况下应适当增加剂量。该患者药学监护的重点是手术前后激素剂量的调整以及剂量增加后的不良反应监护。患者平日服用醋酸泼尼松片 5mg/d,术前将糖皮质激素类药物每天剂量增加 1.5 倍,7.5mg/d,每天 8 时口服 5mg,16 时口服 2.5mg。服药后一般情况较前好转,精神良好,未诉欣快感、失眠等精神异常,也未出现心慌、腹部不适等症。患者既往用药依从性较差,应对其加强用药教育,术后的激素用量须根据病情逐渐减量,不可擅自增减剂量或停药,以免发生不良事件。醋酸泼尼松需在肝内转为泼尼松龙后才有药理活性,肝功能不全者及合并使用易致肝损害药物者不宜使用。该患者长期服用别嘌醇可造成肝损害,宜选用直接发挥药效作用的泼尼松龙替代醋酸泼尼松。

案例3　糖皮质激素类药物减量过快易致肾上腺危象

【案例简介】

患者,男,50岁,1年前诊断为类风湿关节炎,关节疼痛时肌内注射曲安奈德40mg,半年后出现药源性库欣综合征。20天前关节疼痛再发,并出现乏力、胸闷,于外院就诊,给予美洛昔康、雷公藤多苷、地塞米松治疗。口服地塞米松片,2.25mg/次,3次/d,病情好转后减量,4天后减至3mg/d,此时患者出现极度乏力、软弱、心悸、气喘、食欲缺乏,皮肤多处散在出血点,遂来院就诊。查体:体温37.8 ℃,心率113次/min,呼吸频率23次/min,血压90/60mmHg。心电图正常。X射线检查双肺正常。血糖5.63mmol/L。血钾3.82mmol/L,血钠136.3mmol/L,白细胞8.6×10⁹/L,中性粒细胞百分比78.2%,血小板188×10⁹/L。

诊断:类风湿关节炎合并肾上腺危象。

治疗:给予氢化可的松片,口服,300mg/d,3天后逐渐减量,后改用泼尼松30mg/d,口服,2周后出院。

【药师点评】

类风湿关节炎有关节外表现或多关节疼痛,在二线药或起效慢的药物未发挥作用时,短期小剂量糖皮质激素类药物治疗可减轻关节疼痛、肿胀及减少骨破坏,炎症明显减轻后糖皮质激素类药物应逐渐减量直至停用。该患者长期不规律使用糖皮质激素类药物造成肾上腺皮质轴功能抑制,在地塞米松停药过程中诱发肾上腺危象。糖皮质激素类药物减量不宜过快,病情好转后须逐渐减量并改为口服糖皮质激素类药物替代治疗,以免诱发危象。

案例4　治疗格雷夫斯眼病,糖皮质激素类药物用药有讲究

【案例简介】

患者,女,47岁,因双眼球突出伴复视35天入院。自诉眼球疼痛,无恶心、呕吐、头痛及发热现象,无多饮、多尿、消瘦及多汗表现,否认甲状腺疾病史。入院查体:双眼内收、外展、上视、下视均

受不同程度限制,双眼球突出约19mm;神经系统检查正常,甲状腺功能测定正常,眼部超声除外眶内占位性病变。

诊断:格雷夫斯眼病。

治疗:注射用甲泼尼龙琥珀酸钠800mg加入5%葡萄糖注射液500ml中,静脉滴注,隔天1次,连用3次;后改为醋酸泼尼松片,口服,每天3次,每次20mg。治疗26天后,眼球突出程度减轻,眼球向各方向活动程度较入院时改善,但仍有复视,醋酸泼尼松片逐渐减量。2个月后,患者眼球向各方向活动基本正常。

【药师点评】

应用糖皮质激素类药物治疗格雷夫斯眼病的效果,静脉给药优于口服给药。常用的方法是注射用甲泼尼龙琥珀酸钠500~1 000mg加入5%葡萄糖注射液250~500ml中,静脉滴注,冲击治疗,隔天1次,连用3次,后改口服醋酸泼尼松片。需要注意的是,已有文献报道甲泼尼龙引起严重中毒性肝损害和死亡的病例,可能与药物的累积剂量有关。因此,甲泼尼龙的总剂量不宜超过6.0g。一般来说,早期治疗效果明显则提示疾病预后良好。

甲泼尼龙琥珀酸钠在紫外线和荧光下易分解破坏,静脉滴注时应避光。醋酸泼尼松对下丘脑-垂体-肾上腺轴抑制作用较强,出现停药综合征包括下丘脑-垂体-肾上腺轴功能减退,表现为乏力、食欲减退、恶心、呕吐、血压偏低,还可并发感染,长期给药后,停药时应逐渐缓慢减量,并由原来的1天用药数次改为每天上午用药1次,或者隔天上午用药1次。

案例5 甲巯咪唑与醋酸泼尼松片联用,治疗格雷夫斯眼病

【案例简介】

患者,男,55岁,因复视1年、加重2个月入院。1年前急性起病出现复视,向左、右注视时均出现,近3个月下视时又出现复视。无头晕、头痛、视物旋转、耳鸣及恶心、呕吐等症状,无肢体活动障碍、共济失调、言语障碍及饮水呛咳等现象,无意识障碍。既往高血压病史6年,甲亢病史4年,现仍口服甲巯咪唑片,否认头

部外伤史及糖尿病病史,有吸烟史 21 年,不嗜酒。入院查体:血压 175/100mmHg,心、肺听诊正常。神清语明,眼底呈动脉硬化表现,视力正常,睑裂正常,双眼球略突出,双瞳孔同圆等大,直径约 3mm,光反射存在。左眼下视受限,右眼上视受限,上视、下视时均出现复视,偶有垂直眼震,神经系统查体未见异常。

诊断:格雷夫斯眼病。

治疗:甲巯咪唑片,口服,每次 10mg,每天 3 次;醋酸泼尼松片,口服,每次 20mg,每天 3 次。

【药师点评】

有效控制甲亢是基础性治疗,部分格雷夫斯眼病患者随着甲亢症状的控制,而突眼症状好转。格雷夫斯眼病的治疗应先用抗甲状腺药,如甲巯咪唑、丙硫氧嘧啶等。甲巯咪唑能抑制甲状腺激素的合成,尚有轻度免疫抑制作用。需要注意的是,控制甲亢过程不宜过急,若用药量过大,易发生甲减,可使突眼症状加重。因此,为了防止甲减,可配合一定量甲状腺激素制剂如甲状腺素片治疗。

泼尼松有抗炎及免疫抑制作用,还可减少眶内成纤维细胞合成与释放氨基葡聚糖。泼尼松片 40~80mg/d,口服,每天 3 次,持续 2~4 周。然后每 2~4 周减量 2.5~10mg。如果减量后症状加重,应减慢减量速度。糖皮质激素类药物治疗需要持续 3~12 个月。

应嘱咐患者,服用甲巯咪唑、丙硫氧嘧啶期间,应避免摄入高碘食物(如海带等)或含碘药物,以免病情加重,导致抗甲状腺药效降低、用药量增加或用药时间延长。高血压、糖尿病患者应慎用泼尼松,消化性溃疡、骨质疏松、有精神病家族史以及妊娠期、哺乳期的患者应禁用;用药过程中注意监测血压、血糖、血电解质及肝肾功能。

案例 6 甲状腺危象患者使用糖皮质激素类药物,病情控制后应减量至停用

【案例简介】

患者,女,32 岁。因恶心、呕吐、腹泻 8 天,伴胸闷、心慌 3 天

入院。患者 1 年前出现多食、易饥饿，体重减轻，未行诊治。自述 8 天前有不洁饮食诱因，出现腹泻，黄色稀水样便，每天 3~5 次；伴恶心、呕吐，呕吐物为胃内容物；无发热、腹痛。查体：体温 39.3℃、脉搏 180 次 /min、呼吸 30 次 /min、血压 190/100mmHg；体瘦、神志清楚、易激动、大汗淋漓；甲状腺无肿大，双肺呼吸音清，未闻及干、湿啰音；心率 220 次 /min，心房颤动；腹部无触压痛，肠鸣音亢进；双下肢无水肿。化验：血 WBC 8.12×10^9/L、中性粒细胞百分比 67.2%、Hb 106g/L、PLT 64×10^9/L；大便常规、电解质检查正常；甲状腺功能：FT_3 29.14pmol/L，FT_4>100pmol/L，TSH 0.005μIU/ml。

诊断：甲状腺危象（诊断评分 80 分）。

治疗：甲巯咪唑片，口服，每 6 小时 1 次，首剂 40mg，以后 20mg/ 次；盐酸普萘洛尔片，口服，每次 20mg，每天 4 次；地塞米松磷酸钠 20mg 加入 5% 葡萄糖注射液中，静脉滴注，每 6~8 小时 1 次，3 天后改为醋酸泼尼松片，口服，每次 10mg，每天 3 次。

【药师点评】

甲状腺危象的治疗包括一般治疗和特殊治疗。

一般治疗应给予足够的热量及液体补充。患者因高热、大汗及呕吐、腹泻，失水较多，故每天补充液体应在 3 000~6 000ml。高热患者必须使用冰袋冰敷、酒精擦浴等物理降温措施，必要时实施人工冬眠疗法，还可考虑使用对乙酰氨基酚解热。

特殊治疗包括：使用大剂量的抗甲状腺药，如丙硫氧嘧啶、甲巯咪唑，抑制甲状腺激素合成；使用阻滞甲状腺激素释放的碘制剂，如复方碘口服溶液或碘化钠加入 5%~10% 葡萄糖注射液中静脉滴注，如果对碘制剂过敏，可改用碳酸锂口服；普萘洛尔可用于无心力衰竭的患者，改善患者的情绪异常、怕热多汗、心率增快等症状，心力衰竭患者禁用普萘洛尔，可选用短效制剂拉贝洛尔。地塞米松、泼尼松等糖皮质激素类药物，可抑制甲状腺激素的释放及外周 T_4 向 T_3 的转化，改善甲状腺危象患者的病情，先采用静脉滴注给药，病情控制后改为口服，好转后减量至停用。

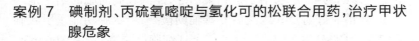

案例7 碘制剂、丙硫氧嘧啶与氢化可的松联合用药,治疗甲状腺危象

【案例简介】

患者,男,36 岁。多食、消瘦、怕热、多汗、心悸 1 年未诊治,5 天前出现食欲减退,恶心、呕吐、心悸加剧。入院查体:体温37.9℃,血压 140/60mmHg;神志清楚,消瘦体型,多汗;双侧眼球无突出,巩膜无黄染;甲状腺Ⅱ度肿大、质软,无压痛,无结节;可闻及血管杂音,双肺未闻及干、湿啰音;心率 148 次/min,心律齐;双下肢无浮肿,双手震颤征阳性;心电图提示窦性心律[16]。

诊断:甲状腺危象(诊断评分 45 分)。

治疗:丙硫氧嘧啶片,口服,首剂 600mg,以后每次 200mg,每天3 次;复方碘口服溶液,口服,首剂 30 滴,随后每次 10 滴,每天 3 次;盐酸普萘洛尔片,口服,每次 20mg,每天 3 次;醋酸氢化可的松注射液 100mg,加入 5% 葡萄糖注射液 1 000ml,每天 3 次,静脉滴注。

【药师点评】

抑制甲状腺激素合成,首选丙硫氧嘧啶,也可用甲巯咪唑。应用碘制剂,可减少甲状腺激素的释放,理论上应在抗甲状腺药物服用后 1 小时后使用,通常应用复方碘口服溶液,但危重患者也可与抗甲状腺药物同时使用。但碘制剂本身为甲状腺激素合成原料之一,单独使用会增加甲状腺内甲状腺激素的合成,从而加重病情,故一般在服用丙硫氧嘧啶 1~2 小时后使用,病情严重者也可与丙硫氧嘧啶同时用药。急性症状控制后,碘制剂可逐渐减量,一般使用 3~7 天停药。氢化可的松能抑制周围组织对甲状腺激素的反应,有助于改善甲状腺危象患者的病情。

案例8 糖皮质激素类药物治疗亚急性甲状腺炎,应先用足剂量,再逐步减量

【案例简介】

患者,女,38 岁。发热伴颈部疼痛半月入院。患者曾于当地

卫生院诊断为咽喉炎,给予抗感染治疗,体温较高时临时给予地塞米松,病情时好时重。入院后完善辅助检查,甲状腺功能呈甲状腺毒症改变($TSH\downarrow$、$FT_3\uparrow$、$FT_4\uparrow$),红细胞沉降率(ESR)80mm/h,甲状腺摄碘功能明显降低。

诊断:亚急性甲状腺炎。

治疗:给予泼尼松片,口服,每天3次,每次10mg。病情明显好转,症状消失,1周出院。出院后未按时复诊,泼尼松口服1周,无症状,自行停药。4天后症状再发复诊,重新启用泼尼松治疗,随后逐步减量,疗程3月停用,未再复发。

【药师点评】

亚急性甲状腺炎轻症患者使用非甾体抗炎药即可。该例患者发热、颈部疼痛半月,症状较重,适合糖皮质激素类药物治疗。使用激素2周症状消失后停用很快复发,主要考虑糖皮质激素类药物停用过快、疗程过短所致。亚急性甲状腺炎病程多为1~3个月,少部分可达6个月,部分复发。糖皮质激素类药物治疗初始,应根据病情轻重先用足剂量,泼尼松多为每天20~40mg,减量应参考亚急性甲状腺炎常规病程,逐步减量;同时根据ESR,甲状腺功能恢复情况调整具体疗程,起始剂量不足、减量过快、疗程过短,常导致复发。临床上常因糖皮质激素类药物疗效显著,症状很快消失而认为病情已愈,以致停药复发,该病例即为此种情况。另,该患者糖皮质激素类药物疗程达3月,起始为中等剂量,应考虑补钙,防治骨质疏松。必要时,如初期激素量较大时给予质子泵抑制剂护胃、补钾措施。

案例9 大剂量糖皮质激素类药物治疗希恩综合征、垂体危象,病情好转后应逐步减量

【案例简介】

患者,女,56岁,因发热3天,神志不清5小时入院。3天前因受凉后出现发热,随后出现恶心、呕吐,5小时前开始神志不清。既往史:36岁分娩时发生产后大出血,此后再无月经来潮,精神体

力差,劳动能力减退,未进一步诊治。入院时,神志不清,浅昏迷状,血压 70/40mmHg,心率 56 次 /min,体温 38.5℃,全身皮肤黏膜稍苍白,阴毛脱失。急查手指血糖 2.5mmol/L。

诊断:希恩综合征;垂体危象。

治疗:立即给予 50% 葡萄糖注射液 40ml 静脉注射,醋酸氢化可的松注射液 100mg 加 10% 葡萄糖注射液,静脉滴注,同时抽血液标本送检。此后,氢化可的松 100mg,每 8 小时 1 次,静脉滴注。患者 8 小时后神志转清。次日,检验结果提示:ACTH↓、FSH↓、LH↓、TSH↓、FT$_3$↓、FT$_4$↓、皮质醇↓,验证希恩综合征、垂体危象诊断。随病情好转,醋酸氢化可的松注射液减为每次 100mg,每天 2 次。第 3 天,给予口服左甲状腺素片,每天 75μg,病情进一步好转,氢化可的松逐步减量至生理剂量,血压、体温、电解质恢复正常。

【药师点评】该患者有产后大出血史,有垂体前叶功能减退表现,在受凉基础上出现昏迷,诊断考虑为希恩综合征、垂体危象。该病危急,不需等待检验结果,即可进行治疗。除立即纠正低血糖外,糖皮质激素类药物使用是主要抢救措施。首先,给予直接为活性成分、快速起效的氢化可的松制剂,由于处于应激危重状态,剂量可达 300~400mg/d,分 3 次给予。根据病情好转,逐步减量。垂体危象除皮质功能不全外,常有中枢性甲减,须补充甲状腺激素。补充甲状腺激素需注意,应在充分给予糖皮质激素类药物基础上给予,否则可加重皮质功能不全病情。该患者处于生理绝经后年龄,无生育需求,性腺功能补充无必要。

案例 10　对反复发作的低血糖昏迷,应使用糖皮质激素类药物治疗

【案例简介】

患者,男,81 岁,因神志不清 2 小时入院。既往有慢性阻塞性肺疾病病史 30 余年,无糖尿病病史,近期无用药史。近半年食欲差,伴消瘦。入院体检:神志不清,昏迷状,血压 100/60mmHg,心率 95 次 /min,双肺少许干、湿啰音。入院急查手指血糖 1.3mmol/L。

诊断:低血糖昏迷。

治疗:立即给予 50% 葡萄糖 50ml 静脉注射,继以 10% 葡萄糖静脉滴注维持,10 分钟左右患者神志清楚,复查血糖 6.5mmol/L;半小时后,患者再次出现神志恍惚,急查血糖 2.6mmol/L,再次 50% 葡萄糖 50ml 静脉注射,加快 10% 葡萄糖静脉输注,10 分钟后,复查血糖 7.8mmol/L;半小时复查血糖下降至 4.5mmol/L,给予 10% 葡萄糖中加注 50% 葡萄糖 60ml 快速静脉滴注,血糖维持在 4~5mmol/L;稍有减慢滴速,血糖随即降至 4mmol/L 以下。随即给予氢化可的松 100mg,静脉滴注,30 分钟后查血糖 9.6mmol/L,减慢高糖滴速,血糖仍稳定在 6~9mmol/L;随后逐步减慢高糖滴速,至改为 5% 葡萄糖静脉滴注,血糖一直稳定在正常范围。此后,给予地塞米松 5mg,静脉注射,患者未再出现低血糖。3 天后停用激素,病情未再复发,要求出院。

【药师点评】

一般低血糖时给予葡萄糖静脉输注多可很快纠正,10% 葡萄糖亦能维持血糖正常水平,无须使用激素。但在有些情况下,如皮质功能不全患者发生低血糖时、自身免疫性低血糖时、糖尿病降糖治疗过度致近期反复发生低血糖时、升糖类调节激素功能衰竭时,糖皮质激素类药物及时应用常可起到较好效果[17]。该患者多次静脉注射 50% 葡萄糖注射液,低血糖仍反复发作,快速高糖静脉滴注尚难维持,提示升糖激素胰高血糖素、生长激素、儿茶酚胺、糖皮质激素不足。而胰高血糖素、生长激素、儿茶酚胺须在充足糖皮质激素基础上才能起到较好作用。补充糖皮质激素类药物其本身即可起到升糖效应,同时使其他升糖激素发挥更好的升糖作用,这对反复发作、难以维持的低血糖起到较好救治效果。

参考文献:

[1] 中华医学会.临床诊疗指南:内分泌及代谢性疾病分册[M].北京:人民卫生出版社,2005 :44-45.

［2］王卫庆.糖皮质激素类药物在内分泌疾病诊治中的应用［J］.中国实用内科杂志,2013,33（10）:760-763.

［3］中华人民共和国卫生部.糖皮质激素类药物临床应用指导原则［J］.中华内分泌代谢杂志,2012,28（2）:171-202.

［4］BORNSTEIN S R,ALLOLIO B,ARLT W,et al.Diagnosis and treatment of primary adrenal insufficiency:an Endocrine Society clinical practice guideline［J］.J Clin Endocrinol Metab,2016,101（2）:364-389.

［5］宋艳,石勇铨.Graves眼病治疗药物的有效性和不良反应［J］.药品评价,2014,11（3）:26-28.

［6］陆再英,钟南山.内科学［M］.7版.人民卫生出版社,2012:713.

［7］苏建华,陈燕萍,包纪盛,等.糖皮质激素类药物静脉冲击疗法与常规口服治疗在Graves眼病中应用的Meta分析［J］.南京医科大学学报（自然科学版）,2014,34（7）:996-1000.

［8］肖丽霞.^{131}I与糖皮质激素类药物联用对GO征的疗效评价［J］.抗感染药学,2014,11（5）:544-546.

［9］滕卫平,曾正陪.中国甲状腺疾病诊治指南［J］.中华内科杂志,2008,4:53.

［10］叶朝阳,谭辉,王明芳.^{131}I联合糖皮质激素类药物治疗GO47例疗效分析［J］.实用医学杂志,2013,29（16）:2758-2759.

［11］黄卫东,姚美芬.甲亢危象的诊治［J］.中华危重症医学杂志（电子版）,2010,3（1）:1-5.

［12］吴晓飞.甲亢危象的诊断与治疗［J］.中华全科医学,2014,12（11）:1712-1713.

［13］刘桑燕,陈祥彪,巫晓强,等.甲亢危象临床诊治分析［J］.江西医药,2012,47（3）:227-229.

［14］白耀.甲状腺炎诊断治疗的最新进展［J］.中国实用内科学杂志,2000（20）:32-34.

［15］母义明,陆菊明,潘长玉.临床内分泌代谢病学［M］.北京:人民军医出版社,2014:290-291.

［16］李烈寅.甲状腺功能亢进危象一例报告［J］.临床合理用药,2013,6（5C）:155-156.

［17］任小燕,闫朝丽,张少杰,等.低血糖临床分析［J］.内蒙古医科大学学报,2016,38（1）:68-70.

第三章 糖皮质激素类药物在呼吸系统疾病中的合理应用

1. 诱发哮喘的因素有哪些？
2. 哮喘的治疗原则是什么？
3. 哮喘治疗稳定后能否停药？
4. 特发性肺纤维化是一种什么样的疾病？
5. 特发性肺纤维化的治疗有哪些方法？
6. 糖皮质激素类药物用于特发性肺纤维化治疗的作用机制是什么？
7. 在慢性阻塞性肺疾病的治疗中，可否雾化使用地塞米松？

第一节 哮 喘

一、哮喘的概述、分类与临床表现

（一）概述

哮喘又称支气管哮喘，是由多种细胞（如嗜酸性粒细胞、肥大细胞、T淋巴细胞、中性粒细胞、平滑肌细胞、气道上皮细胞等）和细胞组分参与的气道慢性炎症性疾病。主要特征包括气道慢性炎症，气道对多种刺激因素呈现的高反应性，广泛多变的可逆性气流受限以及随病程延长而导致的一系列气道结构的改变，即气道重构。

（二）分类

哮喘可分为急性发作期和非急性发作期。

1. 急性发作期 指喘息、气急、胸闷或咳嗽等症状突然发生或症状加重，伴有呼气流量降低，常由接触变应原等刺激物或治疗不当所致。哮喘急性发作时，其程度轻重不一，病情加重可在数小时或数天内出现，偶尔可在数分钟内危及生命，故应对病情做出正确评估并及时治疗。哮喘急性发作按严重程度，可分为轻度、中度、重度和危重 4 级。

（1）轻度：步行或上楼梯时气短，可有焦虑、呼吸频率轻度增加，闻及散在哮鸣音，肺通气功能和血气检查正常。

（2）中度：稍事活动感气短，讲话常有中断，时有焦虑，呼吸频率增加，可有三凹征，闻及响亮、弥漫的哮鸣音，心率增快，可出现奇脉，使用支气管舒张剂后呼气流量峰值（PEF）占预计值 $60\%\sim80\%$，动脉血氧饱和度（SaO_2）为 $91\%\sim95\%$。

（3）重度：休息时感气短，端坐呼吸，只能发单字表达，常有焦虑和烦躁，大汗淋漓，呼吸频率大于 30 次/min，常有三凹征，闻及响亮、弥漫的哮鸣音，心率增快常大于 120 次/min，奇脉，使用支气管舒张剂后 PEF 占预计值小于 60% 或绝对值小于 100L/min，或作用时间小于 2 小时，动脉血氧分压（PaO_2）小于 60mmHg，动脉血二氧化碳分压（$PaCO_2$）大于 45mmHg，SaO_2 小于或等于 90%，pH 可降低。

（4）危重：患者不能讲话，嗜睡或意识模糊，胸腹矛盾运动，哮喘音减弱甚至消失，脉率变慢或不规则，严重低氧血症和高二氧化碳血症，pH 降低。

2. 非急性发作期 亦称慢性持续期，指患者虽然没有哮喘急性发作，但在相当长的时间内，仍有不同频率和不同程度的喘息、咳嗽、胸闷等症状，可伴有肺通气功能下降。可根据白天、夜间哮喘症状出现的频率和肺功能检查结果及病情严重程度，将慢性持续期哮喘分为间歇性、轻度持续、中度持续和重度持续 4 级，但这种分级方法在日常工作中已少使用，主要用于临床研究。目前应用最为广泛的非急性发作期哮喘严重程度评估方法为哮喘控制水平,这种评估方法包括了目前临床控制评估和未来风险评估,临床控制又可分为控制、部分控制和未控制 3 个等级,具体指标见表 3-1。

表 3-1　非急性发作期哮喘控制水平的分级

A. 目前临床控制评估(最好 4 周以上)

临床特征	控制(满足以下所有条件)	部分控制(出现以下任何 1 项临床特征)	未控制
白天症状	无(或≤2 次/周)	>2 次/周	出现≥3 项哮喘部分控制的表现[#&]
活动受限	无	有	
夜间症状/憋醒	无	有	
需要使用缓解药或急救治疗	无(或≤2 次/周)	>2 次/周	
肺功能(PEF 或 FEV_1)*	正常	<正常预计值或个人最佳值的 80%	

B. 未来风险评估(急性发作风险、病情不稳定、肺功能迅速下降、药品不良反应)

与未来不良事件风险增加的相关因素包括:临床控制不佳,过去 1 年频繁急性发作,曾因严重哮喘而住院治疗,FEV_1 低,烟草暴露,高剂量药物治疗

注:[#] 患者出现急性发作后都必须对维持治疗方案进行分析回顾,以确保治疗方案的合理性。

[&] 依照定义,任何 1 周出现 1 次哮喘急性发作,表明这周的哮喘没有得到控制。

* 肺功能结果对 5 岁以下儿童的可靠性差。

(三) 临床表现

临床表现为反复发作的喘息、气急、胸闷或咳嗽等症状,常在夜间及凌晨发作或加重,多数患者可自行缓解或经治疗后缓解。根据全球和我国哮喘防治指南,经过长期规范化治疗和管理,80%以上的患者可以达到哮喘的临床控制。

二、哮喘的诊断要点与治疗原则

（一）诊断要点

1. 反复发作喘息、气急、胸闷或咳嗽，多与接触变应原、冷空气、物理及化学性刺激、病毒性上呼吸道感染、运动等有关。

2. 发作时在双肺可闻及散在或弥漫性、以呼气相为主的哮鸣音，呼气相延长。

3. 上述症状可经平喘药物治疗后缓解或自行缓解。

4. 排除可引起喘息、气急、胸闷、咳嗽或呼吸困难的其他疾病。

5. 临床表现不典型者（如无明显喘息或体征），应有下列 3 项中至少 1 项阳性：①支气管激发试验或运动试验阳性；②支气管舒张试验阳性；③昼夜 PEF 变异率 ≥ 20%。

符合上述第 1~4 项或同时具备第 4、第 5 项者，可诊断为哮喘。

（二）治疗原则

1. 病因治疗 部分患者能找到引起哮喘发作的变应原或其他非特异刺激因素，使患者脱离并长期避免接触这些危险因素，是防治哮喘最有效的方法。

2. 药物治疗 哮喘治疗药物分为控制性药物和缓解性药物。前者指需要长期使用的药物，主要用于治疗气道慢性炎症，使哮喘维持临床控制，亦称抗炎药。后者指按需使用的药物，通过迅速解除支气管痉挛从而缓解哮喘症状，亦称解痉平喘药。哮喘治疗药物见表 3-2。

3. 哮喘防治指南与专家共识[1-2] 根据指南与专家共识，将哮喘防治分为长期治疗方案和急性发作期治疗方案。

（1）长期治疗方案的确定：哮喘的治疗应以患者的病情严重程度为基础，根据其控制水平类别选择适当的治疗方案。哮喘药物的选择既要考虑药物的疗效及其安全性，也要考虑患者的实际状况，要为每个初诊患者制订哮喘防治计划，并根据患者病情变化及时修订治疗方案。哮喘患者长期治疗方案分为 5 级，不同支气管

哮喘病情控制分级的治疗方案,见图 3-1

表 3-2　哮喘治疗药物分类

缓解性药物	控制性药物
短效 β₂ 受体激动剂（SABA）	吸入型糖皮质激素类药物（ICS）
短效吸入型抗胆碱药（SAMA）	白三烯调节剂
短效茶碱	长效 β₂ 受体激动剂（LABA,不单独使用）
全身用糖皮质激素类药物	茶碱缓释剂
—	色甘酸钠
—	抗 IgE 抗体
—	联合药物（如 ICS/LABA）

　　对以往未经规范治疗的初诊哮喘患者,可选择第 2 级治疗方案;哮喘患者症状明显,应直接选择第 3 级治疗方案。从第 2 级到第 5 级的治疗方案中,都有不同的哮喘控制药物可供选择。而在每一级中都应按需使用缓解药物,以迅速缓解哮喘症状。

　　如果使用该分级治疗方案,不能使哮喘得到控制,治疗方案应该升级,直至达到哮喘控制为止。当哮喘得到控制并维持至少 3 个月后,治疗方案可考虑降级。建议减量方案如下:

　　1)单独使用中至高剂量吸入激素的患者,将吸入激素剂量减少 50%。

　　2)单独使用低剂量激素的患者,可改为每天 1 次用药。

　　3)联合吸入激素和 LABA 的患者,将吸入激素剂量减少约 50%,仍继续使用 LABA 联合治疗。

　　4)当达到低剂量联合治疗时,可改为每天 1 次联合用药或停用 LABA,单用吸入激素治疗。

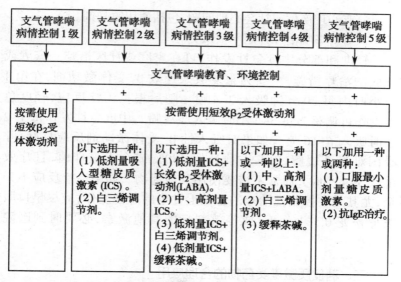

图 3-1 不同支气管哮喘病情控制分级的治疗方案示意图

5)若患者使用最低剂量控制药物达到哮喘控制1年,并且哮喘症状不再发作,可考虑停用药物治疗。

(2)急性发作期治疗方案:哮喘急性发作的治疗,取决于发作的严重程度以及对治疗的反应。治疗的目的在于尽快缓解症状、解除气流受限和低氧血症,同时,还需要制订长期治疗方案以预防再次急性发作。对于具有哮喘相关死亡高危因素的患者,需要给予高度重视,这些患者应当尽早到医疗机构就诊。高危患者包括:

1)曾经有过气管插管和机械通气的濒于致死性哮喘的病史。

2)在过去1年中因哮喘而住院或急诊。

3)正在使用或最近刚停用口服激素。

4)目前未使用吸入激素。

5)过分依赖速效 β_2 受体激动剂,特别是每月使用沙丁胺醇或等效药物超过1支的患者。

6）有心理疾病或社会心理问题，包括使用镇静剂。

7）有对哮喘治疗计划不依从史。

轻度和部分中度急性发作，可在家庭或社区治疗。家庭或社区的治疗措施，主要为重复吸入速效 β_2 受体激动剂，在第 1 个小时内每 20 分钟吸入 2~4 喷。随后根据治疗反应，轻度急性发作可调整为每 3~4 小时吸入 2~4 喷。中度急性发作每 1~2 小时吸入 6~10 喷。如果对吸入性 β_2 受体激动剂反应良好（呼吸困难显著缓解，PEF 占预计值 >80% 或个人最佳值，且疗效维持 3~4 小时），通常不需要使用其他药物。如果治疗反应不完全，尤其是在控制性治疗的基础上发生的急性发作，应尽早口服泼尼松龙 0.5~1mg/kg 或等效剂量的其他激素，必要时到医院就诊。

三、糖皮质激素类药物的合理应用

根据《糖皮质激素类药物临床应用指导原则》推荐[3]：

1. 吸入型糖皮质激素类药物是哮喘长期治疗的首选药物。急性哮喘发作可全身使用糖皮质激素类药物。

2. 给药途径包括吸入、口服和静脉应用。非应急治疗时，吸入给药为首选途径。

3. 绝大多数慢性持续哮喘患者，吸入小剂量糖皮质激素类药物（相当于每天使用400μg的布地奈德），即可较好地控制。一般中、重度持续哮喘，可选用吸入型糖皮质激素类药物和长效 β_2 受体激动剂的联合制剂。当哮喘控制并维持至少 3 个月后，逐步减量，直至达到吸入型糖皮质激素类药物的最小有效剂量。在哮喘控制不理想时，需及时评估，上调治疗，症状急性恶化可将吸入型糖皮质激素类药物增加 4 倍，连续应用 7~14 天。

4. 哮喘轻、中度急性发作，可口服糖皮质激素类药物。参考剂量为：泼尼松或泼尼松龙 20~40mg/d，5~7 天，症状缓解后逐渐减量至停用，可根据病情的严重程度适当调整剂量和疗程，也可雾化吸入布地奈德混悬液 2~4mg/d 治疗。严重急性哮喘发作时，及时静脉给予氢化可的松琥珀酸钠 200~1 000mg/d 或甲泼尼龙40~160mg/d,无糖皮质激素类药物依赖倾向者可在短期内停药,有糖皮质激素类药物依赖倾向者可适当延长给药时间,控制哮喘症状后逐渐减量。不推荐长期使用地塞米松。对未控制和急性加重的难治性哮喘患者,可先给予较大剂量的糖皮质激素类药物控制症状,再逐渐减少剂量,用最低剂量维持治疗。此外,应同时给予大剂量吸入型糖皮质激素类药物,以减少口服糖皮质激素类药物维持剂量。

糖皮质激素类药物不同疗程的治疗特点,见表 3-3。糖皮质激素类药物给药剂量分级,见表 3-4。常用全身和吸入应用的糖皮质激素类药物药动学比较,见表 3-5、表 3-6。常用吸入应用糖皮质激素类药物的每天剂量与互换关系,见表 3-7。

表 3-3　糖皮质激素类药物不同疗程的治疗特点

疗程	使用时间	适应证	注意事项
冲击治疗	<5 天	适用于重症患者的抢救,如暴发型感染、过敏性休克、严重哮喘持续状态、过敏性喉头水肿、狼疮脑病、重症大疱性皮肤病、重症药疹、急进性肾小球肾炎等	需配合其他有效的治疗措施,可迅速停药,若无效,大部分情况下不可短期内重复冲击治疗
短程治疗	≤1个月	适用于应激性治疗感染或变态反应类疾病,如结核性脑膜炎及胸膜炎、剥脱性皮炎或器官移植急性排斥反应等	短程治疗须配合其他有效治疗措施,停药时需逐渐减量至停药
中程治疗	≤3个月	适用于病程较长且多器官受累性疾病,如风湿热等	生效后减至维持剂量,停药时需要逐渐递减

续表

疗程	使用时间	适应证	注意事项
长程治疗	>3个月	适用于器官移植后排斥反应的预防和治疗,反复发作、多器官受累的慢性自身免疫病,如系统性红斑狼疮、溶血性贫血、系统性血管炎、结节病、大疱性皮肤病等	维持治疗可采用每天或隔天给药,停药前亦应逐步过渡到隔天疗法后逐渐停药
终身替代治疗		适用于原发性或继发性慢性肾上腺皮质功能减退症,并于各种应激情况下适当增加剂量	无

表 3-4　糖皮质激素类药物给药剂量分级
（以折算泼尼松的等效剂量为准）

分级	剂量 /[mg/(kg·d)]
冲击剂量	7.5~30
大剂量	>1.0
中等剂量	0.5~1.0
小剂量	<0.5

注:长期服用维持剂量为 2.5~15mg/d。

表 3-5　常用全身应用的糖皮质激素类药物药动学比较

类别	药物	受体亲和力	水盐代谢（比值）	糖代谢（比值）	抗炎作用（比值）	等效剂量 /mg	对 HP 轴抑制作用	血浆半衰期 /min	作用持续时间 /h
短效	氢化可的松	1	1	1	1	20	1	90	8~12
	可的松	0.01	0.8	0.8	0.8	25	1	30	8~12

续表

类别	药物	受体亲和力	水盐代谢（比值）	糖代谢（比值）	抗炎作用（比值）	等效剂量/mg	对HP轴抑制作用	血浆半衰期/min	作用持续时间/h
中效	泼尼松	0.05	0.8	4	3.5	5	4	60	12~36
	泼尼松龙	2.2	0.8	4	4	5	4	200	12~36
	甲泼尼龙	11.9	0.5	5	5	4	5	180	12~36
长效	地塞米松	7.1	0	20~30	30	0.75	50	100~300	36~54
	倍他米松	5.4	0	20~30	25~35	0.6	50	100~300	36~54

表 3-6 常用吸入应用的糖皮质激素类药物药动学比较

药物	相对亲脂性	肺生物利用度	全身生物利用度	代谢
倍氯米松	79 432	20%	15%~20%	首过效应
布地奈德	3 980	39%	10%	首过效应
氟替卡松	31 622	30%	<2%	首过效应

表 3-7 常用吸入应用糖皮质激素类药物的每天剂量（单位：μg）

药物	低剂量	中剂量	高剂量
倍氯米松	200~499	500~1 000	1 001~2 000
布地奈德	200~399	400~800	801~1 600
氟替卡松	100~249	250~500	501~1 000
环索奈德	80~159	160~320	321~1 280

第二节 特发性肺纤维化

一、特发性肺纤维化的概述与临床表现

特发性肺纤维化(IPF)是一种病因不明的慢性、进行性、纤维化性间质性肺炎,病变局限在肺脏,好发于中老年男性人群,75%有吸烟史。

IPF 多于 50 岁以后发病,呈隐匿起病,主要表现为干咳、进行性加重的呼吸困难,伴限制性通气功能障碍和气体交换障碍,导致低氧血症甚至呼吸衰竭,预后差,其肺组织学和胸部高分辨率 CT(HRCT)表现为普通型间质性肺炎(UIP)。全身症状不明显,可有不适、乏力和体重减轻等,但很少发热。约半数患者可见杵状指(趾),90% 患者可在双肺基底部闻及吸气末细小的 velcro 啰音,晚期可出现明显发绀、肺动脉高压和右心功能不全征象。

二、特发性肺纤维化的诊断要点与治疗原则

(一)诊断要点

1. IPF 诊断遵循如下标准:①排除其他已知病因的间质性肺疾病(ILD)(例如家庭或职业环境暴露、结缔组织疾病或药物毒性);② HRCT 表现为 UIP 型(此类患者不建议行外科肺活检);③已进行外科肺活检的患者,根据 HRCT 和外科肺活检特定的组合进行诊断。

2. IPF 急性加重是指 IPF 患者出现无已知原因可以解释的病情加重或急性呼吸衰竭。诊断标准为:①过去或现在诊断 IPF;② 1 个月内发生无法解释的呼吸困难加重;③低氧血症加重或气体交换功能严重受损;④新出现的肺泡浸润影;⑤排除肺感染、肺栓塞、气胸或心力衰竭等。

(二)治疗原则

目前除肺移植外,尚无有效治疗 IPF 的药物,需要建立医师与

患者的良好合作关系,对疾病进行监测与评估,并视病情变化和患者意愿调整治疗措施,帮助患者减轻痛苦,提高生活质量。

1. 药物治疗　循证医学证据证明抗纤维化药物吡非尼酮和尼达尼布可延缓 IPF 患者肺功能的下降,已开始在临床用于 IPF 的治疗。N-乙酰半胱氨酸作为一种祛痰剂,高剂量(1 800mg/d)时具有抗氧化作用,进而抗纤维化作用,对部分 IPF 患者可能有效。对病理确诊的典型 IPF 以及 HRCT 显示以蜂窝样改变为主要病变的典型 IPF,糖皮质激素类药物治疗基本无效,不主张使用。对 IPF 炎性渗出早期(胸部 CT 显示磨玻璃样病变)患者可考虑糖皮质激素类药物联合免疫抑制剂(如硫唑嘌呤)治疗。IPF 急性加重期国际和国内 IPF 治疗指南建议酌情使用糖皮质激素类药物治疗,但是无明确的证据支持。

2. 非药物治疗　IPF 患者尽可能进行肺康复训练,静息状态下,存在明显的低氧血症($PaO_2<55mmHg$)患者还应实行长程氧疗,但是一般不推荐使用有创机械通气治疗 IPF 所致的呼吸衰竭。

3. 肺移植　是目前 IPF 最有效的治疗方法,合适的患者应该积极推荐肺移植。

此外,应积极治疗并发症及对症治疗,提高患者生活质量。

关于 IPF 的治疗指南:

根据 2015 年 ATS/ERS/JRS/ALAT 特发性肺纤维化诊治循证指南[4],推荐针对并发症和伴发疾病的治疗:IPF 患者的常见并发症和伴发疾病越来越受到人们的关注,主要包括 IPF 急性加重、肺动脉高压、胃食管反流、肥胖、肺气肿和阻塞性睡眠呼吸暂停。针对 IPF 急性加重时是否应该接受糖皮质激素类药物治疗,指南推荐意见为多数 IPF 急性加重时应该接受糖皮质激素类药物治疗,但对少数患者来说,糖皮质激素类药物治疗可能是不合理的选择(有条件推荐,很低质量证据)。

关于 IPF 诊断和治疗中国专家共识[5]:

酌情使用的药物:IPF 尚无肯定显著有效的治疗药物。根据近年来随机对照临床试验的结果,结合我国临床实际情况,可酌情使用下列药物。

(1)吡非尼酮:吡非尼酮是一种多效性的吡啶类化合物,具有抗炎、抗纤维化和抗氧化特性。推荐轻度到中度肺功能障碍的IPF患者应用吡非尼酮治疗。重度肺功能受损的IPF患者,服用吡非尼酮治疗能否获益以及药物服用的疗程,需要进一步研究。

(2)尼达尼布:尼达尼布是一种多靶点酪氨酸激酶抑制剂,能够抑制血小板衍化生长因子受体、血管内皮生长因子受体及成纤维细胞生长因子受体。推荐轻度到中度肺功能障碍的IPF患者应用尼达尼布治疗。重度肺功能障碍的IPF患者,服用尼达尼布治疗能否获益,以及药物服用的疗程需要进一步探讨。

(3)抗酸药物:慢性微吸入包括胃食管反流是继发气道和肺脏炎症的危险因素,可能引起或加重IPF。鉴于慢性微吸入包括胃食管反流可能的肺损伤作用,IPF患者可以规律应用抗酸药物治疗。

(4) N- 乙酰半胱氨酸: N- 乙酰半胱氨酸能够打破黏蛋白的二硫键,降低黏液的黏稠度;高剂量(1 800mg/d)时, N- 乙酰半胱氨酸在IPF患者体内可以转化为谷胱甘肽前体,间接提高肺脏上皮细胞衬液中谷胱甘肽水平,起到抗氧化作用。 N- 乙酰半胱氨酸单药治疗可以改善IPF患者的咳痰症状,长期服用安全性好。

不推荐使用的药物或治疗方案:下列药物或治疗方案对于大多数IPF患者不推荐使用,医师应根据临床情况酌情掌握。

(1)泼尼松、硫唑嘌呤和 N- 乙酰半胱氨酸联合治疗:糖皮质激素类药物联合硫唑嘌呤和 N- 乙酰半胱氨酸曾经被认为是IPF的"标准治疗"。IPF以肺纤维化改变为主,激素联合免疫抑制剂治疗缺乏理论依据。三药联合治疗IPF患者不能延缓疾病进展,却伴有诸多的副作用,或使原有合并症如糖尿病、心脑血管疾病和骨质疏松等恶化。不推荐应用泼尼松、硫唑嘌呤和 N- 乙酰半胱氨酸联合治疗稳定期的IPF。

(2)抗凝药物:肺纤维化形成中伴随着血管内皮的损伤,凝血系统激活、纤维蛋白沉积和纤溶异常。口服华法林治疗IPF有可

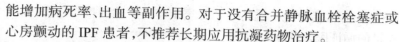

能增加病死率、出血等副作用。对于没有合并静脉血栓栓塞症或心房颤动的 IPF 患者,不推荐长期应用抗凝药物治疗。

(3)西地那非:西地那非是一种磷酸二酯酶抑制剂,能够改善 IPF 患者的生活质量,但是不能延缓 IPF 疾病进展,也不能降低 IPF 急性加重频率或病死率,可能带来副作用和高昂的医疗花费。因此,不推荐 IPF 患者应用西地那非治疗。

(4)波生坦和马西替坦:波生坦和马西替坦是双重内皮素 -A、内皮素 -B 拮抗剂,用于肺动脉高压的治疗,均不能延缓 IPF 疾病进展或降低病死率。不管 IPF 患者是否合并肺动脉高压,均不推荐波生坦或马西替坦治疗。

(5)伊马替尼:伊马替尼是一种酪氨酸激酶抑制剂,主要抑制血小板衍生生长因子受体(PDGFR),抑制肺成纤维细胞向肌成纤维细胞的分化和增殖,抑制细胞外基质的产生,发挥抗肺纤维化作用。口服伊马替尼不能延缓 IPF 疾病进展或降低病死率,可能带来副作用和高昂的医疗花费。不推荐 IPF 患者应用伊马替尼治疗。

IPF 急性加重的治疗:由于 IPF 急性加重病情严重,病死率高,虽然缺乏随机对照研究,临床上仍然应用激素冲击(甲泼尼龙 500~1 000mg/d),或高剂量激素治疗[泼尼松 ≥ 1mg/(kg·d)]。激素的剂量、使用途径和疗程尚没有形成一致的意见,也可以联用免疫抑制剂,如环磷酰胺、环孢素 A 等。氧疗、机械通气和对症治疗是 IPF 急性加重患者的主要治疗手段。

三、糖皮质激素类药物的合理应用

根据《糖皮质激素类药物临床应用指导原则》的推荐,针对 IPF 的激素治疗,已明确大剂量糖皮质激素类药物[0.5~1mg/(kg·d)]治疗,不能改善生存率而且伴有较高的病死率。对部分 IPF 患者可考虑较低剂量糖皮质激素类药物[泼尼松 0.5mg/(kg·d)]联合 N- 乙酰半胱氨酸及硫唑嘌呤,治疗 4~8 周评估疗效,若无效或病情恶化,应停止治疗;若有效,逐渐减至维持剂量

7.5~10mg/d,治疗至少维持 6 个月至 1 年。上述剂量与疗程,尚无充足的循证医学证据。

第三节 慢性阻塞性肺疾病

一、慢性阻塞性肺疾病的概述与临床表现

(一) 概述

慢性阻塞性肺疾病(chronic obstructive pulmonary disease, COPD)简称慢阻肺,是一种严重危害人类健康的常见病、多发病,严重影响患者的生命质量,死亡率较高,给患者及其家庭和社会带来沉重的经济负担。根据"全球疾病负担研究项目(The Global Burden of Disease Study)"估计,2020 年 COPD 将位居全球死亡原因的第 3 位。世界银行和世界卫生组织的资料表明,至 2020 年,COPD 将位居世界疾病经济负担的第 5 位。

COPD 是一种以持续气流受限为特征的可以预防和治疗的慢性呼吸系统疾病,其气流受限多呈进行性发展,与气道和肺组织对烟草、烟雾等有害气体或有害颗粒的慢性炎症反应增强有关。COPD 主要累及肺,但也可引起全身(或称肺外)的不良效应。

COPD 可存在多种合并症,急性加重和合并症影响患者整体疾病的严重程度。肺功能检查,对确定气流受限有重要意义。在吸入支气管舒张剂后,$FEV_1/FVC<70\%$ 表明存在持续气流受限。COPD 与慢性支气管炎和肺气肿紧密相关。当慢性支气管炎和肺气肿患者的肺功能检查出现持续气流受限时,则能诊断为 COPD;如仅有慢性支气管炎或肺气肿,而无持续性气流受限,则不能诊断为 COPD。

(二) 临床表现

典型的临床表现是慢性和进行性加重的呼吸困难、咳嗽和咳痰。慢性咳嗽和咳痰一般先于气流受限多年,但也有些患者没有

慢性咳嗽和咳痰的症状。常见的症状主要有：

（1）呼吸困难：这是 COPD 的主要症状，也是患者焦虑不安和体能丧失的主要原因，常被患者描述为气短、气喘或呼吸费力等。

（2）慢性咳嗽：常为起始症状，初呈间歇性，早晨较重，后发展为早、晚或整日均有咳嗽，夜间不显著。

（3）咳痰：咳嗽后有少量黏液性痰，常有脓痰。

（4）喘息和胸闷：非慢阻肺的主要特征，部分重症患者有明显喘息。

（5）其他症状：较重患者可能有全身性症状。

二、慢性阻塞性肺疾病的诊断要点与治疗原则

（一）诊断要点

1. 全面采集病史进行评估，包括症状、接触史、既往史和系统回顾，症状主要包括慢性咳嗽、咳痰和气短等。既往史和系统回顾应注意：童年期有无哮喘、变态反应性疾病、感染及其他呼吸道疾病（如肺结核），有无 COPD 和呼吸系统家族病史、COPD 急性加重和住院治疗病史，有无具有相同诱因（如吸烟）的其他病症（心脏、外周血管和神经系统疾病），有无不能解释的体重下降，有无其他非特异性症状（喘息、胸闷、胸痛和晨起头痛）。接触史则要注意吸烟史（以包/年计算）及职业、对环境有害物质的接触等。

2. COPD 的诊断应该根据临床表现、危险因素接触史、体征和相关检查等综合分析确定。对于任何有呼吸困难、慢性咳嗽或咳痰，并存在危险因素病史的患者，均需要考虑 COPD 的诊断。肺功能检查时，吸入支气管舒张剂后 FEV_1/FVC 小于 70%，即明确存在持续的气流受限，排除其他疾病后可确诊为 COPD。

（二）治疗原则

药物治疗用于预防和控制症状，减少急性加重的频率和严重程度，提高运动耐力和生命质量。根据病情的严重程度进行对症治疗，没有出现明显药物不良反应或病情恶化时，维持同一水平长期规律性治疗。根据患者的治疗反应，及时调整治疗方案，支气管

舒张剂是控制 COPD 的主要治疗措施。

COPD 不只是气道炎症，而且伴随着全身炎症反应，特别是急性加重期可能存在除感染外的复杂炎症过程，这为糖皮质激素类药物治疗奠定了理论基础。在常规治疗的基础上使用糖皮质激素类药物，阻止或延缓肺部炎性反应的损害过程，可改善呼吸功能。

三、糖皮质激素类药物的合理应用

COPD 急性加重期（AECOPD）的突出特征为气道炎症加重。全身性或吸入型糖皮质激素类药物（inhaled corticosteroids，ICS）是 COPD 患者抗炎治疗的基石。

临床研究表明，全身性激素可改善急性加重期的症状，加快肺功能的恢复，缩短住院治疗的时间并降低治疗失败率，但往往会出现骨质疏松、高血糖等不良反应。吸入型糖皮质激素类药物广泛用于治疗哮喘及 COPD 稳定期。糖皮质激素类药物强大的抗炎作用及严重的不良反应，使其成为 COPD 治疗中的双刃剑。ICS 局部抗炎活性高而全身抗炎活性水平低的优势，决定其在 COPD 急性加重期的治疗中可能起到高效低毒的作用。有多项研究表明，急性加重期雾化 ICS 或许能替代全身性糖皮质激素类药物治疗。

糖皮质激素类药物的选用原则：作用迅速、全身不良反应小、气管－支气管沉积量大且留置时间长、局部抗炎效果好、给药方便、经济适用。全身性激素中泼尼松龙、氢化可的松琥珀酸钠、甲泼尼龙均可用于全身给药；雾化剂中目前只有布地奈德雾化溶液。必须指出的是，地塞米松注射液因其吸入给药局部沉积量很低，抗炎效果差，不可用于雾化吸入。而二丙酸倍氯米松、曲安奈德没有雾化溶液，不适于 AECOPD 患者。

2013 年版 GOLD 明确建议，AECOPD 优先选择口服泼尼松片 30~40mg/d，10~14 天，也提出部分患者可以雾化吸入代替口服激素。重症患者特别是需要入 ICU 救治的患者，建议静脉给药，如甲泼尼龙 40mg，每天 1~2 次，亦可联合吸入激素，如布地奈德雾化液 2mg+ 沙丁胺醇雾化液 2.5~5.0mg+ 异丙托溴铵 1mg, 每天 3~4 次; 轻、中度患者可使用雾化吸入布地奈德替代口服激素, 以减少患者的不良反应。有研究表明, 雾化吸入布地奈德 6~8mg/d, 与全身应用泼尼松龙 30~40mg/d 的疗效相当。或者在重症患者喘息好转后, 应用雾化吸入布地奈德。出院前, 或当病情接近稳定期, 可以接受定量吸入剂治疗时, 切换为长效吸入激素联合支气管扩张剂。长期全身用药必须注意激素不良反应, 包括引起的血糖变化、肺部真菌感染等。

第四节　变应性鼻炎

一、变应性鼻炎的概述、分类与临床表现

变应性鼻炎 (allergic rhinitis, AR) 是机体暴露于变应原后, 主要由 IgE 介导的递质释放, 并有多种免疫活性细胞和细胞因子参与的鼻黏膜慢性炎症反应性疾病。AR 已成为主要的呼吸道慢性炎症性疾病, 给患者生活质量带来严重影响。

变应性鼻炎的分类: 根据症状的持续时间, 分为间歇性变应性鼻炎或持续性变应性鼻炎。间歇性: 症状 <4d/ 周, 或 < 连续 4 周; 持续性: 症状 ≥ 4d/ 周, 且 ≥ 连续 4 周。

根据患者症状的严重程度, 以及是否影响患者生活质量 (包括睡眠、日常生活、工作和学习), 将变应性鼻炎分为轻度和中 - 重度。

轻度: 症状较轻, 对生活质量尚未产生影响。

中 - 重度: 症状明显或严重, 对生活质量产生影响。

二、变应性鼻炎的诊断要点与治疗原则

临床主要症状包括流清水样鼻涕、喷嚏、鼻塞、鼻痒等症状出现 2 项以上 (含 2 项), 并且每天持续 1 小时以上, 可伴有眼痒、结膜充血等眼部症状。查体见鼻甲黏膜苍白、水肿、鼻腔水样分泌物, 皮肤变应原点刺试验阳性, 这些症状具有自限性或治疗后能缓解。

皮肤变应原点刺试验(skin prick test,SPT):使用标准化变应原试剂在前臂掌侧皮肤点刺,20分钟后观察结果。该试验应采用阳性和阴性对照,阳性对照采用组胺,阴性对照采用变应原溶媒。该试验必须在停用抗组胺药物至少7天后进行。

血清特异性IgE检测,作为实验室诊断指标之一。

治疗原则主要包括避免接触变应原、药物治疗、免疫治疗和患者教育。给予鼻内糖皮质激素类药物,为目前治疗变应性鼻炎的最有效药物。根据病情的严重程度及持续时间,采用阶梯式药物治疗方案,并根据疗效评价进行方案调整,增加治疗强度。

三、糖皮质激素类药物的合理应用

糖皮质激素类药物作为中、重度持续性变应性鼻炎的一线治疗药物,也用于中-重度间歇性变应性鼻炎和轻度持续性变应性鼻炎的治疗,对中-重度持续性患者疗程不少于4周。糖皮质激素类药物对黏膜有刺激作用,可引起鼻腔干燥、结痂、出血等不良反应。

第五节　案例评析

案例1　哮喘患者需规范治疗,不可随意自行停药

【案例简介】

患者,女,21岁,学生,因急性呼吸困难、讲话不能连续成句,前来急诊。有哮喘病史3年,1年前冬季哮喘发作,当地医师开片剂给予治疗,具体药名不详。全科医师给予持续治疗2周后症状缓解。既往有片剂服用史,服用后自觉不适,数月前停用所有片剂。咳少量清稀痰液,无黄痰。近期咽喉痛、流涕、哮喘加剧。近4天于清晨咳醒。在过去12小时内,呼吸困难和喘息逐渐加重。日常应用沙丁胺醇吸入剂能缓解症状,但近2天反复应用均无明显疗效。

诊断:重度哮喘。

治疗:立即给予高流量吸氧,并给予雾化吸入沙丁胺醇,加氢化可的松 200mg 静脉注射治疗,2 小时后患者病情明显改善,雾化吸入沙丁胺醇的频率减为每 1 小时 1 次。12 小时后,改为每 4 小时 1 次。待症状缓解后,将醋酸氢化可的松注射液改为醋酸泼尼松片,50mg/d,每天 3 次,口服,并在接下来的 10 天逐渐减量至停用。

【药师点评】

不少哮喘患者担心长期用药的副作用,感觉症状稳定了就逐渐减少用药甚至擅自停止用药,结果往往造成病情的反复。稳定期的维持治疗是哮喘患者疾病长期管理的重点内容,可以明显减少患者哮喘急性发作次数,减少入院治疗费用及总体治疗费用,并且保护肺功能,有助于改善患者及家庭的生活质量。因此,需要医师、药师与患者进行耐心细致的沟通交流,加强用药教育,提高患者用药依从性。

案例 2　哮喘患者继发感染性疾病,激素治疗需权衡利弊

【案例简介】

患者,男,72 岁,4 年前诊断为支气管哮喘,予以抗感染、平喘等对症治疗后,上述症状缓解,后每逢夏季反复发作,并呈进行性加重。双肺可闻及少许干啰音及湿啰音。实验室检查:白细胞计数 10.6×10^9/L,中性粒细胞百分比 88.5%,中性粒细胞计数 9.40×10^9/L。胸部 CT 为双侧肺野多发结节样、条索样、空洞样密度增高影,以双肺上叶为主,纵隔窗病灶内较多钙化灶,双肺纹理增多紊乱,纵隔右移,双侧胸膜腔无积液。既往肺结核病史 15 年。

诊断:双肺继发性结核、慢性支气管炎。

治疗:考虑患者症状较重,予以雾化吸入布地奈德、复方异丙托溴铵,静脉注射甲泼尼龙控制症状,加用质子泵抑制剂保护胃黏膜,加用钙剂预防体内钙质流失。临床药师考虑已静脉使用甲泼尼龙,可暂时不予以布地奈德,以减少糖皮质激素类药物不良反应的发生。但医师认为患者哮喘症状较重,应采用联合用药,尽快缓

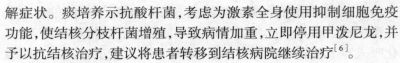

解症状。痰培养示抗酸杆菌,考虑为激素全身使用抑制细胞免疫功能,使结核分枝杆菌增殖,导致病情加重,立即停用甲泼尼龙,并予以抗结核治疗,建议将患者转移到结核病院继续治疗[6]。

【药师点评】

糖皮质激素类药物长期大量使用,不良反应较多,其中较典型的不良反应为诱发或加重感染,本例患者病程较长,机体处于慢性消耗过程中,自身免疫功能低下。患者入院前曾于当地医院采用糖皮质激素类药物进行平喘治疗,患者继发肺结核可能是自身免疫功能低下及糖皮质激素类药物免疫抑制的双重作用结果。在结核分枝杆菌活动期,医师仍然给予患者吸入糖皮质激素类药物 +静脉使用糖皮质激素类药物联合治疗,而导致患者病情进一步加重。因此,应用糖皮质激素类药物必须审慎,权衡利弊得失,方可获得最佳疗效,并避免不良后果。

案例 3 特发性肺纤维化急性加重期,激素治疗有助于缓解患者临床症状

【案例简介】

患者,男,59 岁,以"活动后气短 1 年,加重 20 余天"为主诉,收治入院。该患者初始临床表现为流感样症状,如咽痛、咳嗽、自觉发热等,无咳痰,后渐进性出现活动后气短,静息时无气短,无夜间阵发性呼吸困难,无咳粉红色泡沫样痰。同时伴有轻微胸痛,院外曾应用多种抗感染药物,症状未见改善,气短呈进行性加重,来院就诊。两肺中下肺野可闻及广泛帛裂音,轻度杵状指。肺功能检查提示为限制性通气功能障碍和弥散功能障碍,高分辨率计算机体层摄影(HRCT)示:在既往肺周边部弥漫网格影,蜂窝肺基础上出现新的浸润影。

诊断:IPF 急性加重。

治疗:除吸氧等支持治疗外,采取糖皮质激素类药物大剂量冲击治疗,甲泼尼龙 500mg,静脉滴注,连续 3 天,随后 200mg 静脉滴注 1 天,80mg 静脉滴注 1 天。激素冲击治疗后,改为甲泼尼

龙 24mg/d,口服序贯治疗。8 天后 HRCT 复查,与入院时比较,病灶及纤维性渗出无进展性改变,同时患者也表现为气短症状逐渐好转,听诊双肺帛裂音较前减弱。治疗 2 周后,复查血气 pH 7.44,PaO_2 81.40mmHg,$PaCO_2$ 41.50mmHg;肺功能检查中的肺活量占预计值 53%,肺弥散功能占预计值 42%。3 周后,患者继续院外口服糖皮质激素类药物治疗。出院 2 个月后,复查血气 pH 7.42,PaO_2 80.70mmHg,$PaCO_2$ 44.10mmHg;肺活量占预计值 81%,肺弥散功能占预计值 53%;HRCT 显示肺部阴影明显吸收[7]。

【药师点评】

一般认为,IPF 急性加重进展急剧,病死率很高,多在数周至半年内死亡,预后极差。本病例既往气短症状较轻,在此次就诊前未经诊治,未使用糖皮质激素类药物治疗,现通过体征及检查结果可知,患者经糖皮质激素类药物治疗后病情有所缓解,但远期预后仍需进一步考证。目前,IPF 急性加重期对大剂量激素冲击疗效存在争议,具体疗效还有待进一步的临床试验和对照研究证实。

案例 4 特发性肺纤维化激素冲击治疗,需密切监测可能出现的各种不良反应

【案例简介】

患者,女,70 岁,因“活动后胸闷、气喘 4 年,加重半月”入院。当地医院胸部 HRCT 示网格影,诊断为 IPF,服用 N- 乙酰半胱氨酸及中药治疗。半月前,患者出现无明确诱因胸闷、气喘加重,无发热。入院查体:呼吸 38 次 /min,血压 158/94mmHg,SaO_2 80%(未吸氧)。有高血压病史 5 年,未服用降压药,血压未监测。

诊断:AEIPF;高血压。

治疗:予以甲泼尼龙 500mg 冲击治疗,次日查血压 176/105mmHg,给予硝苯地平片加缬沙坦降压治疗,血压控制平稳,激素冲击治疗 3 天后逐渐减量,咳嗽、气喘症状减轻,复查胸部 HRCT 示两肺磨玻璃阴影稍有吸收,仍有网状影、索条影及蜂窝肺。患者病情好转出院,口服甲泼尼龙并逐渐减量。

【药师点评】

激素冲击疗法由于是在短期内大剂量给药,大量的激素作用可导致机体原有的代谢机能紊乱,而出现一过性高血压、高血糖、心动过速、电解质紊乱、严重感染,甚至死亡。所以,要掌握好冲击疗法的适应证,应注意观察患者生命体征变化,及时复查血常规、电解质等指标,发现问题,及时处理。

案例5 糖皮质激素类药物治疗支气管扩张合并慢性阻塞性肺疾病

【案例简介】

患者,男,43岁,20余年前,无明显诱因出现咳嗽、咳痰,咳嗽不剧烈,咳白痰、量不大,受凉后加重,无发热、胸闷、咯血、呼吸困难。咳嗽秋、冬较重,间断治疗。1年前,无明显诱因出现气短,上楼及活动后明显,休息后可缓解,无夜间憋醒,无双下肢水肿,未予治疗。2个月前,出现右胸痛,为针刺样、间断性、深呼吸时明显,不能右侧卧位,至当地医院输液治疗,胸痛好转,但气促逐渐加重,仍咳黄脓痰,痰量较多。

入院查体:左肺呼吸音清,右肺呼吸音低,双下肺可闻及少量湿啰音,无胸膜摩擦音,心律齐,各瓣膜听诊区未闻及杂音。外院胸部CT示:右下肺可见一类圆形密度增高影,边缘欠清晰,有毛刺,右上肺可见一结节状密度增高影,边缘不清,密度不均匀。入院后查体;肿瘤标记物、结明试验、免疫色谱层析抗结核菌抗体测试卡(ICT-TB卡)试验及结核卡(TB卡)快速试验结果均未见异常,痰涂片未发现抗酸杆菌。纤维支气管镜病理示:纤维慢性炎症。肺功能检查示:肺通气功能重度降低以重度阻塞性为主的混合型通气障碍,肺弥散功能降低,支气管舒张试验阴性。肺穿刺病理提示炎症。

诊断:根据患者病史、症状、体征、实验室检查、影像学检查等综合分析,诊断为支气管扩张合并COPD。

治疗:给予注射用头孢曲松钠抗感染治疗,因用头孢曲松后出现皮疹、瘙痒的过敏反应,立即停药,给予盐酸苯海拉明注射液、地塞米松磷酸钠注射液、葡萄糖酸钙注射液、氯雷他定片处理后,症状消失。改用左氧氟沙星氯化钠注射液和注射用头孢他啶,联合强化抗感染治疗5天,继续观察6天后无不适,好转出院,院外继续抗感染治疗,定期复查胸部CT。出院带药:沙美特罗替卡松粉吸入剂等[8]。

【药师点评】

该患者出院带药沙美特罗,作为COPD稳定期的治疗。沙美特罗替卡松粉吸入剂为支气管扩张剂和吸入型糖皮质激素的复方制剂,含有沙美特罗与丙酸氟替卡松,两者有不同的作用方式。沙美特罗起控制症状的作用,而丙酸氟替卡松改善肺功能并预防病情恶化,能为同时使用β受体激动剂和吸入型糖皮质激素治疗的患者提供更方便的治疗方案。沙美特罗是选择性长效β肾上腺素受体激动剂,与传统短效选择性β肾上腺素受体激动剂如特布他林、沙丁胺醇等相比,可针对组胺诱导的支气管收缩提供更有效的的保护作用,并产生至少持续12小时的更持久的支气管扩张作用。吸入丙酸氟替卡松在肺内产生有效的抗炎作用,减轻哮喘的症状及防止恶化,而明显减少全身性不良反应,适合患者在家自行吸入控制哮喘症状。患者哮喘急性发作刚刚控制住,因而采用每次50μg,每天2次吸入的给药方式,应定期对患者进行评估,将剂量逐渐调整至能有效控制哮喘的最低维持剂量。

案例6 糖皮质激素类药物治疗变应性鼻炎

【案例简介】

患者,男,17岁,鼻痒,鼻塞,发作性喷嚏,流清鼻涕,合并鼻中隔偏曲。

诊断:变应性鼻炎。

治疗:常规使用抗组胺药、减充血剂、糖皮质激素类药物治疗并行手术治疗,6天后明显缓解出院。

【药师点评】

变应性鼻炎的治疗,是在尽量避免与变应原接触的基础上,采用免疫治疗或抗组胺药、肥大细胞稳定剂、糖皮质激素类药物联合式交替用药。

参考文献：

［1］中华医学会呼吸病学分会哮喘学组.支气管哮喘防治指南（2016年版）［J］.中华结核和呼吸杂志,2016,39（9）:675-697.

［2］中华医学会呼吸病学分会哮喘学组.支气管哮喘控制的中国专家共识［J］.中华内科杂志,2013,52（5）:440-443.

［3］中华人民共和国卫生部.糖皮质激素类药物临床应用指导原则［J］.中华内分泌代谢杂志,2012,28（2）:171-202.

［4］RAGHU G,ROCHWERG B,ZHANG Y,et al.An Official ATS/ERS/JRS/ALAT Clinical Practice Guideline:Treatment of Idiopathic Pulmonary Fibrosis.An Update of the 2011 Clinical Practice Guideline［J］.Am J Respir Crit Care Med.2015,192（2）:e3-e19.

［5］中华医学会呼吸病学分会间质性肺疾病学组.特发性肺纤维化诊断和治疗中国专家共识［J］.中华结核和呼吸杂志,2016,39（6）:427-432.

［6］周海燕,孙丽蕊,于玲,等.支气管哮喘患者使用糖皮质激素类药物诱发肺结核一例分析［J］.临床合理用药,2015,8（7C）:169-170.

［7］于娜,刘知陶,姜莉,等.特发性肺纤维化急性加重1例并文献复习［J］.中国实用内科杂志,2006,26（13）:986-988.

［8］李晓兰.临床药师参与1例支气管扩张合并慢性阻塞性肺疾病患者治疗的分析［J］.中国医院用药评价与分析,2014,14（8）:760-762.

第四章 糖皮质激素类药物在风湿免疫性疾病中的合理应用

1. 糖皮质激素类药物治疗系统性红斑狼疮的基本原则是什么？

2. 如何合理使用糖皮质激素类药物治疗干燥综合征？

3. 对于类风湿关节炎,何种情况下可以选用糖皮质激素类药物治疗？

4. 自身免疫性肝炎是一种什么样的疾病？

5. 长期使用糖皮质激素类药物治疗自身免疫性肝炎的不良反应有哪些？如何预防？

6. 针对特殊人群的自身免疫性肝炎应如何合理使用糖皮质激素类药物？

7. 什么是脊柱关节病？脊柱关节病有哪些类型？

8. 脊柱关节病有哪些临床表现？

9. 痛风是一种什么样的疾病？

10. 痛风分为哪几类？有哪些治疗方法？

第一节 系统性红斑狼疮

一、系统性红斑狼疮的概述与临床表现

(一) 概述

系统性红斑狼疮(SLE)是自身免疫系统介导的,以免疫性炎症为突出表现的弥漫性结缔组织病,好发于生育年龄女性。血清中出现以抗核抗体为代表的多种自身抗体以及发生多系统受累,是 SLE 的两个主要临床特征[1]。

(二) 临床表现

SLE 的临床表现复杂多样。多数呈隐匿起病,开始仅累及 1~2 个系统,表现轻度的关节炎、皮疹、隐匿性肾炎、血小板减少性紫癜等,部分患者长期稳定在亚临床状态或轻型狼疮,部分患者可由轻型突然变为重型狼疮,更多的则由轻型逐渐出现多系统损害。也有一些患者起病时就累及多个系统,甚至表现为狼疮危象。SLE 的自然病程多表现为病情的加重与缓解交替。根据其病情严重程度可分为:

轻型 SLE:指诊断明确或高度怀疑者,但临床稳定且无明显内脏损害的 SLE。

中度活动型 SLE:是指有明显重要脏器累及,且需要治疗的 SLE。

重型 SLE:是指狼疮累及重要脏器,包括心脏、肺脏、消化系统、血液系统、肾脏、神经系统等出现严重损害。

狼疮危象:是指急性的危及生命的重症 SLE。

二、系统性红斑狼疮的诊断要点与治疗原则

(一) 诊断要点[1]

早期不典型 SLE 可表现为:原因不明的反复发热,抗炎、退热治疗往往无效;多发和反复发作的关节痛和关节炎,往往持续多年

而不产生畸形;持续性或反复发作的胸膜炎、心包炎;抗菌药物或抗结核治疗不能治愈的肺炎;不能用其他原因解释的皮疹、网状青紫、雷诺现象;肾脏疾病或持续不明原因的蛋白尿;血小板减少性紫癜或溶血性贫血;不明原因的肝炎;反复自然流产或深静脉血栓形成或脑卒中发作等。

SLE 诊断普遍采用美国风湿病学会 1997 年推荐的 SLE 分类标准:

1. 颊部红斑　固定红斑,扁平或高起,在两颧突出部位。

2. 盘状红斑　片状高起于皮肤的红斑,黏附有角质脱屑和毛囊栓;陈旧病变可发生萎缩性瘢痕。

3. 光过敏　对日光有明显的反应,引起皮疹,从病史中得知或医师观察到。

4. 口腔溃疡　经医师观察到的口腔或鼻咽部溃疡,一般为无痛性。

5. 关节炎　非侵蚀性关节炎,累及 2 个或更多的外周关节,有压痛、肿胀或积液。

6. 浆膜炎　胸膜炎或心包炎。

7. 肾脏病变　尿蛋白定量(24 小时)>0.5g 或 +++,管型(红细胞、血红蛋白、颗粒或混合管型)。

8. 神经病变　癫痫发作或精神病,除外药物或已知的代谢紊乱。

9. 血液学疾病　溶血性贫血,白细胞减少,淋巴细胞减少,血小板减少。

10. 免疫学异常　抗 dsDNA 抗体阳性,抗 Sm 抗体阳性,抗磷脂抗体阳性(包括抗心磷脂抗体、狼疮抗凝物、至少持续 6 个月的梅毒血清试验假阳性三者中具备一项阳性)。

11. 抗核抗体　在任何时候和未用药物诱发"药物性狼疮"的情况下,抗核抗体滴度异常。

符合以上 4 项或 4 项以上者,在除外感染、肿瘤和其他结缔组织病后,可诊断 SLE。11 条分类标准中,免疫学异常和高滴度抗核抗体更具有诊断意义。

（二）治疗原则[2]

糖皮质激素类药物治疗 SLE 的基本原则包括：①对诱导缓解和长期维持治疗，起始剂量应该足量，之后缓慢减量，长期维持；②评估 SLE 的严重程度和活动性，拟定个体化治疗方案；③评估是否存在糖皮质激素类药物使用的相对禁忌证，对存在相对禁忌证的患者，根据病情需要，严格评估使用糖皮质激素类药物的必要性；④对有肝功能损害的患者，建议使用泼尼松龙或甲泼尼龙；⑤治疗期间观察疗效，评估脏器功能；⑥监测糖皮质激素类药物使用期间可能出现的并发症，及时调整治疗方案。

轻型 SLE：可用小剂量或不用糖皮质激素类药物。

中度活动型 SLE：糖皮质激素类药物是必要的，且需联用其他免疫抑制剂。

重型 SLE：主要分两个阶段，即诱导缓解和巩固治疗，并需大剂量糖皮质激素类药物联合免疫抑制剂。

狼疮危象：通常需要大剂量甲泼尼龙冲击治疗，以及针对受累脏器的对症和支持治疗，后继治疗可按照重型 SLE 的原则，继续诱导缓解和维持巩固治疗。

三、糖皮质激素类药物的合理应用[2]

（一）糖皮质激素类药物的用法、用量

激素的用法包括全身应用（静脉注射和口服）和局部应用（局部皮肤外敷、关节腔注射、眼内注射等）。根据病情需要，可选择晨起顿服、隔天给药或每天分次给药。激素可分为 4 个剂量范围：

小剂量：泼尼松 ≤ 7.5mg/d，或甲泼尼龙 ≤ 6mg/d。

中剂量：泼尼松 7.5~30mg/d，或甲泼尼龙 6~24mg/d。

大剂量：泼尼松 31~100mg/d，或甲泼尼龙 >24~80mg/d。

冲击疗法：甲泼尼龙 500~1 000mg/d，静脉滴注，连用 3 天。

（二）糖皮质激素类药物的不良反应

激素治疗 SLE 疗程长,建议避免使用对下丘脑 - 垂体 - 肾上腺轴影响较大的地塞米松等长效和超长效激素。长期或大剂量或不规范使用激素,可诱发及加重感染,导致骨质疏松和股骨头无菌性坏死、消化性溃疡、神经精神失常、高血压、糖尿病、高脂血症、水钠潴留、低血钾、青光眼、库欣综合征等一系列不良反应,严重时甚至导致患者死亡。激素应用的不良反应与其剂量和疗程相关,需要定期观察评估,保证疗效与安全性,提高 SLE 治疗存活率及预后。

（三）SLE 的糖皮质激素类药物治疗方案

1. 轻型 SLE　激素非首选,在非甾体抗炎药、抗疟药治疗无效时,可选用激素。对于皮肤黏膜病变可局部外用激素,但面部尽量避免使用强效外用激素,若使用则勿超过 1 周。宜用小剂量,一般为泼尼松 ≤ 15~20mg/d;泼尼松 ≤ 10mg/d,或甲泼尼龙 ≤ 8mg/d,有助于控制病情,通常副作用较小。

2. 中度活动型 SLE

（1）诱导缓解治疗:激素用量通常为泼尼松 0.5~1mg/(kg·d),或甲泼尼龙 0.4~0.8mg/(kg·d),晨起顿服,如需控制持续高热等急性症状时,可分次服用,一般需同时加用免疫抑制剂。

（2）维持治疗:诱导缓解治疗 4~8 周后,激素以每 1~2 周减原剂量 10% 的速度缓慢减量,减至泼尼松 0.5mg/(kg·d)或甲泼尼龙 0.4mg/(kg·d)后,减药速度依病情适当减慢。如病情允许,维持治疗剂量:泼尼松 <10mg/d 或甲泼尼龙 <8mg/d。如病情不稳定,可暂时维持原剂量不变,或酌情增加剂量,或加用免疫抑制剂联合治疗。

3. 重型 SLE　重型 SLE 治疗尤其强调个体化方案,并需要联用其他免疫抑制剂。

（1）诱导缓解治疗:激素用量通常为泼尼松 1mg/(kg·d)的标准剂量,或甲泼尼龙 0.8mg/(kg·d),晨起顿服。Ⅲ型、Ⅳ型、Ⅴ+Ⅲ型 / Ⅴ+Ⅳ型狼疮肾炎可考虑静脉滴注甲泼尼龙 500~1 000mg,连续 3 天冲击治疗。

(2)维持治疗:病情稳定后 2 周或疗程 8 周内,激素以每 1~2 周减原剂量 10% 的速度缓慢减量,减至泼尼松 0.5mg/(kg·d)后,或甲泼尼龙 0.4mg/(kg·d),减药速度依病情适当减慢。病情不稳定,可暂时维持原剂量不变,或酌情增加剂量或加用免疫抑制剂联合治疗,如环磷酰胺、硫唑嘌呤、甲氨蝶呤、霉酚酸酯、环孢素、他克莫司等。

4. 狼疮危象　通常需大剂量甲泼尼龙冲击治疗,以帮助患者度过危象。

(1)冲击治疗:甲泼尼龙 500~1 000mg,加入 5% 葡萄糖注射液 100~250ml,缓慢静脉滴注 1~2 小时,每天 1 次,连续应用 3 天为 1 个疗程。如狼疮危象仍未得到控制,可根据病情在冲击治疗 5~30 天后再次冲击治疗。

(2)冲击治疗后:口服泼尼松 0.5~1mg/(kg·d),或甲泼尼龙 0.4~0.8mg/(kg·d),疗程约 4~8 周。

(3)病情控制后:激素应逐渐减量,直至达到控制病情的最小剂量。甲泼尼龙冲击疗法只能解决急性期的症状,后续治疗必须继续应用激素,并与其他免疫抑制剂配合使用。在大剂量激素冲击治疗前、治疗期间、治疗后应密切观察激素的副作用,包括有无感染、消化道出血、糖尿病、股骨头坏死等并发症的发生。

5. 妊娠期和哺乳期患者激素的应用

(1)妊娠前期:无重要脏器损害,病情稳定 1 年或 1 年以上,细胞毒免疫抑制剂停药半年,激素仅用泼尼松 ≤ 10mg/d 维持时,不影响妊娠。

(2)妊娠期间:应慎用激素,应用最低有效剂量,最好泼尼松 <20mg/d。①当出现病情活动时,重度危及生命,则需立即终止妊娠;②如病情评估后仍可继续妊娠,则酌情加大激素剂量(泼尼松 ≤ 30mg/d),建议使用泼尼松、泼尼松龙、甲泼尼龙,不推荐使用地塞米松和倍他米松;③妊娠 3 个月内使用激素可能增加胎儿唇腭裂风险,因此不推荐妊娠 3 个月内使用中、高剂量激素;④长期使

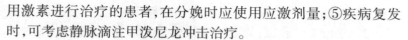

用激素进行治疗的患者,在分娩时应使用应激剂量;⑤疾病复发时,可考虑静脉滴注甲泼尼龙冲击治疗。

(3)妊娠后期:为促进胎肺成熟,可选用地塞米松。地塞米松经胎盘给药,能提高先天性心脏传导阻滞胎儿的生存率,但也带来更高的宫内生长迟缓和早产风险。

(4)临产:前后约3天可以将糖皮质激素类药物加至相当于泼尼松20~40mg/d的剂量,以避免出现肾上腺危象。

(5)哺乳期:使用泼尼松20~30mg/d时相对安全,建议服用激素后4小时以上再哺乳。补充钙和维生素D至哺乳期结束。

（四）相关指南和共识中推荐治疗SLE的其他药物

《系统性红斑狼疮诊断及治疗指南(2010年)》[3]中推荐治疗SLE的其他药物有:非甾体抗炎药、羟氯喹、硫唑嘌呤、甲氨蝶呤、环磷酰胺、霉酚酸酯、环孢素、利妥昔单抗等;《风湿免疫疾病(系统性红斑狼疮)超药品说明书用药专家共识(2014年)》[3]中推荐可用于SLE的其他药物有:来氟米特、雷公藤、达那唑、环磷酰胺片/复方环磷酰胺片、吗替麦考酚酯、他克莫司、沙利度胺、苯丁酸氮芥、长春新碱、免疫球蛋白、利妥昔单抗注射液等。

第二节　系统性硬化病

一、系统性硬化病的概述、分类与临床表现

（一）概述与分类

系统性硬化病(SSc)是一种原因不明、多系统受累的结缔组织病,是一组异质性疾病。其特点是小血管的自身免疫反应、功能和结构异常,表现为皮肤和内脏的间质和血管纤维化。SSc的特点是皮肤变硬和增厚,以及部分患者脏器受累[4]。

SSc女性多见,多数发病年龄在30~50岁。根据患者皮肤受累的情况,将SSc分为5种亚型[4]:

(1)局限性皮肤型SSc:皮肤增厚限于肘(膝)的远端,但可累

及面部、颈部。

(2) CREST 综合征:局限性皮肤型 SSc 的一个亚型,表现为钙质沉着、雷诺现象、食管功能障碍、指端硬化和毛细血管扩张。

(3) 弥漫性皮肤型 SSc:除面部、肢体远端外,皮肤增厚还累及肢体近端和躯干。

(4) 无皮肤硬化的 SSc:无皮肤增厚的表现,但有雷诺现象、SSc 特征性的内脏表现和血清学异常。

(5) 重叠综合征:弥漫性或局限性皮肤型 SSc 与其他诊断明确的结缔组织病同时出现,包括系统性红斑狼疮、多发性肌炎 / 皮肌炎或类风湿关节炎。

(二) 临床表现

SSc 最多见的初期表现是雷诺现象和隐袭性肢端和面部肿胀,并有手指皮肤逐渐增厚。大多数患者首发症状为雷诺现象,雷诺现象可先于系统性硬化病的其他症状(手指肿胀、关节炎、内脏受累)1~2 年或与其他症状同时发生。多关节病同样也是突出的早期症状。胃肠道功能紊乱或呼吸系统症状等,偶尔也是本病的首发表现。患者起病前可有不规则发热、胃纳减退、体质量下降等。当累及到皮肤、骨关节、消化系统(口腔、食管、小肠、大肠、肝、胰腺)、肺部、心脏、肾脏、神经系统、甲状腺等,可出现相应的临床表现。

二、系统性硬化病的诊断要点与治疗原则

(一) 诊断要点[4]

1980 年美国风湿病学会(ACR)提出的 SSc 分类标准,该标准包括以下条件:

主要条件:近端皮肤硬化,表现为手指及掌指(跖趾)关节近端皮肤增厚、紧绷、肿胀。这种改变可累及整个肢体、面部、颈部和躯干(胸、腹部)。

次要条件:指硬化,上述皮肤改变仅限手指。

指尖凹陷性瘢痕或指垫消失:由于缺血,指尖凹陷性瘢痕或指

垫消失。

双肺基底部纤维化:在立位胸部 X 线片上,可见条状或结节状致密影。以双肺底为著,也可呈弥漫斑点或蜂窝状肺,但应除外原发性肺病所引起的这种改变。

判定:具备主要条件或 2 条及 2 条以上次要条件者,可诊断为SSc。雷诺现象、多发性关节炎或关节痛、食管蠕动异常、皮肤活检示胶原纤维肿胀和纤维化以及血清有抗核抗体、抗 Scl-70 抗体和抗着丝点抗体阳性均有助于诊断。

欧洲硬皮病临床试验和研究协作组(EUSTAR)提出了"早期硬皮病"的概念和诊断标准,即如果存在雷诺现象、手指肿胀、抗核抗体阳性,应高度怀疑早期硬皮病的可能,应进行进一步的检查。如果存在下列 2 项中的任何 1 项,就可以确诊为早期硬皮病:甲床毛细血管镜检查异常,或硬皮病特异性抗体,如抗着丝点抗体阳性或抗 Scl-70 抗体阳性。

(二) 治疗原则

SSc 的治疗措施包括抗炎及免疫调节治疗、针对血管病变的治疗及抗纤维化治疗 3 个方面。

早期治疗的目的在于阻止新的皮肤和脏器受累,而晚期的目的在于改善已有的症状。治疗包括戒烟、注意手足保暖和避免精神刺激。指端血管病变(雷诺现象和指端溃疡)及肺动脉高压可以使用血管扩张剂以及抗凝血治疗。硬皮病肾危象可通过使用血管紧张素转换酶抑制剂(ACEI)控制高血压来改善。糖皮质激素类药物加环磷酰胺被推荐用于治疗 SSc 的间质性肺病。质子泵抑制剂对胃食管反流性疾病、食管溃疡和食管狭窄有效。促动力药物用于改善功能性消化道动力失调。

三、治疗系统性硬化病的常用药物

糖皮质激素类药物对本症效果不显著。通常对于皮肤病变的早期(水肿期)、关节痛、肌肉病变、浆膜炎及间质性肺病的炎症期有一定疗效。剂量为泼尼松 30~40mg/d,连用数周,渐减至维持量

5~10mg/d[4]。

对于早期患者,皮肤处于肿胀期,糖皮质激素类药物可改善和阻止皮肤硬化的进展,泼尼松剂量不超过 0.5mg/(kg·d),疗程 2~4 周开始减量,不宜长期应用。有重要脏器受损如肺间质病变、肾脏受累、肝脏受累者可酌情使用泼尼松 0.5~1mg/(kg·d)。

SSc 是最易出现肺间质病变的自身免疫病,此时应使用中到大剂量的糖皮质激素类药物,如泼尼松 0.5~1mg/(kg·d) 以及同时使用环磷酰胺治疗。疗程 4~6 周后减量,每 1~2 周减总量的 5%~10%,至 <10mg/d 后,可据病情需要长期维持治疗或停用。

激素与 SSc 肾危象风险增加相关,使用激素的患者,应密切监测血压和肾功能[4]。

除糖皮质激素类药物外,《系统性硬化病诊断及治疗指南(2011 年)》[5]中推荐的其他治疗药物有:①免疫抑制剂如环磷酰胺、环孢素、硫唑嘌呤、甲氨蝶呤;②血管病变治疗药物如硝苯地平、伊洛前列素、西地那非、ACEI;③抗纤维化药物如青霉胺,但也未被证实对纤维化有肯定的疗效;④对症治疗药物如质子泵抑制剂、N- 乙酰半胱氨酸等。

第三节　多发性肌炎和皮肌炎

一、多发性肌炎和皮肌炎的概述与临床表现

特发性炎性肌病(IIM)是一组以四肢近端肌肉受累为突出表现的异质性疾病,其中,以多发性肌炎(PM)和皮肌炎(DM)最为常见,常伴肺间质纤维化或食管吞咽困难等内脏器官的受累,内脏器官受累者病情重,预后差。

PM 主要见于成人,儿童罕见。DM 可见于成人和儿童。PM/DM 常呈亚急性起病。在数周至数月内出现对称性的四肢近端肌肉无力,仅少数患者(特别是 DM)可急性起病。PM/DM 常伴有全

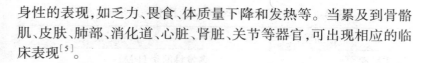

身性的表现,如乏力、畏食、体质量下降和发热等。当累及到骨骼肌、皮肤、肺部、消化道、心脏、肾脏、关节等器官,可出现相应的临床表现[5]。

二、多发性肌炎和皮肌炎的诊断要点与治疗原则

(一)诊断要点

目前,临床上对 PM/DM 的诊断仍然采用 1975 年 Bohan/Peter 建议的诊断标准(简称 B/P 标准):

(1)对称性近端肌无力表现:肩胛带肌和颈前伸肌对称性无力,持续数周至数月,伴或不伴食管或呼吸道肌肉受累。

(2)肌肉活检异常:肌纤维变性、坏死,细胞吞噬、再生、嗜碱变性,核膜变大,筋膜周围结构萎缩,纤维大小不一,伴炎性渗出。

(3)血清肌酶升高:如 CK、醛缩酶、GPT、GOT 和 LDH。

(4)肌电图示肌源性损害:肌电图有三联征改变,即时限短、小型的多相运动电位;纤颤电位,正弦波;插入性激惹和异常的高频放电。

(5)典型的皮肤损害:①眶周皮疹,眼睑呈淡紫色,眶周水肿;② Gottron 征,掌指及近端指间关节背面的红斑性鳞屑疹;③膝、肘、踝关节、面部、颈部和下半身出现的红斑性皮疹。

判定标准:确诊 PM 应符合 1~4 条中的任何 3 条标准;可疑 PM 符合 1~4 条中的任何 2 条标准。确诊 DM 应符合第 5 条加 1~4 条中的任何 3 条;拟诊 DM 应符合第 5 条及 1~4 条中的任何 2 条;可疑 DM 应符合第 5 条及 1~4 条中的任何 1 条标准。

B/P 标准会导致对 PM 的过度诊断,它不能将 PM 与包涵体肌炎(IBM)等其他炎性肌病相鉴别。因此,国际肌病协作组在 2004 年提出了另一种 IIM 分类诊断标准,见表 4-1。

表 4-1　国际肌病协作组建议的 IIM 分类诊断标准

诊断要求	诊断标准
临床标准 　**包含标准：** 　A. 常 >18 岁发作，非特异性肌炎及 DM 可在儿童期发作 　B. 亚急性或隐匿性发作 　C. 肌无力：对称性近端 > 远端，颈屈肌 > 颈伸肌 　D. DM 典型的皮疹：眶周水肿性紫色皮疹；Gottron 征，颈部 V 型征，披肩征 　**排除标准：** 　A. IBM 的临床表现：非对称性肌无力。腕 / 手屈肌与三角肌同样无力或更差，伸膝和 / 或踝背屈与屈髋同样无力或更差 　B. 眼肌无力，特发性发音困难，颈伸肌无力 > 颈屈肌无力 　C. 药物中毒性肌病，内分泌疾病（甲状腺功能亢进症，甲状旁腺功能亢进症，甲状腺功能低下）。淀粉样变，家族性肌营养不良病或近端运动神经病 **血清 CK 水平升高** **其他实验室标准** 　A. 肌电图检查 　　包含标准：①纤颤电位的插入性和自发性活动增加，正相波或复合的重复放电；②形态测定分析显示存在短时限、小幅多相性运动单位动作电位（MUAPs）	**多发性肌炎（PM）** 　**确诊 PM：** 　1. 符合所有临床标准。除外皮疹 　2. 血清 CK 升高 　3. 肌活检包括 A，除外 C，D，H，I 　**拟诊 PM（Drobable PM）：** 　1. 符合所有临床标准。除外皮疹 　2. 血清 CK 升高 　3. 其他实验室标准中的三者之一 　4. 肌活检标准包括 B，除外 C、D、H、I **皮肌炎（DM）** 　**确诊 DM：** 　1. 符合所有临床标准 　2. 肌活检包括 C 　**拟诊 DM：** 　1. 符合所有临床标准 　2. 肌活检标准包括 D 或 E，或 CK 升高，或其他实验室指标的三者之一 　**无肌病性皮肌炎** 　1. DM 典型的皮疹：眶周皮疹或水肿，Gottron 征，V 型征，披肩征 　2. 皮肤活检证明毛细血管密度降低，沿真皮 - 表皮交界处 MAC 沉积，MAC 周伴大量角化细胞 　3. 没有客观的肌无力 　4. CK 正常 　5. EMG 正常 　6. 如果做肌活检，无典型的 DM 表现

续表

诊断要求	诊断标准
排除标准:①肌强直性放电提示近端肌强直性营养不良或其他传导通道性病变;②形态分析显示为长时限,大幅多相性 MUAPs;③用力收缩所募集的 MUAPs 类型减少 B. 磁共振成像(MRI)STIR 显示肌组织内弥漫或片状信号增强(水肿) C. 肌炎特异性抗体 **肌活检标准** A. 炎性细胞(T 细胞)包绕和浸润至非坏死肌内膜 B. CD8⁺T 细胞包绕非坏死肌内膜但浸润至非坏死肌内膜不确定,或明显的 MHC-I 分子表达 C. 束周萎缩 D. 小血管膜攻击复合物(MAC)沉积,或毛细血管密度降低,或光镜见内皮细胞中有管状包涵体,或束周纤维 MHC-I 表达 E. 血管周围,肌束膜有炎性细胞浸润 F. 肌内膜散在的 CD8⁺T 细胞浸润,但是否包绕或浸润至肌纤维不肯定 G. 大量的肌纤维坏死为突出表现。炎性细胞不明显或只有少量散布在血管周。肌束膜浸润不明显 H. MAC 沉积于小血管或电子显微镜见烟斗柄状毛细管,但内皮细胞中是否有管状包涵体不确定	**可疑无皮炎性皮肌炎(possible DM sine dermatitis):** 1. 符合所有临床标准,除外皮疹 2. 血清 CK 升高 3. 其他实验室指标的 1,3 条 4. 肌活检标准中符合 C 或 D **非特异性肌炎:** 1. 符合所有临床标准,除外皮疹 2. 血清 CK 升高 3. 其他实验室指标的三者之一 4. 肌活检包括 E 或 F,并除外所有其他表现 **免疫介导的坏死性肌病:** 1. 符合所有临床标准,除外皮疹 2. 血清 CK 升高 3. 其他实验室指标的三者之一 4. 肌活检标准包括 G,除外所有其他表现

续表

诊断要求	诊断标准
I. 可能是 IBM 表现：镶边空泡，碎片性红纤维，细胞色素过氧化物酶染色阴性	
J. MAC 沉积于非坏死肌纤维内膜，及其他提示免疫病理相关的肌营养不良	

（二）治疗原则

典型而无明显内脏器官受累者，首选糖皮质激素类药物，同时酌情加用免疫抑制剂如甲氨蝶呤、硫唑嘌呤等。皮肌炎皮疹明显者还可加用硫酸羟氯喹。

伴内脏受累如肺间质病变或吞咽困难的重症患者，开始可用大剂量糖皮质激素类药物冲击治疗，同时给予静脉注射用人免疫球蛋白、环磷酰胺等其他免疫抑制剂等药物。

三、治疗多发性肌炎和皮肌炎的常用药物

特发性炎性肌病首选泼尼松（或者相当剂量的其他糖皮质激素类药物），剂量为 $1mg/(kg \cdot d)$，一般在 1~2 个月内皮疹及肌无力症状改善，血清肌酶降至正常。达缓解后，可逐渐将泼尼松减量至最小维持量，如 5~10mg/d。维持 6~12 个月后可考虑逐渐减量至停药。若停药后复发，重新使用糖皮质激素类药物治疗仍可有效。

重症患者在排除感染的情况下，可用甲泼尼龙冲击治疗 3 天，剂量 500~1 000mg/d，静脉滴注；后改为泼尼松 1mg/d 口服治疗，同时加用免疫抑制剂。

糖皮质激素类药物在 PM/DM 的治疗中用法尚不统一，常用方法为：初始泼尼松 1.0~1.5mg/（kg·d），晨起顿服，维持 4~8 周左右开始递减，减量速度通常是高剂量时每 1~2 周减 5mg，至 30~40mg/d 以下时每 1~2 个月减 2.5~5.0mg，根据情况调整减药速度，可减停或小剂量维持。临床缓解并稳定、肌酸激酶基本正常、肌电图无自发电活动时可以考虑停药。激素疗程一般在 2~3 年甚至更长。对于症状严重的患者,如出现吞咽困难、呼吸困难或同时合并其他脏器受累,如间质性肺炎等,可在口服之前进行甲泼尼龙冲击治疗,剂量为 1 000mg/d 静脉滴注,每 3~5 天减为对半剂量,至相当于泼尼松的初始口服剂量时改为口服,服用方法同前。大部分 PM 患者在 2~3 个月后症状改善,若改善不明显或糖皮质激素类药物无法耐受,则加用或换用免疫抑制剂。另外,还应考虑是否为初始治疗时间过短或减药太快所致;是否出现了激素性肌病。

为预防长期使用糖皮质激素类药物的不良反应,需要同时补钾、补钙、保护胃黏膜并监测血压、血糖、血脂等。注意糖皮质激素类药物的禁忌证,特别是活动性乙型肝炎等。使用糖皮质激素类药物后,肌力和肌酶的改变常不平行,因此,观察疗效更重要的是临床肌力的改善[6]。

除糖皮质激素类药物外,《多发性肌炎和皮肌炎诊断及治疗指南(2010 年)》[5]中推荐治疗 PM/DM 的其他药物尚有:①免疫抑制剂,包括甲氨蝶呤、硫唑嘌呤、环孢素、环磷酰胺;②抗疟药,如羟氯喹;③静脉注射用人免疫球蛋白。

第四节 原发性干燥综合征

一、原发性干燥综合征的概述、分类与临床表现

(一)概述与分类

干燥综合征(SS)是一种主要累及外分泌腺体的慢性炎症性自身免疫病。由于其免疫性炎症反应主要表现在外分泌腺体的上皮细胞,故又称为自身免疫性外分泌腺体上皮细胞炎或自身免疫性外分泌病。临床上除了有因涎腺和泪腺受损及功能下降而出现口干、眼干外,还有其他外分泌腺及腺体外其他器官受累而出现多系统损害的症状,其血清中存在多种自身抗体和高免疫球蛋白[7]。

本病分为原发性和继发性两类,前者指不具有另一明确诊断

结缔组织病(CTD)的 SS,后者是指伴有另一明确诊断的 CTD,如系统性红斑狼疮(SLE)、类风湿关节炎(RA)等的 SS。

（二）临床表现

原发性干燥综合征(pSS)是以泪腺、涎腺等外分泌腺受损为特征的自身免疫性上皮炎,亦可累及内脏、血液、神经系统等,患者血清中存在多种自身抗体和高免疫球蛋白。

二、原发性干燥综合征的诊断要点与治疗原则

干燥综合征是一组高度异质性的系统性自身免疫病,临床表现多样,累及多个系统,临床医师需加强对本病的认识,详细询问病史,仔细查体,及时进行自身抗体测定,明确有无干燥综合征可能,避免漏诊、误诊。

（一）诊断要点[7]

到目前为止,临床和科研工作中使用最为广泛的干燥综合征分类标准,是 2002 年美国欧洲合作联盟提出的 AECG 标准:

Ⅰ.口腔症状:3 项中有 1 项或 1 项以上。

（1）每天感口干,持续 3 个月以上。

（2）成年后腮腺反复或持续肿大。

（3）吞咽干性食物时需借助水帮助。

Ⅱ.眼部症状:3 项中有 1 项或 1 项以上。

（1）每天感到不能忍受的眼干,持续 3 个月以上。

（2）有反复的砂子进眼或砂磨感觉。

（3）每天需用人工泪液 3 次或 3 次以上。

Ⅲ.眼部体征:下述检查任 1 项或 1 项以上阳性。

（1）Schirmer Ⅰ 试验(+)($\leqslant$ 5mm/5min)。

（2）角膜染色(+)($\geqslant$ 4 van Bijsterveld 计分法)。

Ⅳ.组织学检查:下唇腺病理示淋巴细胞灶 $\geqslant$ 1(指 4mm^2 组织内至少有 50 个淋巴细胞聚集于唇腺间质者为一灶)。

Ⅴ.唾液腺受损:下述检查任 1 项或 1 项以上阳性。

（1）唾液流率(+)($\leqslant$ 1.5ml/15min)。

(2)腮腺造影(+)。

(3)唾液腺同位素检查(+)。

Ⅵ.自身抗体:抗 SSA 或抗 SSB(+)(双扩散法)。

分类标准项目的具体分类:

1. 原发性干燥综合征　无任何潜在疾病的情况下,有下述 2 条则可诊断:①符合以上 4 条或 4 条以上,但必须含有条目Ⅳ(组织学检查)和 / 或条目Ⅵ(自身抗体);②条目Ⅲ、Ⅳ、Ⅴ、Ⅵ 4 条中任 3 条阳性。

2. 继发性干燥综合征　患者有潜在的疾病(如任一结缔组织病),且符合以上的 Ⅰ 和 Ⅱ 中任 1 条,同时符合条目Ⅲ、Ⅳ、Ⅴ 中任 2 条。

必须除外的情况包括:有颈、头、面部放疗史,感染丙型肝炎病毒或患艾滋病、淋巴瘤、结节病、格雷夫斯病,应用抗乙酰胆碱药(如阿托品、山莨菪碱、溴丙胺太林、颠茄等)。

(二) 治疗原则[7]

目前,对 pSS 的治疗目的主要是缓解患者症状,阻止疾病的发展和延长患者的生存期,尚无可以根治疾病的方法。对 pSS 的理想治疗不但是要缓解患者口、眼干燥的症状,更重要的是终止或抑制患者体内发生的异常免疫反应,保护患者脏器功能,并减少淋巴瘤的发生。pSS 的治疗包括 3 个层次:①涎液和泪液的替代治疗以改善症状;②增强 pSS 外分泌腺的残余功能,刺激涎液和泪液分泌;③系统用药改变 pSS 的免疫病理过程,最终保护患者的外分泌腺体和脏器功能。

1. 对症治疗

(1)口干燥症:保持口腔清洁,停止吸烟、饮酒及避免服用引起口干的药物如阿托品等。必要时,可使用人工涎液、毛果芸香碱。

(2)干燥性角结膜炎:可使用人工泪液滴眼。某些药物如利尿剂、抗高血压药、雷公藤可加重口、眼干燥,应尽量避免使用。

(3)肾小管酸中毒合并低钾血症:补钾。

(4)肌肉、关节痛:可用非甾体抗炎药。

2. 免疫抑制和免疫调节治疗　对于有重要脏器受累的患者，应使用糖皮质激素类药物治疗。对于病情进展迅速者可合用免疫抑制剂如环磷酰胺、硫唑嘌呤等。出现恶性淋巴瘤者宜积极、及时地进行联合化疗。

三、治疗原发性干燥综合征的常用药物

对合并有神经系统、肾小球肾炎、肺间质性病变、肝脏损害、血细胞减少，尤其是血小板减低、肌炎等要给予糖皮质激素类药物治疗，糖皮质激素类药物剂量应根据病情轻重决定，与其他结缔组织病的治疗用法相同。肾小管酸中毒的患者主要是替代疗法，如果是新发病例，或者是肾脏病理显示为小管及其周围以炎性病变为主的，也可以考虑激素疗法或加免疫抑制剂的治疗，以泼尼松为例，剂量为 0.5~1mg/(kg·d)。对合并有重要脏器损害者，宜在应用糖皮质激素类药物的同时，加用免疫抑制剂。

当干燥综合征出现系统损伤时，如急性重度免疫性血小板下降、干燥综合征脑病、脊髓急性病变、肢端坏疽时，可应用甲泼尼龙冲击治疗：甲泼尼龙 0.5~1.0g/d 静脉滴注，共 3 天；然后给予相当于泼尼松 1mg/(kg·d)，继续使用。根据受累脏器的严重程度和活动程度，可选择中、大剂量的糖皮质激素类药物治疗：相当于泼尼松 0.5~1mg/(kg·d)，晨起顿服，持续 1 个月后减量，同时给予免疫抑制剂治疗[8]。

无明确脏器受累，但检查提示炎症指标活动或高免疫球蛋白血症（免疫球蛋白水平升高至多少应给予治疗目前并无定论），可相应给予中、小剂量糖皮质激素类药物治疗：泼尼松 0.2~0.5mg/(kg·d)，晨起顿服，根据活动性指标减量，同时给予免疫抑制剂治疗。

当脏器受累已进展至慢性不可逆期，如出现严重的肺间质纤维化、肝硬化失代偿期、慢性肾衰竭等，应以对症、替代治疗为主，是否给予糖皮质激素类药物应充分斟酌利弊，除非考虑存在重要脏器慢性受累基础上的急性进展，否则应慎用糖皮质激素类药物。

如果出现由 pSS 导致的中枢神经系统病变,应该采用大剂量糖皮质激素类药物静脉冲击治疗,同时应用环磷酰胺。

糖皮质激素类药物使用时间应根据病情决定,药物减量应缓慢,通常每 1~2 周减总量的 5%~10%。含有糖皮质激素类药物的滴眼液对眼干疗效不佳且能引起角结膜上皮细胞的变性和穿孔,故不宜应用。给予小剂量糖皮质激素类药物如泼尼松 5~10mg/d,以缓解关节剧痛等症状。

除糖皮质激素类药物外,《干燥综合征诊断与治疗指南(2010年)》[7]中推荐治疗 pSS 的其他药物有:①增加涎液流率,硝酸毛果芸香碱片 5mg,每天 3 次,每天剂量 10~20mg,口服;②增加外分泌腺的分泌功能,溴己新片和盐酸氨溴索片等;③缓解关节、肌肉痛,布洛芬、吲哚美辛,羟氯喹 6~7mg/(kg·d),每天最大剂量 ≤ 400mg;④补钾,氯化钾缓释片、枸橼酸钾片;⑤免疫抑制剂,甲氨蝶呤片每周 0.2~0.3mg/kg,硫唑嘌呤片 1~2mg/(kg·d),环孢素胶囊 2.5~5mg/(kg·d),环磷酰胺片 1~2mg/(kg·d) 或每 4 周 0.5~1g/m²;⑥出现神经系统受累或血小板减少,免疫球蛋白(IVIG)0.4g/(kg·d),连用 3~5 天;⑦合并原发性胆汁性肝硬变,熊去氧胆酸胶囊;⑧生物制剂,利妥昔单抗注射液 375mg/m²,每周 1 次。

第五节　类风湿关节炎

一、类风湿关节炎的概述与临床表现

类风湿关节炎(RA)是以慢性侵蚀性关节炎为特点的自身免疫病,可表现为双手指间关节及腕关节等全身多个关节的对称性持续性关节炎。重症患者可出现肺间质纤维化等内脏受累的表现,病理表现为关节滑膜的慢性炎症、血管翳形成,并出现关节的软骨和骨破坏,最终可导致关节畸形和功能丧失。此外,患者尚可有发热及疲乏等全身表现。半数以上患者的血清中,可出现类风湿因子(RF)及抗环瓜氨酸多肽(CCP)抗体等多种自身抗体。

二、类风湿关节炎的诊断要点与治疗原则

(一) 诊断要点

2018 年,中华医学会风湿病学分会发布了《2018 中国类风湿关节炎诊疗指南》[9]。指南指出,RA 的早期诊断对治疗和预后影响重大,临床医师需结合患者的临床表现、实验室和影像学检查给出诊断。目前,国际上有两种分类标准来帮助诊断 RA,1987 年美国风湿病学会(ACR)的分类标准,其敏感度为 39.1%,特异度为 92.4%;2010 年 ACR/欧洲抗风湿病联盟(EULAR)发布的分类标准,其敏感度为 72.3%,特异度为 83.2%。1987 年和 2010 年的分类标准在敏感度和特异度方面各有优势,临床医师可同时参考,结合我国患者的具体情况,对 RA 给出准确诊断。

1987 年的 RA 分类标准,见表 4-2。2010 年 ACR/EULAR 的 RA 分类标准和评分系统为:至少 1 个关节肿痛,并有滑膜炎的证据(临床、超声或 MRI),同时排除其他疾病引起的关节炎,并有典型的常规放射学 RA 骨破坏的改变,可诊断为 RA。另外,该标准对关节受累情况、血清学指标、滑膜炎持续时间和急性时相反应物 4 个部分进行评分,总得分 6 分以上也可诊断 RA,见表 4-3。

表 4-2　1987 年 ACR 的 RA 分类标准

序号	条件	定义
1	晨僵	关节及其周围僵硬至少持续 1 小时
2	≥ 3 个以上关节区的关节炎	临床观察到下列 14 个关节区(两侧的近端指间关节、掌指关节以及腕、肘、膝、踝及跖趾关节)中至少 3 个有软组织肿胀或积液(不是单纯骨隆起)
3	手关节炎	腕、掌指或近端指关节区中,至少有 1 个关节区肿胀
4	对称性关节炎	左右两侧关节同时受累(两侧近端指间关节、掌指关节及跖趾关节受累时,不一定对称)

续表

序号	条件	定义
5	类风湿结节	临床观察到在骨突部位、伸肌表面或关节周围有皮下结节
6	类风湿因子阳性	任何检测方法证明血清中类风湿因子含量升高（该方法在健康人群中的阳性率 <5%)
7	影像学改变	在手和腕后前面位相上有典型的 RA 影像学改变：必须包括骨质侵蚀或受累关节及其邻近部位有明确的骨质脱钙

注：以上 7 条满足 4 条或 4 条以上，并排除其他关节炎可诊断 RA，条件 1~4 必须持续至少 6 周。

表 4-3　2010 年 ACR/EULAR 的 RA 分类标准和评分系统

项目		得分 / 分
受累关节	受累关节数 / 个	0~5
中、大关节	1	0
	2~10	1
小关节	1~3	2
	4~10	3
至少 1 个为小关节	>10	5
血清学		0~3
RF 或抗 CCP 抗体均阴性		0
RF 或抗 CCP 抗体至少 1 项低滴度阳性		2
RF 或抗 CCP 抗体至少 1 项高滴度(> 正常上限 3 倍)阳性		3
滑膜炎持续时间 / 周		0~1
<6		0
>6		1
急性时相反应物		0~1
CRP 或 ESR 均正常		0
CRP 或 ESR 增高		1

（二）治疗原则

应强调早期、联合和个体化用药的原则，以达到病情完全缓解为治疗目标。

治疗上应在非甾体抗炎药（NSAIDs）减轻关节肿痛等症状的基础上，尽早加用缓解病情的抗风湿药（如羟氯喹、柳氮磺吡啶、甲氨蝶呤及来氟米特等）。对有预后不良表现或对上述药物疗效差者可应用生物制剂如 TNF-α 拮抗剂。

对 NSAIDs 疗效欠佳或不能耐受的重症患者，可考虑短期小剂量糖皮质激素类药物，一旦病情改善，应逐渐减量。激素治疗 RA 的原则是小剂量、短疗程。外用药、理疗及正确的关节腔注射等措施，对病情缓解有益。应指导患者适当锻炼，并保持关节功能位。

三、治疗类风湿关节炎的常用药物

根据《2018 中国类风湿关节炎诊疗指南》[9]，改善病情的抗风湿药（DMARDs）是 RA 治疗的基石，亦是国内外指南共同认可的一线药物。RA 患者一经确诊。应尽早开始应用传统合成 DMARDs 治疗，推荐首选甲氨蝶呤单用，存在甲氨蝶呤禁忌时，考虑单用来氟米特或柳氮磺吡啶。一般情况下，2/3 的 RA 患者单用甲氨蝶呤，或与其他传统合成 DMARDs 联用，即可达到治疗目标。对有甲氨蝶呤禁忌者，来氟米特和柳氮磺吡啶单用的疗效和安全性与甲氨蝶呤相当。经甲氨蝶呤、来氟米特或柳氮磺吡啶等单药规范治疗仍未达标者，建议联合用药。

经传统合成 DMARDs 治疗未达标的 RA 患者，建议一种传统合成 DMARDs 联合一种生物制剂 DMARDs，或一种传统合成 DMARDs 联合一种靶向合成 DMARDs 进行治疗。肿瘤坏死因子 -α（TNF-α）抑制剂是目前证据较为充分、应用较为广泛的治疗 RA 的生物制剂 DMARDs。托珠单抗是抗 IL-6 受体的重组人源化 IgG$_1$ 亚组单克隆抗体，对传统合成 DMARDs 反应不足的 RA 患者，建议传统合成 DMARDs 联合托珠单抗进行治疗。此外，尚有雷公藤、白芍总苷、青藤碱等中药制剂。

糖皮质激素类药物具有高效抗炎和免疫抑制作用,能迅速改善关节肿痛和全身症状。对中／高疾病活动度的 RA 患者,在使用传统合成 DMARDs 的基础上联合小剂量糖皮质激素类药物(泼尼松 ≤ 10mg/d 或等效的其他药物),可快速控制症状,协助传统合成 DMARDs 发挥作用。治疗过程中应密切监测不良反应,症状改善后尽快减量至停用,不推荐单用或长期大剂量使用糖皮质激素。

对反复关节积液者,可考虑关节腔注射长效糖皮质激素类药物,有利于减轻关节炎症状。但过频的关节腔穿刺可能增加感染风险,并可发生类固醇晶体性关节炎。

第六节　系统性血管炎

一、系统性血管炎的概述、分类与临床表现

(一) 概述与分类

系统性血管炎(VS)是以血管壁炎症和坏死为主要病理特征的一组异质性疾病,发病机制主要是感染等原因对血管的直接损伤和免疫介导的炎症反应,可累及全身多器官系统的各级血管,临床表现多样,且缺乏特异性。系统性血管炎分为原发性和继发性,后者包括结缔组织病性血管炎和继发于恶性肿瘤、感染、药物反应等血管炎[10]。

2012 年 6 月,欧洲风湿病学会(EULAR)对血管炎进行了重新分类和命名(2012 年 Chapel Hill 分类),分类如下:①累及大血管的系统性血管炎;②累及中等大小血管的系统性血管炎;③累及小血管的系统性血管炎;④累及血管大小可变的系统性血管炎;⑤单器官血管炎;⑥与系统性疾病相关的血管炎;⑦与可能疾病相关的血管炎。

(二) 临床表现

系统性血管炎常累及的部位为皮肤、肾脏、肺、神经系统及眼、

耳、鼻等,这5个系统中有3个或以上要考虑排查血管炎。患者可伴有发热、关节肌肉酸痛等,伴有不同程度的白细胞升高、贫血、血小板增多、红细胞沉降率及C反应蛋白升高。

二、系统性血管炎的诊断要点与治疗原则

(一) 诊断要点

系统性血管炎的受累部位、血管大小及病变程度各异,临床表现形式多样,常伴有重叠现象,诊断比较困难。主要根据临床表现、实验室检查(CRP、ESR),病理活检及影像学资料等综合判断,以确定血管炎的类型及病变范围,其中病理检查是"金标准"。

(二) 治疗原则

系统性血管炎的治疗目的在于控制现有症状,防治重要脏器损害,减缓疾病进展。一旦明确诊断,应立即进行治疗,治疗方案因不同血管炎而异。

(1)一般治疗:急性活动期应卧床休息,发作间歇期应注意预防复发,如控制口、咽部感染等。

(2)药物局部治疗:口腔溃疡、眼结膜炎和角膜炎可局部应用糖皮质激素类药物。重症眼炎者,可在球结膜下注射糖皮质激素类药物注射液。

(3)全身治疗:糖皮质激素类药物是血管炎的基础治疗药物,凡有重要内脏受累者,应在应用糖皮质激素类药物同时,及早加用免疫抑制剂如环磷酰胺、硫唑嘌呤、吗替麦考酚酯和甲氨蝶呤等。

(4)其他治疗:必要时可采用其他辅助治疗,如血浆置换、静脉注射大剂量丙种球蛋白、放置血管支架等。血管炎的治疗,要根据不同病期进行及时调整。

三、治疗系统性血管炎的常用药物

糖皮质激素类药物是治疗本症的首选药物,及时用药可以有效地改善症状,缓解病情。治疗可分3个阶段:诱导缓解期、维持缓解期和复发的治疗。因本病病情复杂、复发率高,不宜单用泼尼

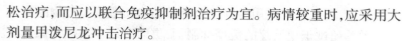

松治疗,而应以联合免疫抑制剂治疗为宜。病情较重时,应采用大剂量甲泼尼龙冲击治疗。

(1)诱导缓解期:对于重症患者和肾功能进行性恶化者,可采用甲泼尼龙冲击治疗,每次 0.5~1.0g,静脉滴注,每天 1 次,连续应用 3 次,1 周后视病情需要可重复。之后可用泼尼松、泼尼松龙 1mg/(kg·d),晨顿服或分 3 次服用,足量服用 4~8 周后,根据病情改善情况,改晨顿服并逐渐减量,一般需 6 个月左右控制病情。

病情轻、中度者,可口服泼尼松 1mg/(kg·d),3~4 周后逐渐减量至原始剂量的一半,减量方法依患者病情而异,可每 10~15 天减总量的 5%~10%,如果联合使用环磷酰胺,则泼尼松的减量可加快,每 2~4 周减量 5~10mg。

(2)维持缓解期:缓解期是否需要小剂量糖皮质激素类药物维持治疗尚有争议,多数专家建议少量泼尼松、泼尼松龙(10~20mg/d)维持 2 年或更长;也有在病情缓解后,每天或隔天口服糖皮质激素类药物 5~10mg 维持较长时间(1~2 年),使病情稳定的经验。

(3)复发的治疗:多数患者在停用糖皮质激素类药物或免疫抑制剂后可能复发,根据病情轻重,可按初治方案再次用药。如果是在初次治疗期间出现较温和的复发,可暂时增加泼尼松剂量控制病情。

糖皮质激素类药物是治疗血管炎的基础药物[10],轻型血管炎可能只需要小剂量糖皮质激素类药物,如泼尼松每天少于 10mg;而对于多数活动期坏死性和 / 或肉芽肿性血管炎,需要中到大剂量激素;少数危重者常需要超大剂量激素的冲击治疗,如甲泼尼龙 0.5~1g/d,静脉滴注,每个疗程 3 天。糖皮质激素类药物联合免疫抑制剂,是系统性血管炎最基本和常用的治疗方法。

使用糖皮质激素类药物时,须注意以下几个方面[10]:①同时给予饮食控制、保护胃黏膜、补钙及维生素 D、控制血压及血糖、预防感染的辅助治疗。②临床上多数系统性血管炎的治疗不能单纯依赖激素,因为长期应用中等以上剂量糖皮质激素类药物的毒副作用远远超过正规治疗的免疫抑制剂,更何况许多系统性血管炎单用糖皮质激素类药物不能诱导疾病缓解,故应强调糖皮质激素类药物与免疫抑制剂联用。③有条件的医院在治疗急重型的坏死性、肉芽肿性血管炎时,应尽量以甲泼尼龙替代地塞米松,以减少不良反应的发生。不宜长期使用长效糖皮质激素类药物如地塞米松和超长效糖皮质激素类药物如曲安西龙、丙酸倍氯米松和倍他米松磷酸钠、地塞米松棕榈酸酯等,以保护下丘脑-垂体-肾上腺轴,避免日后减药困难。

除糖皮质激素类药物外,治疗系统性血管炎的其他药物尚有:①钙通道阻滞剂,硝苯地平 10~30mg/d;②前列腺素,前列地尔 10~20μg/d;③免疫抑制剂,环磷酰胺、甲氨蝶呤、环孢素、吗替麦考酚酯;④抗风湿药,羟氯喹、沙利度胺、雷公藤、白芍总苷;⑤肿瘤坏死因子拮抗剂,皮下注射,每周 2 次,每次 25mg;⑥静脉注射免疫球蛋白,0.5mg/kg,每月用 4 天,共 6 个月;⑦重症治疗,利妥昔单抗。

第七节 弥漫性结缔组织病

一、概述

弥漫性结缔组织病简称结缔组织病(connective tissue disease, CTD),以血管和结缔组织慢性炎症病理改变为基础,累及多系统的自身免疫病,包括本章前述的系统性红斑狼疮、类风湿关节炎、原发性干燥综合征、系统性硬化病、皮肌炎、多发性肌炎、系统性血管炎等多种疾病。

CTD 属非器官特异性自身免疫疾病,自身免疫性是其发病的基础,引发自身免疫性的病因不完全清楚,可能因素有:①遗传因素,如系统性红斑狼疮、类风湿关节炎都有不同程度的遗传倾向;②病原体,沙门菌、志贺菌、耶尔森菌入侵,HLA-B27 阳性者可致脊柱关节病;③隐藏的细胞表位被暴露成为新的自身抗原;④性激素,流行病学显示,类风湿关节炎、系统性红斑狼疮等的发病存在显著的性别差异;⑤其他,如超抗原等。

二、糖皮质激素类药物的作用特点比较

常用治疗弥漫性结缔组织病(CTD)的糖皮质激素类药物作用比较,见表 4-4、表 4-5、表 4-6。

表 4-4 治疗 CTD 的常用糖皮质激素类药物适应证及用法用量和不良反应

药物	适应证 (与 CTD 相关)	用法用量	不良反应
泼尼松	过敏性与自身免疫性炎症性疾病、结缔组织病、系统性红斑狼疮、重症多肌炎、皮肌炎、血管炎等	自身免疫病:40~60mg/d,病情稳定后逐渐减量	较大剂量易引起糖尿病、消化性溃疡和库欣兴综合征症状,抑制下丘脑 - 垂体 - 肾上腺轴,引起并发感染等
泼尼松龙	过敏性与自身免疫性炎症疾病、活动性风湿、类风湿关节炎、红斑狼疮、严重皮炎等	自身免疫性炎症性疾病,根据病情,成年患者开始 15~40mg/d,需要时可用到 60mg/d 或 0.5~1mg/(kg·d),发热患者分 3 次服用,体温正常者每天晨起 1 次顿服。病情稳定后逐渐减量,维持量 5~10mg,视病情而定。小儿开始用量 1mg/(kg·d)	长期应用可出现库欣综合征、骨质疏松、消化性溃疡、血糖异常、欣快感、并发感染、停药综合征等

药物	适应证 （与 CTD 相关）	用法用量	不良反应
甲泼尼龙	类风湿关节炎、系统性红斑狼疮、多肌炎、多发性硬化等	初始剂量 4~48mg/d，症状较轻者，通常给予较低剂量即可；某些患者则可能需要较高的初始剂量。临床上需要用较高剂量 200mg/d 治疗的疾病包括多发性硬化	电解质紊乱、骨质疏松、消化性溃疡、伤口愈合不良、负氮平衡、癫痫发作、抑制下丘脑 - 垂体 - 肾上腺轴、眼压增高、感染等，高剂量可致持续性呃逆等
曲安奈德	类风湿关节炎、幼年型类风湿关节炎，选择性地用于红斑狼疮和风湿性心肌炎的病情恶化期或作维持用药	肌内注射起始剂量视病情而定，一般为 2.5~60mg/d，作深臀部肌内注射。维持剂量是在达到满意的治疗效果后，起始剂量逐渐减至仍能维持该效果的最低剂量。长期治疗后，建议采取逐渐停药的方式。本药肌内注射剂有保持和储存的作用，故可补充或替代口服药物。成年患者或 12 岁以上儿童起始剂量以 60mg/d 为宜，剂量的调节范围大约在 40~80mg/d	水电解质失衡、内分泌紊乱、骨骼肌变化、消化道紊乱、影响伤口愈合、红斑狼疮样病变、神经精神紊乱、停药后抑郁、白内障、突然停药致颅内高压、局部感染等
地塞米松	过敏性与自身免疫性炎症性疾病，多用于结缔组织病、活动性风湿病、类风湿关节炎、红斑狼疮	静脉注射一般剂量为每次 2~20mg；静脉滴注时，应以 5% 葡萄糖注射液稀释，可 2~6 小时重复给药至病情稳定，但大剂量连续给药一般不超过 72 小时；口服，成人开始剂量为每次 0.75~3.00mg，每天 2~4 次。维持量约 0.75mg/d，视病情而定	长期应用可出现库欣综合征、骨质疏松、消化性溃疡、血糖异常、欣快感、并发感染、停药综合征等

续表

药物	适应证 (与 CTD 相关)	用法用量	不良反应
倍他米松	类风湿关节炎、盘状红斑狼疮、播散性红斑狼疮、硬皮病、皮肌炎、结节性血管周围炎	常规用量为 2~20mg/d,肌内注射或静脉给药	电解质紊乱、肌无力、骨质疏松、消化性溃疡、惊厥、头痛、影响伤口愈合、负氮平衡、失眠

表 4-5 常用治疗 CTD 的糖皮质激素类药物作用机制比较

药物	作用机制						
	免疫抑制	抗过敏	抗炎	抗炎作用(比值)	糖代谢(比值)	水盐代谢(比值)	等效剂量 /mg
泼尼松	+	+	+	3.5	4.0	0.8	5.00
泼尼松龙	+	+	+	4.0	4.0	0.8	5.00
甲泼尼龙	+	++	++	5.0	5.0	0.5	4.00
曲安奈德	+	++	++	5.0	5.0	0.5	4.00
地塞米松	+	+++	+++	30.0	20.0~30.0	0	0.75
倍他米松	+	+++	+++	25.0~35.0	20.0~30.0	0	0.60

注:表中抗炎作用、糖代谢、水盐代谢比值均以氢化可的松为 1 计,等效剂量以氢化可的松 20mg 的为标准计。"+"数量越多,表示作用越强。

表 4-6 常用治疗 CTD 的糖皮质激素类药物的药物代谢动力学比较

药物	达峰时间 /h	血浆半衰期 / min	作用持续时间 / h	血浆蛋白结合率 /%	排泄途径	主要代谢酶	对肝药酶作用
泼尼松	—	60	12~36	大部分	肾	CYP3A4	诱导
泼尼松龙	1~2（口服）	200	12~36	大部分	肾	CYP3A4	诱导
甲泼尼龙	—	180	12~36	40~90	肾	CYP3A4	诱导
曲安奈德	—	200	12~36	—	肾	CYP3A4	诱导
地塞米松	1（肌内注射）	100~300	36~54	较其他低	肾	CYP3A4	诱导
倍他米松	—	100~300	36~54	—	肾	CYP3A4	诱导

第八节 自身免疫性肝炎

一、自身免疫性肝炎的概述、分类及临床表现[11]

自身免疫性肝炎（AIH）是一种由针对肝细胞的自身免疫反应所介导的肝脏实质炎症，以血清自身抗体阳性、高免疫球蛋白 G 和 / 或 γ- 球蛋白血症、肝组织学上存在界面性肝炎为特点。若未予有效治疗，可逐渐进展为肝硬化，最终致肝功能失代偿导致死亡或需要进行肝移植。

此病女性多发，起病缓慢，轻者无症状，病变活动时表现有乏力、腹胀、纳差、瘙痒、黄疸等。早期肝大，伴压痛，常有脾大、蜘蛛痣，晚期发展为肝硬化。

约 33% 的患者在诊断时已存在肝硬化表现，少数患者以食管

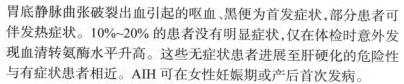

胃底静脉曲张破裂出血引起的呕血、黑便为首发症状,部分患者可伴发热症状。10%~20% 的患者没有明显症状,仅在体检时意外发现血清转氨酶水平升高。这些无症状患者进展至肝硬化的危险性与有症状患者相近。AIH 可在女性妊娠期或产后首次发病。

约 25% 的 AIH 患者表现为急性发作,甚至可进展至急性肝功能衰竭。部分 AIH 患者的病情可呈波动性或间歇性发作,临床和生化异常可自行缓解,甚至在一段时间内完全恢复,但之后又会复发,如不及时处理可进展为肝纤维化。

AIH 常合并其他器官或系统性自身免疫病,如桥本甲状腺炎、糖尿病、炎性肠病、类风湿关节炎、干燥综合征、银屑病和系统性红斑狼疮等。AIH 和其他自身免疫病,如系统性红斑狼疮均为独立的疾病类型,若同时存在,可按主要疾病类型处理,糖皮质激素类药物的剂量以能控制疾病活动为主。

肝外可表现为持续发热,伴急性游走性大关节炎,女性常有闭经。患者可出现皮疹,如多形性红斑、丘疹等,提示疾病处于活动期。该病可重叠其他自身免疫病,如原发性肝硬化、原发性胆囊炎、自身免疫性甲状腺炎、溃疡性结肠炎、肾小球肾炎等。

自身免疫性肝炎根据血清免疫学检查,分型如下:

1 型:最常见,约占 AIH 的 80%。40 岁以下女性占多数,以抗核抗体(ANA)和 / 或抗平滑肌抗体(SMA)阳性为特征,SMA 或为儿童 1 型 AIH 唯一标志。免疫抑制治疗效果多数较好。

2 型:约占 AIH 的 4%,儿童多见。特征为抗肝肾微粒体抗体(抗 -LKM1)阳性,抗肝细胞溶胶 I 型抗原抗体(抗 -LC1)也可阳性。此型 HCV 感染率高,可快速进展为肝硬化,复发率高,糖皮质激素类药物治疗效果较差。

3 型:女性患者多见(91%),特征为抗可溶性肝抗原抗体(抗 -SLA)/ 抗肝胰抗体(抗 -LP)阳性。在 ANA、SMA 和抗 LKM1 自身抗体阴性患者中,抗 SLA/LP 可能是唯一的标志。糖皮质激素类药物治疗反应与 1 型相似。

少数 AIH 患者自身抗体阴性,可能存在目前尚不能检出的自身抗体,有人称之为 4 型。与慢性隐源性肝炎的区别是后者以糖皮质激素类药物治疗无效。AIH 也可与其他自身免疫性肝病如原发性胆汁性肝硬变(PBC)、原发性硬化性胆管炎(PSC)等并存,称为重叠综合征。

二、自身免疫性肝炎的诊断要点和治疗原则

(一)诊断要点[11]

1. 排除病毒性、遗传性、代谢性、胆汁淤积性及药物损伤性肝病。

2. 转氨酶显著异常,GOT∶GPT>3。

3. γ-球蛋白或 IgG>1.5 倍正常上限。

4. 血清自身抗体阳性,ANA、SMA 或抗-LMK1 抗体滴度成人≥1∶80 及儿童≥1∶20。

5. 肝组织学见界面性肝炎及汇管区大量浆细胞浸润,而无胆管损害、肉芽肿等,提示其他肝病的病变。

6. 女性患者、伴有其他免疫性疾病及糖皮质激素类药物治疗有效,可助诊断。

(二)自身免疫性肝炎的治疗原则

多数对免疫抑制治疗有应答。AIH 免疫抑制剂治疗的指征包括:①转氨酶≥10 倍健康人群高限(ULN);②转氨酶水平≥5 倍 ULN 伴γ-球蛋白≥2 倍 ULN;③组织学见桥接坏死或多小叶坏死。不符合上述条件者,治疗视临床情况而定。

AIH 治疗的总体目标是获得肝组织学缓解,防止肝纤维化的发展和肝功能衰竭的发生,提高患者的生存期和生存质量。临床上可行的治疗目标是获得完全生化缓解,即血清转氨酶(GPT/GOT)和 IgG 水平均恢复正常。研究表明,肝组织学完全缓解者,较未获得组织学完全缓解者肝纤维化逆转率较高,长期生存期也显著延长。因此,肝组织学缓解可能是治疗的重要目标。

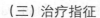

（三）治疗指征

所有活动性 AIH 患者均应接受免疫抑制治疗，并可根据疾病活动度，调整治疗方案和药物剂量。

中度以上炎症活动（血清转氨酶水平 >3ULN、IgG>1.5ULN）的，急性（GPT 和 / 或 GOT 超过正常上限 10 倍）甚至重症（伴凝血功能异常 INR1.5）的 AIH 患者应及时启动免疫抑制治疗，以免出现急性肝功能衰竭；对于轻微炎症活动（血清转氨酶水平 <3ULN、IgG<1.5ULN）的老年患者（>65 岁），需平衡免疫抑制治疗的益处和风险，作个体化处理。暂不启动免疫抑制治疗者需严密观察，如患者出现明显的临床症状，或出现明显炎症活动可进行治疗。

从肝组织学角度判断，存在中度以上界面性肝炎是治疗的重要指征。桥接性坏死、多小叶坏死或塌陷性坏死、中央静脉周围炎等特点提示急性或重症 AIH，需及时启动免疫抑制治疗。轻度界面性肝炎患者可视年龄而区别对待：老年患者可严密观察、暂缓用药，特别是存在免疫抑制剂反应指征者；年轻患者仍有进展至肝硬化的风险，可酌情启动免疫抑制治疗。对非活动性肝硬化 AIH 患者则无须免疫抑制治疗，但应每隔 3~6 个月随访 1 次。

三、糖皮质激素类药物的合理应用[11]

（一）泼尼松和硫唑嘌呤联合治疗

AIH 患者一般优先推荐泼尼松和硫唑嘌呤联合治疗方案，联合治疗可显著减少泼尼松剂量及其副作用。泼尼松可快速诱导症状缓解、血清转氨酶和 IgG 水平的复常，用于诱导缓解，而硫唑嘌呤需 6~8 周才能发挥最佳免疫抑制效果，多用于维持缓解。最近，欧洲肝病学会 AIH 指南建议，在使用泼尼松 2 周出现显著生化应答后再加用硫唑嘌呤。联合治疗特别适用于同时存在下述情况的 AIH 患者，如绝经后妇女、骨质疏松、脆性糖尿病、肥胖、痤疮、情绪不稳及高血压患者。基于随机对照试验的荟萃分析研究表明，泼尼松单药治疗和联合治疗在初治和复发的诱导缓解中均有效，而维持治疗中联合治疗或硫唑嘌呤单药治疗组的疗效优于泼尼松单药治疗。泼尼松初始剂量为 30~40mg/d,并于 4 周内逐渐减量至 10~15mg/d;硫唑嘌呤以 50mg/d 的剂量维持治疗。诱导缓解治疗一般推荐如下用药方案:泼尼松 30mg 1 周,20mg 2 周,15mg 4 周,泼尼松剂量低于 15mg/d 时,建议以 2.5mg/d 的幅度渐减至维持剂量(5~10mg/d);维持治疗阶段甚至可将泼尼松完全停用,仅以硫唑嘌呤 50mg/d 单药维持。需要强调的是,糖皮质激素类药物的减量应遵循个体化原则,可根据血清生化指标和 IgG 水平改善情况进行适当调整,如患者改善明显可较快减量,而疗效不明显时可在原剂量上维持 2~4 周。伴黄疸的 AIH 患者可先以糖皮质激素类药物改善病情,待胆红素显著下降后,再考虑加用硫唑嘌呤联合治疗。

（二）泼尼松、泼尼松龙单药治疗

泼尼松单药治疗时,初始剂量一般选 40~60mg/d,并于 4 周内逐渐减量至 15~20mg/d。初始剂量可结合患者症状、血清转氨酶和 IgG 水平特别是肝组织学炎症程度进行合理选择。单药治疗适用于合并血细胞特别是血细胞减少、硫基嘌呤甲基转移酶(TMPT)功能缺陷者、妊娠或拟妊娠、并发恶性肿瘤的 AIH 患者。已有肝硬化表现者多选择泼尼松单药治疗并酌情减少药物剂量。AIH "可能" 诊断患者也可以单剂泼尼松进行试验性治疗。泼尼松可在肝脏代谢为泼尼松龙后发挥作用,除非肝功能严重受损,两者作用相似。泼尼松龙可等剂量替代泼尼松,而 4mg 的甲泼尼龙相当于 5mg 泼尼松、泼尼松龙。

（三）其他替代药物

布地奈德是第二代糖皮质激素类药物,其在肝脏的首过清除率较高(约 90%),6- 羟基 - 布地奈德与糖皮质激素类药物受体的亲和性高,抗炎疗效相当于泼尼松、泼尼松龙的 5 倍,而其代谢产物 16- 羟基 - 泼尼松龙无糖皮质激素类药物活性。因此,布地奈德作用的主要部位为肠道和肝脏,而全身副作用较少。来自欧州的多中心临床研究表明,布地奈德和硫唑嘌呤联合治疗方案较传统联合治疗方案能更快诱导缓解,而糖皮质激素类药物相关副作用显著减轻,可作为 AIH 的一线治疗方案。目前多用于需长期应用泼尼松、泼尼松龙维持治疗的 AIH 患者,以减少糖皮质激素类药物的副作用。由于布地奈德与泼尼松一样作用于激素受体,因此,不推荐用于传统激素无应答的病例。在肝硬化门脉侧支循环开放患者中,布地奈德可通过侧支循环直接进入体循环而失去首过效应的优势,同时还可能有增加门脉血栓形成的风险,因此,布地奈德不宜在肝硬化患者中应用。

对标准治疗无效或不能耐受标准治疗副作用的患者,可以选择二线治疗方案,目前已有应用吗替麦考酚酯、环孢素、他克莫司、6- 巯基嘌呤、甲氨蝶呤、抗肿瘤坏死因子等治疗难治性 AIH 的报道。吗替麦考酚酯是在标准治疗效果不佳的患者中应用最多的替代免疫抑制剂。泼尼松联合吗替麦考酚酯作为 AIH 的一线治疗,可使 88% 的患者出现完全生化应答(即血清生化和血清 IgG 水平恢复正常),而且生化应答往往在治疗开始后的 3 个月内,12% 的患者出现部分生化应答。临床上,吗替麦考酚酯在不能耐受硫唑嘌呤治疗的患者具有补救治疗作用,而对硫唑嘌呤无应答的患者中,吗替麦考酚酯的疗效也较差。另外,在胆汁淤积性 AIH 患者中,如糖皮质激素类药物疗效欠佳,也可考虑加用小剂量吗替麦考酚酯治疗,以避免硫唑嘌呤诱导胆汁淤积的副作用。

(四)应答不完全的处理

应答不完全定义为:经 2~3 年治疗后,临床表现、实验室指标(血清转氨酶、胆红素、IgG 和 / 或 γ- 球蛋白)和肝组织学等改善但未完全恢复正常。免疫抑制治疗应答不佳或无应答者,应首先考虑 AIH 诊断是否有误和患者对治疗的依从性如何。少数 AIH 患者确实显示对免疫抑制治疗应答不佳或应答不完全,部分患者可能在激素减量过程中或在维持治疗过程中出现反跳。病例可酌情短期(1 周)给予大剂量甲泼尼龙,40 ~60mg/d,静脉输注,病情缓解后改为口服泼尼松龙治疗,30~40mg/d,适当放缓减量速度,并加用免疫抑制剂维持治疗。泼尼松龙和硫唑嘌呤联合治疗 2 年仍未达到缓解的患者,建议继续用泼尼松龙 5~10mg/d+ 大剂量硫唑嘌呤[最高达

2mg/(kg·d)]，12~18 个月后肝活检复查。对于已接受至少 36 个月连续治疗但临床、实验室和组织学的改善未达到治疗终点的不完全应答患者，建议泼尼松龙或硫唑嘌呤调整至适合剂量以长期维持治疗，使此类患者处于无症状、实验室指标稳定的状态。

（五）疗程、停药指征和复发

免疫抑制治疗一般应维持 3 年以上，或获得生化缓解后至少 2 年。除完全生化应答外，停用免疫抑制剂的指征包括肝内组织学恢复正常、无任何炎症活动表现，因为即使轻度界面性肝炎的存在也预示着停药后复发的可能。复发可定义为血清转氨酶水平大于 3 倍 ULN，伴血清 IgG 和 / 或 γ- 球蛋白水平不同程度的升高。停药后复发是 AIH 的临床特点之一，临床缓解至少 2 年的患者在停药 1 年后 59% 的患者需要重新治疗，2 年后为 73%，3 年后高达 81%。复发的危险因素包括之前需使用联合治疗方案才能获得生化缓解者、并发自身免疫病和年龄较轻者。以单剂免疫抑制剂治疗即可获得长期完全生化缓解至少 2 年以上的患者，获得持续缓解的可能性较高。虽然均在正常范围内，较高的血清 GPT 和 IgG 水平仍与复发相关。所有持续缓解的患者在停药时的 GPT 低于正常上限的一半，而 IgG 水平低于 12g/L。

停药后初次复发患者，建议再次以初始治疗的剂量给予泼尼松或泼尼松龙和硫唑嘌呤联合治疗，逐渐减量甚至停药并以硫唑嘌呤 50~75mg/d 维持治疗；而硫唑嘌呤不能耐受的患者可给予小剂量泼尼松（≤ 10mg/d）或吗替麦考酚酯联合长期维持治疗。2 次以上复发者，建议以最小剂量长期维持治疗。

（六）妊娠期 AIH

AIH 患者妊娠过程中，可予小剂量泼尼松、泼尼松龙 5~10mg/d，维持治疗。在分娩后加大糖皮质激素类药物的用量，以防止复发或反跳。

（七）儿童 AIH

儿童 AIH 的治疗包括泼尼松龙 1~2mg/(kg·d)（最大量为 40mg/d），随着转氨酶水平下降，在 4~8 周内减量至维持剂量（根据

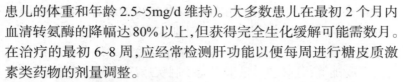

患儿的体重和年龄 2.5~5mg/d 维持）。大多数患儿在最初 2 个月内血清转氨酶的降幅达 80% 以上，但获得完全生化缓解可能需数月。在治疗的最初 6~8 周，应经常检测肝功能以便每周进行糖皮质激素类药物的剂量调整。

（八）糖皮质激素类药物治疗建议

选择泼尼松、泼尼松龙单药治疗方案时，推荐泼尼松、泼尼松龙的初始剂量一般为 40~60mg/d，并于 4~6 周内逐渐减量至 15~20mg/d，以 5~10mg/d 剂量维持治疗。提倡个体化治疗，应根据血清转氨酶和 IgG 恢复情况调整泼尼松、泼尼松龙的剂量。

对于硫唑嘌呤应答但不能耐受者，可考虑在泼尼松、泼尼松龙的基础上加用吗替麦考酚酯 0.5~1.0g/d，分 2 次服用，但也应严密监测血常规变化。

需长期接受糖皮质激素类药物治疗的 AIH 患者，建议治疗前行基线骨密度测定并每年监测随访，并适当补充维生素 D 和钙剂。

起始剂量一般为泼尼松或泼尼松龙 20~60mg/d，泼尼松或泼尼松龙 15~30mg/d 联合硫唑嘌呤 1mg/（kg·d），一般为 50mg/d，如治疗有效，提示病情缓解，此时糖皮质激素类药物剂量逐步减少，每 1~2 周减原剂量的 5%~10%，减至最小剂量维持肝功能正常水平至少 2 年。注意监测药物相关副作用，特别是硫唑嘌呤引起的白细胞减少。

单独应用糖皮质激素类药物或联合硫唑嘌呤治疗，单用硫唑嘌呤治疗一般无效。目前自身免疫性肝炎倾向使用联合治疗方案，以减少糖皮质激素类药物相关性不良反应，尤其是对于绝经后妇女或患有骨质疏松、高血压、糖尿病、肥胖或精神状况不稳定的患者，建议使用联合治疗方案。多数患者停药后病情复发，对复发患者建议终身小剂量糖皮质激素类药物或硫唑嘌呤维持治疗。对上述联合治疗方案无效或效果不明显的患者，可选用其他免疫抑制剂。肝衰竭药物治疗无效的患者，应行肝移植手术。

（九）糖皮质激素类药物的副作用

无论是单用泼尼松、泼尼松龙还是与硫唑嘌呤联合治疗，所有患者都必须监测相关的药物副作用,约 10% 的患者可因药物副作用而中断治疗。可选择该患者相对副作用较小的药物进行治疗,如小剂量糖皮质激素类药物、单药硫唑嘌呤或二线免疫抑制剂吗替麦考酚酯等,且必须尽量采用能控制疾病活动的最低剂量。

长期使用糖皮质激素类药物可出现明显副作用,其中除了常见的库欣综合征(满月脸、痤疮、水牛背、向心性肥胖等)以外,糖皮质激素类药物还可加重骨质疏松,导致脊柱压缩性骨折和股骨头缺血性坏死等骨病,并与 2 型糖尿病、白内障、高血压病、感染(包括已有的结核发生恶化)、精神疾病的发生有关。患者由于不能接受其外貌上的变化或肥胖是造成治疗中断的最常见原因,其次为骨量减少造成的脊柱压缩和脆性糖尿病等。应尽量采用联合治疗方案,尽量减少糖皮质激素类药物剂量,并最终过渡至硫唑嘌呤单药维持治疗方案。需长期接受糖皮质激素类药物治疗的 AIH 患者,建议治疗前做基线骨密度检测并每年监测随访。骨病的辅助治疗包括:坚持规律的负重锻炼、补充维生素 D_3 和钙质,适时给予骨活性制剂如双膦酸盐治疗。

（十）治疗自身免疫性肝炎的其他药物

《自身免疫性肝炎诊断与治疗共识(2015)》[11]中推荐治疗AIH 的其他药物有免疫抑制剂硫唑嘌呤、吗替麦考酚酯、环孢素和他克莫司等,急性发作可静脉用甘草制剂,胆汁淤积用熊去氧胆酸。

第九节　脊柱关节病

一、脊柱关节病的概述、分类与临床表现

脊柱关节病(spondyloanthropathy,SpA),是一类以累及脊柱和外周关节,或者关节及韧带和肌腱为主要表现的慢性炎症性风湿病的总称。SpA 最典型的疾病是强直性脊柱炎(ankylosing spondylitis,AS)。其他 SpA 疾病类型包括反应性关节炎(reactive arthritis,ReA)、银屑病关节炎(psoriatic arthritis,PsA)、炎性肠病性关节炎(inflammatory bowel disease arthritis,IBDA)及未分化脊柱关节炎(undifferentiated spondyloarthritis,USpA)。本组疾病临床上具有下面的共同特征:①常累及中轴关节,影像学检查可显示不同程度的骶髂关节炎;②炎症性外周关节炎常累及下肢关节,并为不对称性;③血清类风湿因子(RF)阴性;④与人类白细胞抗原(HLA)-B27存在不同程度的关联;⑤不同程度的家族聚集倾向;⑥病理变化常出现在肌腱端周围及韧带附着于骨的部位,如足跟痛、足底痛都是常见的肌腱末端炎表现;⑦各种脊柱关节炎之间临床表现常相互重叠。

(一)强直性脊柱炎[12]

强直性脊柱炎(ankylosing spondylitis,AS)是一种慢性炎症性疾病,主要侵犯骶髂关节、脊柱骨突、脊柱旁软组织及外周关节,并可伴发关节外表现,严重者可发生脊柱畸形和强直。

本病发病隐匿,患者逐渐出现腰背部或骶髂部疼痛和/或晨僵,半夜痛醒,翻身困难,晨起或久坐后起立时腰部晨僵明显,但活动后减轻。部分患者有臀部钝痛或骶髂部剧痛,偶尔向周边放射,咳嗽、打喷嚏、突然扭动腰部疼痛可加重。疾病早期臀部疼痛多为一侧,呈间断性或交替性疼痛。数月后疼痛多为双侧,呈持续性。多数患者随病情进展由腰椎向胸、颈部脊椎发展,则出现相应部位疼痛、活动受限或脊柱畸形。

24%~75%的AS患者在病初或病程中出现髋关节和外周关节病变,其中膝、踝和肩关节居多,肘及手、足小关节偶有受累。外周关节病变多为非对称性,常只累及少数关节或单关节,下肢大关节的关节炎为本病外周关节炎的特征之一。髋关节和膝以及其他关节的关节炎或关节痛多出现在发病早期,较少或几乎不引起关节破坏和残疾。髋关节受累占38%~66%,表现为局部疼痛、活动受限、屈曲挛缩及关节强直,其中大多数为双侧,而且94%的髋部症状起于发病后前5年内。发病年龄较小及以外周关节起病者易发生髋关节病变。1/4的患者在病程中发生葡萄膜炎,单侧或双侧交替,可反复发作甚至可致视力障碍。

本病的全身表现轻微,少数重症者有发热、疲倦、消瘦、贫血或其他器官受累。跖底筋膜炎、跟腱炎和其他部位的肌腱末端病在本病常见。神经系统症状来自压迫性脊神经炎或坐骨神经痛、椎骨骨折或不全脱位以及马尾综合征,后者可引起勃起功能障碍、夜间尿失禁、膀胱和直肠感觉迟钝、踝反射消失。极少数患者出现肺上叶纤维化,有时伴有空洞形成而被误认为结核,也可因并发霉菌感染而使病情加剧。主动脉瓣闭锁不全及传导障碍见于3.5%~10%的患者。AS可并发IgA肾病和淀粉样变性。

（二）反应性关节炎[13]

反应性关节炎(reactive arthritis,ReA)是一种发生于某些特定部位(如肠道和泌尿生殖道)感染之后而出现的关节炎。因与HLA-B27的相关性、关节受累的模式(非对称性,以下肢关节为主)以及可能累及脊柱,因此被归于脊柱关节病的范畴。曾被称为Reiter综合征(具有典型尿道炎、结膜炎和关节炎三联征者)、Fiessinger-Leroy综合征等,1969年Ahvonen首先将其命名为ReA,目前已被广泛采用。

本病有2种起病形式:性传播型和肠道型。前者主要见于20~40岁男性,因衣原体或支原体感染泌尿生殖系统后发生;后者男女发病率基本相等,肠道感染菌多为革兰氏阴性杆菌,包括志贺菌、沙门菌、耶尔森菌及弯曲杆菌等。

本病全身症状常突出,一般在感染后数周出现发热、体质量下降、严重的倦怠无力和大汗。热型为中至高热,每天1~2个高峰,多不受退热药物影响,通常持续10~40天,自行缓解。关节炎首发症状以急性关节炎多见,典型的关节炎出现在尿道或肠道感染后1~6周,呈急性发病,非对称性分布,呈现伴有关节周围炎症的腊肠样指(趾)。关节炎一般持续1~3个月,主要累及膝、踝等下肢大关节,肩、腕、肘、髋关节及手和足的小关节也可累及。受累关节呈发热、肿胀、剧痛和触痛。膝关节常有明显肿胀及大量积液。背部不适常放射到臀部和大腿,在卧床休息和不活动时加重。肌腱末端病的典型表现是跟腱附着点炎。泌尿生殖道炎症,典型患者是在性接触或痢疾后 7~14 天发生无菌性尿道炎。

(三)银屑病关节炎[14,15]

银屑病关节炎(psoriatic arthritis,PsA)是一种与银屑病相关的炎性关节病,具有银屑病皮疹以及关节和周围软组织疼痛、肿胀、压痛、僵硬和运动障碍。部分患者可有骶髂关节炎和/或脊柱炎,病程迁延,易复发。晚期可有关节强直,导致残疾。

本病起病隐匿,约 1/3 呈急性发作,起病前常无诱因。

1. **关节表现** 关节症状多种多样,除四肢外周关节病变外,部分可累及脊柱,受累关节疼痛、压痛、肿胀、晨僵和功能障碍。

2. **皮肤表现** 皮肤银屑病变好发于头皮及四肢伸侧,尤其肘、膝部位,呈散在或泛发分布,要特别注意隐藏部位的皮损如头发、会阴、臀、脐等;皮损表现为丘疹或斑块,圆形或不规则形,表面有丰富的银白色鳞屑,去除鳞屑后为发亮的薄膜,除去薄膜可见点状出血(Auspitz 征),该特征对银屑病具有诊断意义。存在银屑是与其他炎性关节病的重要区别,皮肤病变严重性和关节炎症程度无直接关系,二者仅有 35% 相关性。

3. **指(趾)甲表现** 约 80% 的 PsA 患者有指(趾)甲病变,而无关节炎的银屑病患者指甲病变为 20%,因此指(趾)甲病变是 PsA 的特征。常见表现为顶针样凹陷,炎症远端指间关节的指甲有多发性凹陷是 PsA 的特征性变化,其他有甲板增厚、混浊、色泽发乌或有白甲、表面高低不平、有横沟及纵嵴,常有甲下角质增生,重者可有甲剥离,有时形成匙状甲。

4. **其他表现**

(1)全身症状:少数有发热、体重减轻和贫血等。

(2)系统性损害:7%~33% 患者有眼部病变,如结膜炎、葡萄膜炎、虹膜炎和干燥性角膜炎等;4% 患者出现主动脉瓣关闭不全,常见于疾病晚期,另有心脏肥大和传导阻滞等;肺部可见上肺纤维化;胃肠道可有炎性肠病;罕见淀粉样变。

(3)附着点炎:尤其在跟腱和跖腱膜附着部位居多,足跟痛是附着点炎的表现。

（四）炎性肠病性关节炎[16]

炎性肠病性关节炎（inflammatory bowel disease arthritis，IBDA）是指溃疡性结肠炎（ulcerative colitis，UC）和克罗恩病（Crohn's disease，CD）引起的关节炎的统称，主要表现为外周关节炎和中轴关节病变，不明原因的肠道非感染性炎症，并可伴发关节外或肠道外其他全身症状，如皮肤黏膜病变及炎症性眼病等表现。本病可发生在任何年龄，以 20~40 岁年轻人和儿童最多见，男、女均可发病，起病缓急不一，病情轻重与病变范围及程度相关。

关节炎及关节痛是 IBDA 最常见的肠外表现，发生率为10%~35%，在肠道疾病发作 6 个月至几年后，偶尔也可在结肠炎之前发生或同时发生。一般急性发作，常为不对称形式，侵及 1 个或几个大关节，最终受累的是膝、踝等负重关节，表现肿胀、红斑，滑膜液分析呈炎症性，通常可在几周内痊愈，不留后遗症。其他可能侵及的关节有末端指间、肘、肩和腕关节。关节炎常出现在肠道炎症严重、范围广泛的患者。针对肠道炎症的治疗，一般对关节炎也有效，随着肠道病变的功能恢复而减轻。关节炎出现在侵及结肠的 UC 患者比孤立的直肠病变多见，CD 侵及结肠比单纯小肠病变者更多见。这种关节炎不破坏关节，类风湿因子（RF）阴性。

（五）未分化脊柱关节炎[17]

未分化脊柱关节炎是指一组具有脊柱关节病的某些临床和 / 或放射学特征，而又表现不典型，且尚未达到已确定的任何一种脊柱关节病诊断标准的疾病。它不是一个独立的疾病，也不是一种综合征，它只是一种临床状态或者症状谱的命名，是一个临时诊断，借以区分类风湿关节炎、弥漫性结缔组织病以及其他风湿性疾病。未分化脊柱关节病可以表现为一种或多种症状，可间歇出现，可有不同轻重和不同病程。

起病多隐匿，男女均可受累，但以男性多发，占 62%~88%。发病年龄在 16~23 岁之间。由于女性病变较轻、受累关节少，其平均发病年龄较男性高。另外，迟发的未分化脊柱关节病广泛存在于

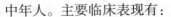

中年人。主要临床表现有：

（1）炎性腰背痛，占 52%~80%。

（2）下肢为主的周围关节炎（60%~100%），常见于膝、髋、踝关节。可累及一个或多个关节，后者常为不对称多关节炎（40%）。

（3）肌腱末端病，如附着点炎（56%）、足跟痛（20%~28%）。

（4）骶髂关节炎（16%~30%）、脊柱炎（29%）。其他中轴关节炎，如椎间关节炎、头颈关节炎和肋椎关节炎等。

（5）特征性系统表现，如结膜炎或虹膜炎（33%）、皮肤黏膜病变（16%）。皮肤黏膜病变常见的有溢脓性皮肤角化病、龟头炎、口腔溃疡，偶见坏疽性脓皮病。

（6）其他临床表现：还可有泌尿生殖系统病变（26%）、炎性肠病（4%）、心脏受损（8%）等多种表现。50 岁以后发病的 HLA-B27 阳性的患者，少数可有下肢可凹性水肿。口干、眼干症状，可能为非特异性炎症累及唾液腺引起的继发性干燥综合征。

二、脊柱关节病的诊断要点与治疗原则

2009 年及 2011 年，国际脊柱关节炎专家评估协会（ASAS）先后提出了新的脊柱关节炎分类，即分为中轴型 SpA 和外周型 SpA 两类。ASAS 制订的新的分类标准核心内容如下。

1. 中轴型 SpA 分类标准　对于腰背痛至少持续 3 个月，发病年龄小于 45 岁的患者，若符合以下任何一条标准，即可诊断为脊柱关节炎：①影像学提示骶髂关节炎且伴至少 1 项 SpA 的临床特征；② HLA-B27 阳性且伴至少 2 项其他的 SpA 临床特征。

SpA 临床特征包括①炎性腰背痛；②关节炎：指曾经或目前存在由医师确诊的急性滑膜炎；③附着点炎：指曾经或目前存在跟腱插入部位或足底筋膜的自发疼痛或压痛；④由眼科医师确诊的前葡萄膜炎；⑤曾经或目前由医师确诊的指（趾）炎；⑥银屑病：指曾经或目前存在由医师确诊的银屑病；⑦曾经或目前存在由医师确诊的克罗恩病或溃疡性结肠炎；⑧对 NSAIDs 药物反应良好：指服用足够剂量的 NSAIDs 药物 24~48 小时后，腰、背痛缓解或消失；

⑨有 SpA 家族史,直系或 2 级亲属中患有 AS、银屑病、葡萄膜炎、反应性关节炎或炎性肠病等;⑩HLA-B27 阳性:经过标准的实验室技术检测呈阳性;⑪C 反应蛋白升高。

有关影像学提示骶髂关节炎仅需符合下述的任何一条:①X线可见的骶髂关节炎,符合 1984 年修订的纽约标准双侧 2~4 级病变,单侧 3~4 级病变;②MRI 提示的活动性(急性)骶髂关节炎,即明确的骨髓水肿及骨炎。

炎性腰、背痛按 2009 年重新定义的筛选标准中描述,下述 5项中满足 4 项可诊断炎性腰、背痛:①腰、背痛发生于 40 岁以前;②隐匿性发作;③运动后可改善;④休息后无缓解;⑤夜间痛,起床后可缓解。

2. 外周型 SpA 分类标准 2011 年,国际脊柱关节炎专家评估协会(ASAS)公布了外周型 SpA 的分类标准,该标准覆盖了无影像学表现和有影像学表现的临床类型,其敏感性和特异性分别达 79.5% 和 83.3%。

外周型 SpA 的分类标准描述如下。

对于目前无炎性背痛、仅存在外周症状的患者,出现有关节炎、肌腱末端病或指(趾)炎中任一项时,加上如下其中一种情况就可进行分类:

(1)加上以下任一项 SpA 临床特征:①葡萄膜炎;②银屑病;③克罗恩病/溃疡性结肠炎;④前驱感染;⑤ HLA-B27 阳性;⑥影像学提示骶髂关节炎。

(2)加上以下至少 2 项其他的 SpA 临床特征:①关节炎;②肌腱末端病;③指(趾)炎;④炎性腰背痛既往史;⑤SpA 家族史。

(一)强直性脊柱炎

常用 1984 年修订的纽约标准。

1. 临床标准 ①腰痛、晨僵 3 个月以上,活动改善,休息无改善;②腰椎额状面和矢状面活动受限;③胸廓活动度低于相应年龄、性别的正常人。

2. 放射学标准(骶髂关节炎分级同纽约标准) 双侧≥Ⅱ级或

单侧Ⅲ~Ⅳ级骶髂关节炎。

3. 诊断要点　①肯定 AS:符合放射学标准和 1 项(及以上)临床标准者;②可能 AS:符合 3 项临床标准,或符合放射学标准而不伴任何临床标准者。

4. 治疗原则　2011 年,国际脊柱关节炎专家评估协会(ASAS)、欧洲抗风湿联盟(EULAR)对强直性脊柱炎的最新治疗和管理建议如下:

总体原则包括:①AS 是一种存在多种临床表现并具有潜在严重后果的疾病,需要在风湿科医师协调下进行多学科联合治疗;②AS 的主要治疗目标是通过控制症状和炎症来最大程度地提高生活质量,避免远期关节畸形,保持社交能力;③AS 的治疗目的是在医师和患者共同决策下对患者进行最好的照顾;④同时兼顾药物和非药物治疗。

(1)非药物治疗:AS 的非药物治疗基础是患者教育和规律的锻炼及物理治疗,锻炼尤其针对脊柱、胸廓、髋关节活动等锻炼更为有效。晚期的患者还需注意立、坐、卧正确姿势;睡硬板床、低枕,避免过度负重和剧烈运动。

(2)药物治疗

1)非甾体抗炎药(NSAIDs):推荐 NSAIDs 作为有疼痛和晨僵的 AS 患者的一线用药;对于有持续活动性症状的患者倾向于用 NSAIDs 维持治疗。对于前面推荐方法治疗后仍效果不好、有禁忌证或不能耐受的患者,可以考虑应用诸如对乙酰氨基酚和阿片类药物等镇痛药。

2)抗风湿药(DMARDs):没有足够证据证实 DMARDs 包括柳氮磺吡啶和甲氨蝶呤对 AS 中轴病症有效;对外周关节炎患者可考虑应用柳氮磺吡啶。

3)抗 TNF 治疗:根据 ASAS 的推荐,对于持续高疾病活动性的患者,无论是否应用传统治疗,都应该给予抗 TNF 治疗;没有证据支持中轴疾病的患者应用抗 TNF 治疗之前或治疗期间需要同时使用 DMARDs;没有证据表明各种 TNF 抑制剂在治疗中轴、外周关节和肌腱末端病表现的疗效方面有差异,但是在炎性肠病中的疗效差异应该考虑。那些对 TNF 抑制剂治疗无效的患者,换用第二种 TNF 抑制剂可能会有效,无证据显示 TNF 抑制剂之外的生物制剂对 AS 有效。

4) 糖皮质激素类药物:一般不主张口服或静脉全身应用皮质激素治疗,除非病情进展急剧、症状严重、NSAIDs 药物无法控制时,短时间进行冲击治疗,可起到良好效果。通常情况下糖皮质激素类药物作为局部辅助用药以改善症状。对急性葡萄膜炎、肌肉关节的炎症可考虑予以局部直接注射糖皮质激素类药物,循证医学证据不支持全身应用糖皮质激素类药物治疗中轴关节病变。

5) 其他:近年来,疑难病例也有使用沙利度胺和帕米膦酸二钠等药物治疗。前者基于其免疫调节作用,后者则由于其骨质保护作用,一般不作为一线选择治疗药物。

(3) 外科治疗:对于髋关节病变导致难治性疼痛或关节残疾及有放射学证据的结构破坏,无论年龄多大都应该考虑全髋关节置换术。对有严重畸形的患者可以考虑脊柱矫形术。在急性脊柱骨折的 AS 患者中应该进行脊柱手术。

(二) 反应性关节炎

ReA 是一种与特定部位感染相关的脊柱关节炎,因此诊断时需注意寻找泌尿生殖道或肠道前驱感染的证据,同时具备脊柱关节病常见的临床表现,如典型的外周关节炎为以下肢为主的非对称性寡关节炎,常有肌腱末端炎、眼炎、炎性下腰痛、阳性家族史以及 HLA-B27 阳性等,有以上表现者诊断并不困难,但由于各种表现可在不同时期出现,所以诊断有时需要数月时间。发展为慢性 ReA 患者,其关节炎和 / 或皮损的表现类似银屑病关节炎、强直性脊柱炎和白塞病。

1. 分类标准　目前,多沿用 1996 年 Kingsley 与 Sieper 提出的 ReA 的分类标准:

(1) 外周关节炎:下肢为主的非对称性寡关节炎。

(2) 前驱感染的证据:①如果 4 周前有临床典型的腹泻或尿道

炎,则实验室证据可有可无;②如果缺乏感染的临床证据,必须有感染的实验室证据。

(3)排除引起单或寡关节炎的其他原因,如其他脊柱关节病、感染性关节炎、莱姆病及链球菌 ReA。

(4)HLA-B27 阳性,ReA 的关节外表现(如结膜炎、虹膜炎以及皮肤、心脏与神经系统病变等),或典型脊柱关节病的临床表现(如炎性下腰痛、交替性臀区疼痛、肌腱末端炎或虹膜炎)不是 ReA 确诊必须具备的条件。

2. 治疗原则 目前尚无特异性或根治性治疗方法,和其他炎性关节病一样,治疗目的在于控制和缓解疼痛,防止关节破坏,保护关节功能。

(1)一般治疗:口腔与生殖器黏膜溃疡多能自发缓解无须治疗。急性关节炎可卧床休息,但应避免固定关节夹板以免引起纤维强直和肌肉萎缩。当急性炎症症状缓解后,应尽早开始关节功能锻炼。

(2)非甾体抗炎药(NSAIDs):本类药物种类繁多,但疗效大致相当,具体选用因人而异,可减轻关节肿胀和疼痛及增加活动范围,是早期或晚期患者症状治疗的首选。具体用法与不良反应,可参考强直性脊柱炎用药。

(3)抗菌药物:抗菌药物的治疗仍有争议。对于获得性 ReA,短期使用氧氟沙星或大环内酯类治疗并发的尿道感染,可能减少有 ReA 病史患者的关节炎复发的风险,但是对于已有的关节炎本身是否有益尚缺乏证据。另外,也不推荐长期抗菌药物治疗慢性 ReA。而对于肠道型 ReA,抗菌药物治疗常常是无效的,并不推荐于 ReA 发生之后使用。

(4)糖皮质激素类药物:对 NSAIDs 不能缓解症状的个别患者可短期使用糖皮质激素类药物,但口服治疗既不能阻止本病的发展,还会因长期治疗带来不良反应。外用糖皮质激素类药物和角质溶解剂,对溢脓性皮肤角化症有用。关节内注射糖皮质激素类药物,可暂时缓解膝关节和其他关节的肿胀。对足底筋膜或跟腱滑囊引起的疼痛和压痛可局部注射糖皮质激素类药物治疗,使踝关节早日活动以免跟腱变短和纤维强直。必须注意避免直接跟腱内注射,否则可能会引起跟腱断裂。

(5)慢作用抗风湿药:当 NSAIDs 不能控制关节炎,关节症状持续 3 个月以上或存在关节破坏的证据时,可加用慢作用抗风湿药,应用最广泛的是柳氮磺吡啶,对于重症不缓解的 ReA 可试用甲氨蝶呤和硫唑嘌呤等免疫抑制剂。具体用法与不良反应,可参考强直性脊柱炎用药。

(6)生物制剂:肿瘤坏死因子(TNF)抑制剂已经成功地用于治疗其他类型的脊柱关节病,如强直性脊柱炎、银屑病关节炎等,但对 ReA 尚缺乏随机对照的研究验证其有效性和安全性。一些小样本的开放研究或病例报道,表明其可能有效。目前国内此类药物有 2 种:重组人 II 型肿瘤坏死因子受体 - 抗体融合蛋白和肿瘤坏死因子单克隆抗体,具体用法与不良反应,可参考强直性脊柱炎用药。

（三）银屑病关节炎

1. 诊断要点　银屑病患者有炎性关节炎表现,即可诊断。因部分 PsA 患者银屑病出现在关节炎后,此类患者的诊断较困难,应注意临床和放射学线索,如询问有无银屑病家族史、寻找隐蔽部位的银屑病变、注意受累关节部位、有无脊柱关节病等来作出诊断并排除其他疾病。

皮肤银屑病是 PsA 的重要诊断依据。顶针样凹陷,指甲脱离、变色、增厚、粗糙、横嵴和甲下过度角化等指(趾)甲病变是银屑病可能发展为 PsA 的重要临床表现。本病可累及一个或多个关节,以指关节、跖趾关节等手足小关节为主,远端指间关节最易受累,常不对称,关节僵硬、肿胀、压痛和功能障碍,脊柱病变可有腰背痛和脊柱强直等症状。

本病无特殊性实验室检查,病情活动时血沉加快,C 反应蛋白增加,IgA、IgE 增高,补体水平增高等;滑液呈非特异性反应,白细胞轻度增高,以中性粒细胞为主;类风湿因子阴性,少数患者可有

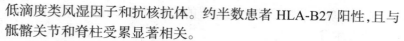

低滴度类风湿因子和抗核抗体。约半数患者 HLA-B27 阳性,且与骶髂关节和脊柱受累显著相关。

2. 治疗原则　PsA 目前还没有特效药物,但一般都能很好地控制银屑病关节炎的症状和疾病进展。PsA 治疗目的在于缓解疼痛和延缓关节破坏,应兼顾治疗关节炎和银屑病皮损,制订的治疗方案应因人而异。

(1)一般治疗:适当休息,避免过度疲劳和关节损伤,注意关节功能锻炼,忌烟、酒和刺激性食物。

(2)药物治疗

1)NSAIDs:适用于轻、中度活动性关节炎者,具有抗炎、止痛、退热和消肿作用,但对皮损和关节破坏无效。

2)慢作用抗风湿药:防止病情恶化及延缓关节组织的破坏,可单用或联合用药,常用的有甲氨蝶呤,还可选用柳氮磺吡啶、金诺芬、青霉胺、硫唑嘌呤、环孢素、来氟米特、生物制剂、植物药制剂如雷公藤多苷等,治疗期间要注意监测血尿常规和肝肾功能。

3)糖皮质激素类药物:全身糖皮质激素类药物仅用于病情严重且一般药物治疗不能控制时。因不良反应大,突然停用可诱发严重的银屑病,且停用后易复发,因此一般不选用,也不长期使用;但也有学者认为小剂量糖皮质激素类药物可缓解患者症状,并在抗风湿药起效前起"桥梁"作用。关节腔注射长效糖皮质激素类药物适用于急性单关节或少关节炎型患者,但不应反复使用,1 年内不宜超过 3 次,同时应避开皮损处注射,过多的关节腔穿刺除了易并发感染外,还可发生类固醇晶体性关节炎。稳定期病情顽固的局限性皮损可以配合外用糖皮质激素类药物,能够使皮损较快消退。

(3)局部治疗:银屑病的外用药以还原剂、角质剥脱剂以及细胞抑制剂为主。根据皮损的类型、病情等进行选择。在疾病急性期,以及发生在皱褶处的皮损避免使用刺激性强的药物,稳定期可以使用作用较强的药物。

(4)其他治疗:如紫外线治疗、光化学治疗、水浴治疗等物理疗

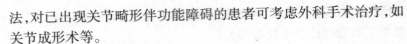

法,对已出现关节畸形伴功能障碍的患者可考虑外科手术治疗,如关节成形术等。

（四）炎性肠病性关节炎

1. 诊断要点　炎性肠病性关节炎的诊断不难,临床上,当溃疡性结肠炎和克罗恩病诊断明确,并出现外周关节炎和中轴关节病变,排除其他疾病即可诊断。一般需与类风湿关节炎、银屑病关节炎和强直性脊柱炎相鉴别。值得注意的是,诊断炎性肠病时需与其他疾病包括缺血性结肠炎、显微镜下结肠炎、放射性肠炎、扭转性肠炎、非甾体抗炎药诱发性肠病、过敏性紫癜、恶性淋巴瘤和其他肿瘤相鉴别,其中,溃疡性结肠炎与感染性、缺血性或药物性结肠炎,克罗恩病与肠结核的鉴别尤为重要。一些难以与炎性肠病鉴别的疾病,甚至需 3~6 个月的随访观察来明确诊断。

2. 治疗原则　治疗原则是积极治疗原发病,控制发作,维持缓解,减少复发,防治并发症。在疾病控制发作之后,均应长期维持治疗,一般以水杨酸类药物为主维持治疗,部分患者使用免疫抑制药。维持时间应不少于 3 年,甚至终生维持,其间部分病例可酌情隔天或间隙给药以减少用药量和药物副作用。

（1）药物治疗

1）非甾体抗炎药:这类药物可迅速减轻关节肿胀和疼痛及增加活动范围,非甾体抗炎药种类繁多,但对 IBDA 的疗效大致相当。如一种药物治疗 2~4 周疗效不明显,应改用其他不同类别的抗炎药,在用药过程中应始终注意监测药物不良反应并及时调整。

2）免疫抑制剂:该类药物较非甾体抗炎药发挥作用慢,需 1~6 个月。

柳氮磺吡啶为治疗轻、中度炎性肠病性关节炎的主药,也是维持缓解最为有效的一类药物。该药可改善炎性肠病性关节炎的关节疼痛、肿胀和发僵,通常推荐用量为每天 2.0g,分 2~3 次口服。为了弥补柳氮磺吡啶起效较慢及抗炎作用较弱的缺点,通常选用1 种起效快的非甾体抗炎药与其并用。

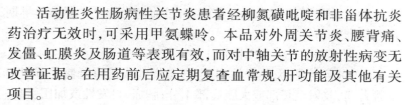

活动性炎性肠病性关节炎患者经柳氮磺吡啶和非甾体抗炎药治疗无效时,可采用甲氨蝶呤。本品对外周关节炎、腰背痛、发僵、虹膜炎及肠道等表现有效,而对中轴关节的放射性病变无改善证据。在用药前后应定期复查血常规、肝功能及其他有关项目。

对于炎性肠病活动明显者还可采用硫唑嘌呤。

3)糖皮质激素类药物:口服糖皮质激素类药物可缓解滑膜炎,但对中轴关节症状无效,只有当其有必要用来控制肠道疾病时,才可全身性应用,是治疗炎性肠病性关节炎原发病的主药。

4)抗菌药物:在克罗恩病处理中占有重要的地位,甲硝唑和喹诺酮类的作用与 5- 氨基水杨酸相当。

5)生物制剂:为炎性肠病性关节炎的治疗开辟了一条新途径,迄今为止,针对 TNF-α 的生物制剂,已被证明是治疗炎性肠病性关节炎中最有效的药物。

(2)局部灌肠治疗:主要适合病变局限于直肠、乙状结肠的病例。灌肠液主要由普鲁卡因、甲硝唑、地塞米松等组成。可先以每天 3mg 灌肠 1 周,再以每天 6mg 剂量灌肠 3 周。柳氮磺吡啶、5-氨基水杨酸均有栓剂,对溃疡性结肠炎有一定疗效。

(3)手术治疗:紧急手术指征有大出血、肠穿孔、重型患者特别是合并中毒性结肠扩张经积极内科治疗无效且伴严重毒血症者。择期手术指征包括并发癌变、腹腔内脓肿、瘘管形成,顽固性全结肠炎内科治疗效果不理想且严重影响生活质量,或虽然糖皮质激素类药物可控制病情但副作用太大不能耐受者。

（五）未分化脊柱关节炎

1. 诊断要点　本病的诊断是将患者按总体即脊柱关节病来分类,所以,第一步是要明确是否为脊柱关节病,具体可按欧洲脊柱关节病研究组（ESSG）分类标准或 Amor 脊柱关节病诊断标准诊断,后者的敏感性和特异性均较高。然后,在可能的情况下,再进一步分类为不同的脊柱关节病类型,其中未能诊断为某种明确的脊柱关节病者,当然就是未分化脊柱关节病。

就未分化脊柱关节病本身而言,目前尚无统一的标准。早期诊断标准如下:

(1)遗传学:HLA-B27 阳性 1.5 分。

(2)临床表现:炎性脊柱痛 1 分;自发的或压迫骶髂关节引起的腰背痛,放射至臀部或大腿后部 1 分;胸痛,自发性或加压引起,或扩胸受限(≤ 2.5cm)1 分;周围关节或脚跟痛 1 分;前葡萄膜炎 1 分;颈椎或腰椎各方向活动受限 1 分。

(3)实验室检查:血沉增快 1 分。年龄 <50 岁:男性 >15mm/h,女性 >25mm/h;年龄 ≥ 50 岁:男性 >20mm/h,女性 >30mm/h。

(4)放射学:脊柱征象包括韧带骨赘、椎体方形变、桶状椎体、Romanus 或 Anderson 病灶,累及骨突关节或肋骨椎骨横突关节 1 分。

总计 ≥ 3.5 分即达到诊断标准。

由于未分化脊柱关节病症状多种多样,表现不典型,故误诊率较高,多被误诊为椎间盘突出、风湿性关节炎、坐骨神经痛、腰肌劳损等,因此应提高对该病的警惕性,重视臀区痛、大腿内侧痛、髋区痛,以及足跟痛、足掌痛和膝关节肿痛,仔细检查是否有附着点炎的体征等。

尽管未分化脊柱关节病患者腰痛不显著,甚至缺如,但疑及此病时,骶髂关节炎相关体征的检查仍很重要,还应做骶髂关节影像学检查和 HLA-B27 检查。此外,未分化脊柱关节病中有许多患者最终可发展为强直性脊柱炎,但早期与强直性脊柱炎患者相比有以下不同特点:①症状轻,不典型;②无脊柱活动受限;③不一定有骶髂关节炎;④ HLA-B27 不一定阳性,阳性率较强直性脊柱炎组低;⑤女性比例较强直性脊柱炎患者明显高,说明女性患者病情较轻,即使病程较长,仍多为未分化型。

2. 治疗原则 一部分未分化脊柱关节病的患者由于仅有轻微的症状和体征,可以无须特殊治疗,或进行理疗改善症状,明显炎症患者可选用非甾体抗炎药。

一般不主张口服或静脉全身使用糖皮质激素类药物,但对于难治性虹膜炎,可能需要全身用糖皮质激素类药物或免疫抑制剂治疗。前葡萄膜炎可以通过扩瞳和糖皮质激素类药物滴眼得到较好控制。对外周关节炎可行关节腔内注射糖皮质激素类药物治疗。对顽固性的骶髂关节痛患者,CT 引导下的骶髂关节内注射糖皮质激素类药物可缓解症状,减少非甾体抗炎药的使用。少数急性或炎症高度活动的患者,可全身使用糖皮质激素类药物,但剂量与疗程宜从严掌握。病程较长的慢性患者,有持久关节炎和附着点病,如单用非甾体抗炎药不能完全控制症状时,可加用免疫抑制剂。对有炎性肠病的未分化脊柱关节病患者,使用柳氮磺吡啶可获得较好疗效。

三、糖皮质激素类药物的作用特点比较

脊柱关节病尚无根治方法,药物治疗多首选非甾体抗炎药及其他改善症状的药物。一般不主张口服或静脉全身应用糖皮质激素类药物治疗,除非病情进展急剧,症状严重。糖皮质激素类药物适用于关节炎症明显或有关节外症状,而又不能被非甾体抗炎药所控制或慢作用药物尚未起效的患者,其作用机制为激活下丘脑-垂体-肾上腺轴,抑制细胞及体液免疫,能迅速有效地减轻炎症。

大部分患者予小剂量糖皮质激素类药物,相当于泼尼松 5~10mg,症状控制后逐渐减量以至撤除,必要时再加用。

少数病例即使用大剂量抗炎药也不能控制症状时,给予甲泼尼龙 15mg/(kg·d)冲击治疗,连续 3 天,可暂时缓解疼痛。对其他治疗不能控制的下背痛,在 CT 指导下行糖皮质激素类药物骶髂关节注射,部分患者可改善症状,疗效可持续 3 个月左右。本病伴发的长期单关节积液,可行长效糖皮质激素类药物关节腔注射。糖皮质激素类药物口服治疗不仅不能阻止本病的发展,还会因长期治疗带来不良反应。

1. 甲泼尼龙与醋酸泼尼松　以强直性脊柱炎为例,一项国内为期 16 周的开放性临床研究[18],对不同剂量糖皮质激素类药物

治疗 NSAIDs 难治性 AS 的疗效与安全性进行了评价。受试者经筛选合格后随机分为 2 组,大剂量激素组受试者 27 例,小剂量激素组受试者 21 例。具体研究设计见表 4-7。

表 4-7 甲泼尼龙与醋酸泼尼松给药剂量研究设计

时间	大剂量激素组 +NSAIDs	小剂量激素组 + NSAIDs
第 1~5 周	甲泼尼龙 250 ~500mg/d,静脉滴注,连用 3~4 天,每周重复 1 次,治疗 3 次;甲泼尼龙末次治疗结束后用小剂量醋酸泼尼松 20mg/d,维持至第 5 周	小剂量醋酸泼尼松 20mg/d
第 6~9 周	第 6 周开始醋酸泼尼松减量至 15mg/d,此后每周减少 2.5mg,减至 7.5mg	第 6 周开始醋酸泼尼松减量至 15mg/d,此后每周减少 2.5mg,减至 7.5mg
第 10~16 周	约每周醋酸泼尼松减量 1mg,7 周将 7.5mg 减完	约每周醋酸泼尼松减量 1mg,7 周将 7.5mg 减完

疗效评估结果:①治疗 1 周后,大剂量组有 74.1% 的患者达到主要疗效指标强直性脊柱炎疗效评价标准 20 反应(ASAS20),达到次要疗效指标强直性脊柱炎疗效评价标准 20 反应(ASAS40)的患者比例为 33.3%。而小剂量组达到 ASAS20 和 ASAS40 的患者比例分别为 14.3% 和 0%,两组之间的差异均有统计学意义(P 值均 <0.05)。两组之间各疗效指标 Bath 强直性脊柱炎疾病活动指数(BASDAI)、Bath 强直性脊柱炎功能指数(BASFI)、红细胞沉降率(ESR)、C 反应蛋白(CRP)等的改善也有差别,差异均具有统计学意义(P 值均 <0.05)。②治疗 6 周后,大剂量组有 81.5% 的患者达到主要疗效指标 ASAS20,达到

次要疗效指标 ASAS40 的患者比例为 77.8%。而小剂量组达到 ASAS20 和 ASAS40 的患者比例分别为 42.9% 和 28.6%,两组之间的差异均有统计学意义(P 值均 <0.05)。两组之间各疗效指标 BASDAI、BASFI、ESR、CRP 等的改善也有差别,差异均具有统计学意义(P 值均 <0.05)。

安全性结果:大剂量组中 10 例患者发生与治疗相关的副作用,最常见的是对血糖的影响及上呼吸道、消化道的感染,其次是皮肤及其附属器官的损害,多数与药物相关的不良反应症状轻微,无须停药可自行缓解或经常规治疗后可恢复。小剂量组 3 例发生与治疗相关的药物不良反应。两组之间差异无统计学意义(P=0.078)。

结论:①短期口服小剂量激素 20mg 可以缓解 AS 患者的症状、体征及炎性指标,可以考虑作为对甲泼尼龙冲击治疗禁忌且经济条件差不能使用生物制剂的难治性 AS 患者的另一种选择。②甲泼尼龙冲击治疗对 AS 患者症状、体征及炎性指标的改善程度明显优于小剂量激素口服,不良反应评估在统计学上虽无显著差异,但甲泼尼龙冲击治疗远期毒副作用仍需更多大样本、多中心的临床研究以及长期随访进一步证实。

2. 甲泼尼龙与地塞米松 另一项国外类似的大剂量甲泼尼龙与地塞米松比较研究,例数为 46 例,方法:甲泼尼龙组给予 500~1 000mg 甲泼尼龙静脉冲击,1 周为 1 个疗程,每天 1 次,连用 3 天,其余 4 天停止激素治疗,至累计剂量为 3 000~5 000mg 后停药。地塞米松组给予 50~100mg 地塞米松静脉冲击,1 周为 1 个疗程,每天 1 次,连用 3 天,其余 4 天停止激素治疗,累计 500~1 000mg。3 个月后进行疗效评价。结果:大剂量甲泼尼龙与地塞米松组在治疗 3 个月后临床症状和实验室指标均有明显改善,两组比较除血沉外,差别无显著意义。大剂量甲泼尼龙与地塞米松组治疗 3 个月后比较综合指标 ASAS 方面也无显著差异,两组患者均无严重不良事件发生。

因样本量不足,纳入研究和系统评价的局限性,以及可能存在执行偏倚和推测偏倚而影响证据的可靠性,综合以上可知:①大剂量甲泼尼龙和小剂量醋酸泼尼松比较,治疗 NSAIDs 难治性 AS 均具有短期疗效。②大剂量甲泼尼龙和地塞米松治疗 AS 均能获得较高 ASAS20 和 ASAS40。③短期使用大剂量糖皮质激素类药物≤3 个月的观察期内无严重毒副作用报告。

第十节 痛 风

一、痛风的概述、分类与临床表现

(一) 概述

痛风是尿酸盐沉积于骨关节、肾脏和皮下等部位,引发的急、慢性炎症和组织损伤,与嘌呤代谢紊乱及/或尿酸排泄减少所致的高尿酸血症直接相关,属于代谢性风湿病范畴。

痛风分布于世界各地,受种族、饮食、饮酒、职业、环境和受教育程度等多因素影响。在我国,近年来痛风的发病率呈上升趋势,可能与生活方式和饮食结构的改变有关。

(二) 分类

痛风依病因不同,可分为原发性和继发性两大类。原发性痛风由遗传因素和环境因素共同致病,大多数为尿酸排泄障碍,少数为尿酸生成增多。具有一定的家族易感性,除极少数是先天性嘌呤代谢酶缺陷外,绝大多数病因未明,常与肥胖、糖脂代谢紊乱、高血压、动脉硬化和冠心病等聚集发生。继发性痛风主要由肾脏疾病致尿酸排泄减少,骨髓增生性疾病及放疗致尿酸生成增多,某些药物抑制尿酸的排泄等多种原因所致。

(三) 临床表现

痛风临床表现可分为无症状期、急性关节炎期、痛风石及慢性关节炎期和对肾脏的影响。

1. 无症状期 仅有波动性或持续性高尿酸血症,从血尿酸增高至症状出现的时间可达数年,有些可终身不出现症状,但随年龄增长,痛风的患病率增加,并与高尿酸血症的水平和持续时间有关。

2. 急性关节炎期　①多在午夜或清晨突然起病,关节剧痛,呈撕裂样、刀割样或咬噬样,难以忍受,数小时内出现受累关节的红、肿、热、痛和功能障碍;②单侧第1跖趾关节最常见,其余为趾、踝、膝、腕、指、肘关节;③发作常呈自限性,多于数天或2周内自行缓解,受累关节局部皮肤脱屑和瘙痒;④可伴高尿酸血症,但部分患者急性发作时血尿酸水平正常;⑤关节液或皮下痛风石抽吸物中发现双折光的针形尿酸盐结晶,是确诊本病的依据;⑥秋水仙碱可以迅速缓解关节症状;⑦可有发热等症状。常见的发病诱因有受寒、劳累、饮酒、高蛋白高嘌呤饮食、外伤、手术、感染等。

3. 痛风石及慢性关节炎期　痛风石是痛风的特征性改变,多见于耳廓,也常见于反复发作的关节周围。关节内大量沉积的痛风石可造成关节骨质破坏、关节周围组织纤维化、继发退行性改变等,但较少继发感染。临床表现为持续关节肿痛、压痛、畸形、关节功能障碍。

4. 对肾脏的影响　主要表现在两方面:痛风性肾病和尿酸性肾结石。前者起病隐匿,临床表现为尿浓缩功能下降,出现夜尿增多、尿比重低、白细胞尿、低分子蛋白尿、轻度血尿及管型尿等。后者在痛风患者中占比为10%~25%,尿酸结石较小者可无明显症状,较大者可引起肾绞痛、血尿、排尿困难、肾积水、肾盂肾炎或肾周围炎等。

二、痛风的诊断要点与治疗原则

(一)诊断要点

原发性痛风诊断主要依靠临床表现、血尿酸水平、查找尿酸盐结晶和影像学检查。继发性高尿酸血症或痛风发生在其他疾病如肾脏病、血液病等过程中,或有明确的相关用药史及肿瘤放化疗史。男性和绝经后女性血尿酸 >420μmol/L、绝经前女性

>358μmol/L,可诊断为高尿酸血症。如出现特征性关节炎表现、尿路结石或肾绞痛发作,伴有高尿酸血症应考虑痛风,关节液穿刺或痛风石活检证实为尿酸盐结晶,可作出诊断。急性关节炎期诊断有困难者,秋水仙碱试验性治疗有诊断意义。

急性痛风性关节炎是痛风的主要临床表现,常为首发症状,目前多采用 1997 年美国风湿病学会(ACR)的分类标准或 1985 年 Holmes 标准进行诊断,同时应与其他疾病相鉴别。

1. 1997 年 ACR 急性痛风性关节炎分类标准　关节液中有特异性尿酸盐结晶,或用化学方法或偏振光显微镜证实痛风石中含尿酸盐结晶,或具备以下 12 项(临床、实验室、X 线表现)中 6 项:

(1)急性关节炎发作 >1 次。

(2)炎症反应在 1 天内达高峰。

(3)单关节炎发作。

(4)可见关节发红。

(5)第一跖趾关节疼痛或肿胀。

(6)单侧第一跖趾关节受累。

(7)单侧跗骨关节受累。

(8)可疑痛风石。

(9)高尿酸血症。

(10)不对称关节内肿胀(X 线证实)。

(11)无骨侵蚀的骨皮质下囊肿(X 线证实)。

(12)关节炎发作时关节液微生物培养阴性。

2. 1985 年 Holmes 标准　具备下列 1 条者:

(1)滑液中的白细胞有吞噬尿酸盐结晶的现象。

(2)关节腔积液穿刺或结节活检有大量尿酸盐结晶。

(3)有反复发作的急性单关节炎和无症状间歇期、高尿酸血症及对秋水仙碱治疗有特效者。

间歇期痛风为反复急性发作之间的缓解状态,通常无任何不适或仅有轻微的关节症状,因此,此期诊断必须依赖过去的急性痛

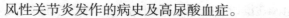

风性关节炎发作的病史及高尿酸血症。

慢性期痛风为病程迁延多年,持续高浓度的血尿酸未获满意控制的后果,痛风石形成或关节症状持续不能缓解是此期的临床特点。结合 X 线或结节活检查找尿酸盐结晶,不难诊断。

尿酸盐肾病患者最初表现为夜尿增加,继之尿比重降低,出现血尿,轻、中度蛋白尿,甚至肾功能下全,应与肾脏疾病引起的继发性痛风相鉴别。尿酸性尿路结石则以肾绞痛和血尿为主要临床表现。X 线平片大多不显影,而 B 超检查则可发现。对于肿瘤广泛播散或接受放化疗的患者突发急性肾衰竭,应考虑急性尿酸性肾病,其特点是血尿酸急剧升高。

（二）治疗原则

痛风的治疗包括非药物治疗、药物治疗和手术治疗。

1. 非药物治疗 主要在于对患者进行健康教育,包括避免高嘌呤、高能量饮食,避免暴食、酗酒,避免受凉受潮、过度疲劳和精神紧张,每天饮水 2 000ml 以上,保持合理体重,穿舒适鞋,防止关节损伤,同时注意防治伴发疾病。

2. 药物治疗

（1）急性痛风性关节炎的治疗:应注意卧床休息、抬高患肢,避免负重。暂缓使用降尿酸药物,但已服用降尿酸药物者无须停用,以免引起血尿酸波动、延长发作时间或引起转移性痛风。以下三类药物应及早、足量使用,见效后逐渐减量、停用。

非甾体抗炎药(NSAIDs):各种 NSAIDs 均可有效缓解急性痛风症状,为急性痛风关节炎的一线用药,常用药物有吲哚美辛、双氯芬酸、依托考昔等。

秋水仙碱:是治疗急性发作的传统药物,可抑制炎性细胞趋化,对制止炎症、止痛有特效,应及早使用,大部分患者于用药后24 小时内疼痛可明显缓解,需要注意的是,秋水仙碱的治疗剂量与中毒剂量十分接近。

糖皮质激素类药物:治疗急性痛风有明显的疗效,通常用于不能耐受 NSAIDs 或秋水仙碱或肾功能不全者,为避免停药后症状"反跳"，应逐渐减量，也可停药时加用小剂量秋水仙碱或NSAIDs。

(2)间歇期和慢性期的治疗：旨在控制血尿酸在正常水平。降尿酸药分为两类，一类是促尿酸排泄药，包括丙磺舒、苯磺唑酮、苯溴马隆等；一类是抑制尿酸生成药，目前只有别嘌醇。这两类药均应在急性发作缓解 2 周后小剂量开始应用，逐渐加量，根据血尿酸的目标水平调整至最小有效剂量，并长期甚至终身维持。仅在单一药物疗效不好、血尿酸 >535μmol/L、痛风石大量形成时，联用两类降尿酸药。

(3)肾脏病变的治疗：痛风相关的肾脏病变均是降尿酸药物治疗的指征，除积极控制血尿酸水平外，还应碱化尿液并保持尿量。在使用利尿剂时，应避免使用影响尿酸排泄的噻嗪类利尿剂，可选择螺内酯。碳酸酐酶抑制剂乙酰唑胺兼有利尿和碱化尿液作用，亦可选用。

(4)无症状高尿酸血症的治疗：一般无须药物治疗，但应控制饮食，避免诱因。如经过饮食控制血尿酸仍高于 90mg/L，有家族史或伴发相关疾病的血尿酸高于 80mg/L，可进行降尿酸治疗。

3. 手术治疗　必要时可选择剔除痛风石，对残毁关节进行矫形等手术治疗。

三、糖皮质激素类药物的作用特点比较

痛风患者一般不选用糖皮质激素类药物，仅在非甾体抗炎药或秋水仙碱作用不明显时使用，临床应用较多的有地塞米松、醋酸泼尼松，首选片剂。地塞米松和醋酸泼尼松的作用特点比较，见表 4-8。

表 4-8　地塞米松与醋酸泼尼松的作用特点比较

药品	盐皮质激素作用	对糖代谢影响	对蛋白质代谢影响	对神经系统影响	等效剂量/mg	相当抗炎作用	受体亲和力	与清蛋白亲和力	血浆半衰期/min	生物半衰期/h	下丘脑-垂体-肾上腺抑制时间/d	用法用量
地塞米松	0	+++	+++	+++	0.75	25	710	>100	>300	36~72	2.75	成人开始剂量为每天 0.75~3.00mg，每天 2~4 次；维持量约 1 天 0.75mg，视病情而定
泼尼松	1+	+	-	-	5	4	5	68	60	18~36	1.25~1.50	开始剂量为 10mg，每天 3~4 次；症状缓解后逐渐减量

第十一节 案例评析

案例1 糖皮质激素类药物治疗类风湿关节炎继发干燥综合征

【案例简介】

患者,女,43岁,因"双手小关节肿胀疼痛3年余,加重伴膝关节肿胀,眼干涩不适"入院。患者诉:双手晨僵、膝关节不适,间断出现游走性关节疼痛,四肢小关节受累,偶有肩关节不适。查体:指关节压痛,膝关节肿胀伴积液,四肢关节压痛点16个。实验室检查:HGB 110g/L,WBC 4.5×10^9/L,类风湿因子159 IU/ml,ESR 36mm/h,CRP 15.8mg/L,抗核抗体1:100,抗角蛋白抗体(+),抗环瓜氨酸肽抗体(+),内膜破裂时间7秒,Schirmer I 试验(+)。影像学检查:胸12椎体变扁,压缩性骨折。

诊断:类风湿关节炎、继发干燥综合征、慢性胃炎。

治疗:给予注射用甲泼尼龙30mg,静脉滴注,每天1次,第1~3天;醋酸泼尼松片10mg,每天1次,口服,第4~6天;醋酸泼尼松片5mg,每天1次,口服第7天;塞来昔布胶囊100mg,口服,每天2次,第1~7天;注射用兰索拉唑40mg,加0.9%氯化钠注射液100ml,静脉滴注,每天1次,第1~7天;甲氨蝶呤片10mg,口服,每周1次,第1~3天;来氟米特片100mg,口服,每天2次,第1~7天;羟氯喹片200mg,口服,每天1次,第1~7天;重组牛碱性成纤维细胞生长因子眼用凝胶,0.1g,点眼,每天2次,第1~7天;碳酸钙D$_3$片120mg,口服,每天1次,第2~7天;白芍总苷胶囊0.4g,口服,每天3次,第1~7天;鲑鱼降钙素鼻喷剂,每次1喷,每天1次,第2~7天。

【药师点评】

美国风湿病学会(ACR)建议:开始应用泼尼松剂量高于5mg/d,治疗时间长于3个月的患者应戒烟、酒,加强锻炼,控制体重,增加钙的摄入,给予钙及维生素D制剂,以预防骨质丢失。糖皮质激素类药物不是类风湿关节炎的首选药物,对 NSAIDs 疗效欠佳或不能耐受的重症患者,可考虑短期小剂量糖皮质激素类药物,一旦病情改善,应逐渐减量。如果短程使用泼尼松小于 1 个月,停用激素后骨密度会增加,因此,短程使用激素一般不需要预防骨质疏松。该患者影像学检查示,胸 12 椎体变扁,压缩性骨折(患者无外伤和结核病史),可能是长期使用激素导致骨钙流失所致,需要预防骨质疏松。

激素可增加胃蛋白酶分泌,抑制成纤维细胞活动和黏液分泌,故可诱发胃炎、消化性溃疡和胃肠道出血等。该患者伴有慢性胃炎,同时使用 NSAIDs 塞来昔布有消化道出血风险,同时使用兰索拉唑是必要的。

对于干燥综合征患者,糖皮质激素类药物的使用时间应根据病情决定,药物减量应缓慢,通常每 1~2 周减总量的 5%~10%。该患者 3 天调整 1 次剂量,减量过快,可能至病情反复。

糖皮质激素类药物的不良反应与用药品种、剂量、疗程、剂型及用法等明显相关,在使用中应密切监测不良反应。对预计可能造成的不良反应应进行评估,必要时可采取相应的预防和干预措施,使不良反应对患者的伤害降到最低。

案例 2 糖皮质激素类药物治疗系统性红斑狼疮

【案例简介】

患者,女,40 岁,因"发热乏力 2 周余"入院。患者平素身体健康,面部曾反复出现蝶形红斑。入院后查抗 dsDNA 抗体、抗 SmD_1 抗体均阳性,补体 C_3 0.40g/L,κ 补体 C_4 0.08g/L,κ 轻链 24 000.0mg/L,λ 轻链 14 800.0mg/L,抗核抗体谱 IGG 阳性,抗 dsDNA 抗体 1 033.50U/ml,WBC 3.2×10^9/L。

诊断:SLE。

治疗:给予甲泼尼龙 1g 静脉滴注 1 天,后改为 40mg/d,静脉滴注维持治疗,患者体温逐渐恢复正常。15 天后,患者抗结核抗体阳性及结核感染 T 细胞斑点试验阳性,考虑结核病,遂加用利福喷丁胶囊 0.45g,口服,隔天一次;吡嗪酰胺片 0.75g,口服,一天 1 次;异烟肼片 0.3g,口服,一天 1 次。注射用甲泼尼龙减量至 20mg/d,当天患者开始出现低热,体温波动于 37.1~37.6℃。28 天后,患者体温突然上升至 38.3℃,倦怠乏力。实验室检查:WBC 5.6×10⁹/L,N 91.3%,CRP 54mg/L,PCT 0.10ng/ml。29 天时,患者体温 39℃,临床药师建议甲泼尼龙加量至 40mg/d,静脉滴注;利福喷丁改为每周 2 次。29 天时,患者体温开始下降,31 天时完全恢复正常。

【药师点评】

对于 SLE 的冲击疗法,目前只有甲泼尼龙可以使用。其用法为:甲泼尼龙 500~1 000mg/d,静脉滴注,连用 3 天。该患者使用 1 天便减量维持,值得商榷。患者后期因并发结核病,同时使用抗结核药物,导致病情反复(体温升高),可能与药物相互作用有关。糖皮质激素类药物主要通过 CYP3A4 代谢,而利福喷丁为 CYP3A4 诱导药,二者联用会加速甲泼尼龙的代谢。该患者糖皮质激素类药物对半减量时联用利福喷丁,由于药物的诱导作用,实际相当于糖皮质激素类药物减量过快,而导致 SLE 再度活动是完全可能的。为减少二者相互作用,药师建议加用甲泼尼龙的剂量和减少利福喷丁的用药频次,符合药品说明书要求,后患者病情稳定。

使用糖皮质激素类药物时,应注意与其他药物的相互作用。在联用巴比妥酸盐、卡马西平、苯妥英、扑米酮或利福平等药物时,可能会增强代谢并降低全身性皮质激素的作用,相反,口服避孕药或利托那韦可以升高糖皮质激素类药物的血药浓度,糖皮质激素类药物与排钾利尿药(如噻嗪类中效利尿剂或呋塞米等速效利尿剂)合用,可以造成过度失钾,糖皮质激素类药物和非甾体抗炎药合用时,消化道出血和溃疡的发生率高。对于活动性肺结核的患者,应避免使用糖皮质激素类药物。

案例 3 糖皮质激素类药物治疗系统性硬化病合并类风湿关节炎

【案例简介】

患者,女,55岁,因"双手遇冷变色18年,皮肤紧硬16年,趾端坏疽4个月"入院。患者18年前无诱因出现双手近端指间关节以远皮肤遇冷变色,呈变白-变紫-变红三相反应,伴疼痛,未予重视;16年前上述症状加重,并出现双手掌指关节以远皮肤紧硬,不易捏起,当时就诊于外院诊断为"CTD",予地塞米松片5.25mg/d口服,之后逐渐减量至1.5mg/d维持。入院前4个月,患者左足第1、3趾趾末端出现破溃、坏死、疼痛,自行将地塞米松片加量至早2.25mg、晚1.5mg口服,疗效不理想。查体:面部轻度肿胀,张口受限,双肺底可闻及爆裂音,双手近端指间关节以远皮肤紧硬不易捏起,双手挛缩畸形,左足第1、3趾趾末端坏疽。实验室检查:ESR 23mm/h,CRP 44.80mg/L,IgA 2.33g/L,IgG 6.61g/L,IgM 1.44g/L;ANA1 320着丝点型,可提取性核抗原(ENA)六项均正常;RF抗体IgM-RF 84U/ml,IgA-RF 86U/ml,IgG-RF 60U/ml;抗CCP抗体、APF、AKA、抗RA33抗体阳性。心脏彩超显示肺动脉轻度高压(PASP=32mmHg)。肺CT检查提示双肺下叶间质性改变。双手X线检查见双手关节在位,关节间隙变窄,部分消失,关节面邻近骨质密度减低,部分骨质可见囊性低密度区。

诊断:系统性硬化病合并类风湿关节炎、间质性肺病、肺动脉高压症。

治疗:给予泼尼松片50mg/d,分3次口服,注射用环磷酰胺0.4g,静脉滴注,两周1次,依地酸钙钠注射液1.0g,静脉滴注,每天1次及对症治疗。经治疗后患者病情缓解,复查ESR 11mm/h,CRP<3.36mg/L,出院。

【药师点评】

当类风湿关节炎出肢端坏疽时,应予以中到大量糖皮质激素类药物治疗。对合并肺间质性病变,要给予糖皮质激素类药物治疗,糖皮质激素类药物的剂量应根据病情轻重决定。甲泼尼龙的母环 6α 位甲基化,可增加其抗炎活性,促进肺部渗透,在肺部浓度更高;甲泼尼龙有较弱转运蛋白、白蛋白亲和力,因而血浆中游离成分更多;甲泼尼龙起效快,半衰期仅有 20 分钟,地塞米松为长效激素,达血药浓度峰值晚;甲泼尼龙对下丘脑 - 垂体 - 肾上腺轴抑制时间较短,水钠潴留作用轻,地塞米松因生物半衰期长,发生不良反应概率增加。该患者出现症状反复,自行加用地塞米松,疗效不理想,可能与地塞米松剂量不足和起效慢有关。激素剂量的调整应在有资质的医师指导下作出,尤其在病情严重时,使用不当可能增加不良反应、延误病情。该患者激素加量后,炎性指标明显下降,说明激素治疗有效,也说明前期的维持剂量不足。该患者系统性硬化病合并类风湿关节炎,其治疗主要依据类风湿关节炎的治疗方案,使用激素同时应联用改善病情抗风湿药(DMARDs),以减少激素的用量,降低其依赖和不良反应。

案例 4　糖皮质激素类药物可辅助治疗肝移植后新发自身免疫性肝炎

【案例简介】

患者,男,19 岁,因肝移植后间断肝功能异常 2 年 8 个月收治入院。入院时,GPT 为 132IU/L,GOT 为 55IU/L,TBil 为 31.9mmol/L;各项病毒检测均无阳性发现;血铜蓝蛋白为 0.094mg/L,血清铜为 0.25mg/L,尿铜为 0.15mg/L,自身免疫性肝炎抗体谱检测仍无阳性发现,血清 IgG 为 21.3g/L,γ- 球蛋白为 0.28。肝组织穿刺病理学检查,可见汇管区有界面炎,并有较多浆细胞浸润。

诊断:肝移植后新发自身免疫性肝炎。

治疗:给予硫唑嘌呤片 50mg/d 及甲泼尼龙片 20mg/d 进行治疗,同时将他克莫司胶囊减量至 1.0mg/d,停用吗替麦考酚酯,2 周后肝功能基本恢复正常,出院继续治疗。4 个月后,因患者出现满月脸和痤疮等明显的因使用糖皮质激素类药物引起的不良反应,遂将甲泼尼龙逐渐减量至 12mg/d,硫唑嘌呤减量至 37.5mg/d。此时肝功能又出现异常,GPT 为 464U/L,GOT 为 135U/L,γ- 谷氨酰转肽酶为 95U/L,

TBil 为 67.9mmol/L，直接胆红素为 12.8mmol/L。再次将甲泼尼龙加量至 20mg/d，硫唑嘌呤加量至 50mg/d 后，肝功能逐渐恢复正常。之后的 6 个月中，患者服用他克莫司的剂量为 0.75mg/d，硫唑嘌呤为 50mg/d，甲泼尼龙为 10mg/d，肝肾功能均正常[19]。

【药师点评】

长期使用糖皮质激素类药物可出现明显副作用，库欣综合征体征如满月脸、痤疮、水牛背、向心性肥胖等较为常见。患者由于不能接受其外貌上的变化或肥胖，是造成治疗中断的最常见原因。应采用联合治疗方案，尽量减少糖皮质激素类药物剂量，并最终过渡至硫唑嘌呤单药维持治疗方案。自身免疫性肝炎使用泼尼松的起始剂量一般为 50mg/d，如治疗有效提示病情缓解。此时糖皮质激素类药物剂量应逐步减少，每 1~2 周减原剂量的 5%~10%，减至最小剂量维持肝功能正常水平 2 年或以上。该患者一直使用大剂量激素甲泼尼龙(20mg/d)4 个月，出现不良反应才减量，值得商榷。后期激素减量并联用其他药物 6 个月，未再出现激素的不良反应，也说明之前的维持量过大。该患者始终未测出自身免疫性抗体，可能与术后使用糖皮质激素类药物时间较长(1.5 年)有关，因激素可以治疗 AIH 而使抗体检测转阴。

案例 5 糖皮质激素类药物治疗自身免疫性肝炎合并糖尿病

【案例简介】

患者，女，77 岁，3 个月前诉无明显诱因出现双下肢中度凹陷性水肿，伴腹部不适、恶心感。既往有高血压、糖尿病史。患者转氨酶升高数年，一直护肝治疗，疗效不明显。辅助检查①血常规：WBC 3.8×10^9/L，RBC 3.21×10^{12}/L，PLT 77×10^9/L；② 肝功能：GPT 323.1U/L，GOT 380.3U/L；③ ESR：67mm/h；④ 自身免疫检查：IgA 4.38g/L，IgG 26.86g/L，抗 VIRNP +，抗核抗体 +，抗 SSA +，R052 +，RF 123.6IU/ml。

诊断：自身免疫性肝炎、高血压 3 级、2 型糖尿病。

治疗：多烯磷脂酰胆碱注射液 15ml，静脉滴注，每天 1 次；注射用还原型谷胱甘肽1 800mg,静脉滴注,每天1次;注射用甲泼尼龙琥珀酸钠40mg,静脉滴注,每天1次;醋酸泼尼松片30mg,口服,每天1次;同时给予降血压、降血糖、护胃、补钙、补钾等治疗。治疗期间血糖出现波动,加用常规胰岛素后可控制;每周复查肝功能,GPT、GOT逐渐下降。治疗3周后复查肝功能:GPT 44.2U/L,GOT 42.8U/L。

【药师点评】

自身免疫性肝炎需要长期使用糖皮质激素类药物的治疗,在使用剂量上应逐步减量,同时也应根据患者的症状、血清转氨酶,来评价疗效和调整用量。长期使用糖皮质激素类药物可出现较多的不良反应,尤其对于合并有高血压、糖尿病的患者,易导致血压、血糖不易控制。对于高风险患者,应积极给予预防,或调整治疗合并疾病的药物剂量。该患者转氨酶升高数年,常规护肝治疗不佳,给予糖皮质激素类药物治疗后,肝功能逐渐恢复正常,提示糖皮质激素类药物治疗有效。该患者同时合并有高血压、糖尿病,平时控制尚可,使用糖皮质激素类药物后,出现波动,应与之有关。在密切监测血糖情况下,临时加用常规胰岛素,血糖可控。该患者为老年女性患者,发生骨质疏松风险较高,给予补钙预防骨质疏松是必要的。糖皮质激素类药物可增加胃蛋白酶分泌,抑制成纤维细胞活动和黏液分泌,而增加消化性溃疡和出血风险,对于需长期糖皮质激素类药物患者,可采取护胃措施减轻消化性溃疡和降低出血风险。总之,糖皮质激素类药物的不良反应较多,为减少不良反应的发生,可根据病情逐步减量,同时对存在各种不良反应高风险人群,应给予预防用药并护胃治疗。

案例6 糖皮质激素类药物治疗自身免疫性肝炎合并胆汁淤积

【案例简介】

患者,女,60岁,因右上肢麻木无力到神经内科治疗,查肝功能:GPT 156U/L,GOT 166U/L,GGT 1 656U/L,GPT 1 064U/L;尿常规:尿蛋白++;自身免疫:ANA 1:100,CCP-Ab 549.36RU/ml,抗

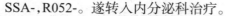

SSA-,R052-。遂转入内分泌科治疗。

诊断:自身免疫性肝炎、多发脑梗死、慢性出血性胃炎(近期胃镜提示)。

治疗:熊去氧胆酸胶囊 0.25g,每天 3 次,口服;五酯滴丸 1 袋,每天 3 次,口服;白芍总苷胶囊 0.6g,每天 2 次,口服;甲泼尼龙片 8mg,每天 3 次,口服;碳酸钙 D_3 片 600mg,每天 1 次,口服;泮托拉唑肠溶胶囊 40mg,每天 1 次,口服;同时给予降血压、抗血小板、护肾、活血化瘀等治疗。治疗 1 个月后,复查肝功能示:GPT 99U/L,GOT 80U/L,GGT 1 143U/L,GPT 639U/L,较前明显好转,出院后继续给予甲泼尼龙片、熊去氧胆酸胶囊等治疗。

【药师点评】

该患者常规肝功能检查中发现肝功能异常,并不是以肝损伤临床表现首诊。对于自身免疫性肝炎有 10%~20% 的患者没有明显症状,仅在体检时意外发现血清转氨酶水平升高,这些无症状患者进展至肝硬化的危险性与有症状患者相近,因此对于该类患者应积极采取治疗措施。该患者 GPT、GOT 明显异常,尤其以 GPT 升高明显,主要表现为胆汁淤积型肝损伤。熊去氧胆酸胶囊可用于胆汁淤积型肝疾病,同时给予糖皮质激素类药物免疫抑制治疗,可以防止自身免疫炎症反应继续损伤肝脏。长期使用糖皮质激素类药物可影响钙的吸收和排泄而导致骨质疏松或股骨头坏死,同时给予碳酸钙 D_3 有一定的预防作用。该患者有慢性出血性胃炎病史,同时需要长期使用抗血小板药物如阿司匹林肠溶片和糖皮质激素类药物如甲泼尼龙,其消化性溃疡特别是消化道大出血或穿孔风险显著增高。糖皮质激素类药物可促进胃酸和胃蛋白酶的分泌,减少胃黏液分泌,促使各种细胞因子和炎症介质表达异常,使胃黏膜失去保护和修复能力,故能诱发或加剧溃疡病,甚至引起出血、穿孔的危险。对于该类患者,建议口服给予质子泵抑制剂以减少消化道的不良反应,但是,长期使用质子泵抑制剂也可造成骨质疏松,因此,给予 H_2 受体拮抗剂或米索前列醇,预防消化道的不良反应可能更好。

案例 7　复方倍他米松注射液治疗脊柱关节病

【案例简介】

患者,男,30 岁,血清阴性脊柱关节病病程 3 年,平时以下腰背痛为主,偶伴有下肢关节痛,一直口服非甾体抗炎药,近 1 个月来觉疼痛加重,查体有明显的骶髂关节压痛,骶髂关节 CT 检查显示单侧Ⅲ级改变。

诊断:脊柱关节病。

治疗:给予骶髂关节注射复方倍他米松注射液进行治疗,术后患者腰背痛程度较术前明显缓解,疼痛评分由术前 9.0 分下降为 2.0 分。

【药师点评】

骶髂关节注射糖皮质激素类药物治疗脊柱关节病,一般要选择符合脊柱关节病诊断标准、以下腰痛为主、有明显的骶髂关节压痛及明显的骶髂关节影像学改变且经非甾体抗炎药治疗无效或不耐受的患者,否则可能引起过度医疗。同时,患者须无手术禁忌证:①骶髂关节炎 CT 分级Ⅳ级;②注射部位皮肤感染;③凝血功能障碍。

骶髂关节穿刺给药方法:患者俯卧于 CT 床上,以层厚 5mm、层距 5mm 对骶髂关节下 2/3 逐层扫描。选择骶髂关节与皮肤距离较短、关节间隙较平直、与矢状面夹角较小的层面(一般在骶髂关节下 1/3 上段),选择好穿刺点,确定无误后,常规消毒、铺洞巾,用 2% 利多卡因注射液作皮肤局部浸润麻醉,用 9 号带芯腰穿针依照测量的夹角进针,在 CT 引导下确认穿刺针是在骶髂关节腔,拔出针芯,注入复方倍他米松注射液 14mg,拔出针,消毒敷料包扎。

复方倍他米松注射液重复注射应间隔 3~4 周,一般 1 年不超过 2~3 次。

研究表明,与醋酸泼尼松龙相比,关节腔内注射复方倍他米松注射液能够显著缓解关节炎患者的症状,在控制渗出、缓解疼痛方

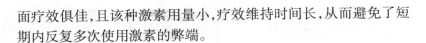

面疗效俱佳,且该种激素用量小,疗效维持时间长,从而避免了短期内反复多次使用激素的弊端。

案例8 炎性肠病性关节炎患者长期使用醋酸泼尼松,引起胃溃疡及骨质疏松

【案例评析】

患者,男,50岁,诊断炎性肠病性关节炎20年,平时一直口服非甾体抗炎药治疗,1年前曾因症状加重住院治疗,给予醋酸泼尼松片20mg,每天3次,口服,后好转出院。1周前患者自觉周身骨骼疼痛,活动受限,起病以来浑身无力,饮食睡眠差,伴上腹疼痛。今再次入院治疗,检查发现患者有胃溃疡及骨质疏松。清理患者自备药,发现患者自上次出院后一直口服醋酸泼尼松片20mg,每天3次,期间未复诊也未遵医嘱减量,考虑患者继发症状可能为糖皮质激素类药物引起的药品不良反应。

诊断:炎性肠病性关节炎、胃溃疡、骨质疏松。

治疗:立即停用醋酸泼尼松,积极予以对症治疗。2周后,患者好转出院。

【药师点评】

患者长期服用醋酸泼尼松片,可能会诱发和加重感染,尤其是消化系统溃疡,因激素可增加胃酸和胃蛋白酶的分泌,抑制胃黏膜分泌和前列腺素合成,使胃黏膜的保护力下降,从而诱发和加重消化系统溃疡、出血和穿孔。此外,也易致肌肉病变和骨质疏松,因它有抑制骨生成及增强破骨作用,并影响体内激素水平间接影响骨代谢。

对炎性肠病性关节炎患者,醋酸泼尼松适用于暴发型或重型患者,控制、减轻毒血症,一般起始剂量为40~60mg/d,分2~3次口服。病情缓解后,应逐渐递减至10~15mg/d,然后减量至5mg,每天1次,必要时由10mg、每天1次,减量至10mg、隔天1次,然后逐渐减量至10mg,每3天1次,可维持月余或数月,无症状复发即停用。考虑到长期服用可能引起的不良反应,常用激素者应定期进行放射学检查,并注意补钙,一旦发现可疑的不良反应,应立即停药或咨询医师或药师。

该患者若换用糖皮质激素类药物,可选择布地奈德控释制剂。布地奈德与激素受体结合能力较泼尼松龙强 15 倍,抗炎作用强,口服后 90% 首经肝脏迅速而完全代谢,因此全身性作用极小,其 pH 控释制剂口服,可以达到的放矢治疗末回及近段结肠病变的目的。结肠给药局部活性较全身为高,特别适用于溃疡性结肠炎。

案例9 痛风性关节炎长期使用地塞米松,诱发胃溃疡

【案例简介】

患者,男,60 岁,因足趾关节剧烈疼痛,足部关节密布多个痛风石沉淀,不能行走,关节周围红肿胀痛明显入院治疗。给予秋水仙碱 0.5mg,口服,后逐渐加量至 6mg,患者关节红肿、疼痛症状均无明显缓解,改用地塞米松 10mg 加入 5% 葡萄糖注射液 100ml 中,每天 1 次,静脉滴注,疼痛消失,红肿症状逐渐消退,效果显著,但使用 3 天后患者诉反酸,胃部不适。出院后,患者常规服用降尿酸药物,急性发作时用非甾体抗炎药吲哚美辛、布洛芬等止痛,轻者可缓解,症状较重则效果不佳,遂购买地塞米松片剂口服,根据痛风症状的轻重,自行调整给药剂量,每天 1~6 片不等。9 个月后,患者出现胃部疼痛,餐后腹胀。

诊断:痛风性关节炎、胃溃疡。

治疗:停用地塞米松片,积极予以护胃治疗。2 周后,患者胃部不适明显好转。

【药师点评】

糖皮质激素类药物是临床应用最广泛的药物之一,为提高其疗效,并减少不良反应的发生,临床应用前应权衡利弊,地塞米松并非痛风性关节炎急性期治疗的首选药物,通常用于不能耐受 NSAIDs、秋水仙碱或肾功能不全者,多在秋水仙碱和 NSAIDs 疗效不明显时使用。

痛风患者地塞米松给药方式可以选择静脉注射、静脉滴注、肌内注射,一般首选口服给药,成人开始剂量为每次 0.75~3.0mg,每天 2~4 次,维持量约 1 天 0.75mg,视病情而定。为避免停药后症状"反跳",应逐渐减量,也可停药时加用小剂量秋水仙碱或 NSAIDs。

地塞米松能增加胃酸及胃蛋白酶的分泌,减少和抑制胃黏膜液分泌、前列腺素合成,从而降低了胃肠黏膜的自我防御能力。地塞米松可抑制上皮细胞再生和肉芽组织形成,使溃疡修复减慢,故长期应用地塞米松会加重或诱发胃、十二指肠溃疡,甚至导致消化道出血或穿孔,少数患者甚至导致胰腺炎、脂肪肝,不过短期使用仅引起反酸、呃逆等症状。

案例 10 痛风患者长期使用醋酸泼尼松致骨质疏松

【案例简介】

患者,男,53 岁,因痛风住院治疗半月后症状缓解出院,回家除控制饮食外,口服丙磺舒,同时继续使用醋酸泼尼松 30mg/d,每 2 周醋酸泼尼松剂量递减 5mg。1 年后患者出现乏力、腰背部疼痛,X 线检查提示骨质疏松。

诊断:痛风、骨质疏松。

治疗:停用泼尼松片,给予碳酸钙 D_3 咀嚼片 2 片,口服,每天 1 次。1 月后,患者不适症状好转。

【药师点评】

泼尼松所致骨质疏松本质是一种以骨形成能力降低为主要特征的继发性骨质疏松症[20],通过多个途径引起骨丢失,主要与骨形成减少、成骨细胞凋亡增加、破骨细胞活性增强、肠钙吸收减少、抑制骨微环境中生长因子的功能、蛋白质分解致骨基质合成障碍等有关。糖皮质激素类药物所致骨折风险,通常呈剂量依赖性。

对于长期使用泼尼松的患者,应适当增加户外有氧运动,增加日照时间以促进维生素 D 的吸收,戒烟、戒酒,合理膳食,限制食盐摄入,保证足量蛋白质,并定期做骨密度检测。对已经存在骨质疏松的情况,除改善生活方式外,多主张将双膦酸盐类药物作为一线用药,同时补充钙和维生素 D 作为治疗的基础[21]。抗骨吸收药物除双膦酸盐类药物外,还有降钙素,但一般不作为首选。此外,也可选用促进骨吸收药物,如甲状旁腺激素及氟化物,但一般也不作为首选。

参考文献:

[1] 中华医学会风湿病学分会.系统性红斑狼疮诊断及治疗指南[J].中华风湿病学杂志,2010,14(5):342.

[2] 中国系统性红斑狼疮研究协作组专家组.糖皮质激素类药物在系统性红斑狼疮患者合理应用的专家共识[J].中华内科杂志,2014,53(6):502-504.

[3] 广东省药学会风湿免疫用药专家委员会.风湿免疫疾病(系统性红斑狼疮)超药品说明书用药专家共识[J].今日药学,2014,24(9):630-636.

[4] 中华医学会风湿病学分会.系统性硬化病诊断及治疗指南[J].中华风湿病学杂志,2011,15(4):256-259.

[5] 中华医学会风湿病学分会.多发性肌炎和皮肌炎诊断及治疗指南[J].中华风湿病学杂志,2010,12(12):828-831.

[6] 中华医学会神经病学分会.中国多发性肌炎诊治共识[J].中华神经科杂志,2015,48(11):946-948.

[7] 中华医学会风湿病学分会.干燥综合征诊断及治疗指南[J].中华风湿病学杂志,2010,14(11):766-768.

[8] 中华人民共和国卫生部.糖皮质激素类药物临床应用指导原则[J].中华内分泌代谢杂志,2012,28(2):171-202.

[9] 中华医学会风湿病学分会.2018中国类风湿关节炎诊疗指南[J].中华内科杂志,2018,57(4):242-251.

[10] 杨拓,黄慈波.原发性系统性血管炎的诊断与治疗进展[J].临床药物治疗杂志,2010,8(2):39.

[11] 中华医学会肝病学分会,中华医学会消化病学分会,中华医学会感染病学分会.自身免疫性肝炎诊断和治疗共识(2015)[J].肝脏,2015,20(12):969-982.

［12］ 刘越,赵艳梅,夏群.强直性脊柱炎的诊断与治疗进展［J］.中国矫形外科杂志,2015,23(3):235-238.

［13］ 张明宇,郑江,杨镇,等.反应性关节炎治疗的探讨［J］.美中国际创伤杂志,2011,10(1):44,27.

［14］ 中华医学会风湿病学分会.银屑病关节炎诊断及治疗指南［J］.中华风湿病学杂志,2010,14(9):631-633.

［15］ 夏萍,卢传坚,汪雨潭.银屑病关节炎生存质量量表简介及国际应用现状［J］.中华风湿病学杂志,2015,19(10):701-704.

［16］ 冀春丽,宋红旗,杨亚飞.浅析炎性肠病性关节炎的临床观察［J］.中国民族民间医药,2013,22(6):111.

［17］ 马五青,安丽.未分化脊柱关节病的中西医诊疗进展［J］.光明中医,2013,28(4):862-864.

［18］ 张利霞.不同剂量糖皮质激素治疗难治性强直性脊柱炎的短期临床研究［D］.太原:山西医科大学硕士学位论文,2010.

［19］ 陈虹,王旭.肝移植后新发自身免疫性肝炎一例诊疗体会［J］.中华器官移植杂志,2013,34(4):248-249.

［20］ 廖二元.糖皮质激素类药物所致骨质疏松的预防和治疗［J］.药品评价,2012,9(7):28-35.

［21］ 孟琦,沈芸.糖皮质激素类药物性骨质疏松药物治疗进展［J］.中国医药,2015,10(5):761-763.

第五章

糖皮质激素类药物在血液系统疾病中的合理应用

1. 自身免疫性溶血性贫血是一种什么样的疾病？

2. 自身免疫性溶血性贫血有哪几种类型？

3. 自身免疫性溶血性贫血有哪些临床表现？

4. 原发免疫性血小板减少症是一种什么样的疾病？

5. 原发免疫性血小板减少症有哪几种类型？

6. 原发免疫性血小板减少症的治疗原则有哪些？

7. 急性淋巴细胞白血病是一种什么样的疾病？

8. 急性淋巴细胞白血病使用糖皮质激素类药物应如何停药？

9. 地塞米松与门冬酰胺酶合用时应注意什么？

10. 糖皮质激素类药物所致精神障碍应如何治疗？

11. 淋巴瘤是一种什么样的疾病？

12. 淋巴瘤化疗方案中糖皮质激素类药物使用多长时间？应如何停药？

13. 糖皮质激素类药物治疗非霍奇金淋巴瘤合并 2 型糖尿病时,动态血糖有何特征？应如何干预？

第一节 自身免疫性溶血性贫血

一、自身免疫性溶血性贫血的概述、分类与临床表现

(一) 概述

自身免疫性溶血性贫血(autoimmune hemolytic anemia, AIHA)是由于机体免疫功能紊乱、产生自身抗体、导致红细胞破坏加速(溶血)超过骨髓代偿时发生的贫血。AIHA 的年发病率为(0.8~3.0)/10 万,死亡率达到 11%[1]。

(二) 分类

1. 依据病因明确与否,分为继发性(常见病因见表 5-1)和原发性两类。

表 5-1 继发性自身免疫性溶血性贫血常见病因

病因	举例
淋巴细胞增殖性疾病	慢性淋巴细胞白血病、其他非霍奇金淋巴瘤、意义未明的单克隆 IgM 丙种球蛋白血症、霍奇金淋巴瘤、自身免疫性淋巴细胞增生综合征
实体瘤/卵巢皮样囊肿	—
自身免疫病	系统性红斑狼疮、桥本甲状腺炎、溃疡性结肠炎
感染	EBV 感染、CMV 感染、微小病毒感染、HIV 感染、肝炎病毒感染、轮状病毒及其他肠道病毒感染、腺病毒感染、呼吸道合胞病毒和流感病毒感染、支原体感染
免疫缺陷	常见变异型免疫缺陷病、原发性联合免疫缺陷病
药物	氟达拉滨、克拉屈滨、头孢替坦、头孢曲松、哌拉西林、他唑巴坦、舒巴坦

续表

病因	举例
血型不合	血型不合的异基因造血干细胞移植 / 实体器官移植
同种免疫	输血后慢性溶血

2. 依据自身抗体与红细胞结合所需的最适温度分为温抗体型、冷抗体型[包括冷凝集素综合征（cold agglutinin syndrome，CAS）及阵发性冷性血红蛋白尿症（paroxysmal cold hemoglobinuria，PCH）]和混合型。

3. 依据红细胞自身抗体检测结果，分为自身抗体阳性型和自身抗体阴性型。自身抗体阴性型 AIHA 临床符合溶血性贫血，排除其他溶血性贫血而免疫抑制治疗有效的贫血。

（三）临床表现

因其发病进程，溶血程度有很大差异，临床呈多样化表现。可有溶血表现，如贫血、黄疸、肝脾肿大等；溶血危象时，可有腰背痛、寒战、发热、血红蛋白尿等。轻症可长期隐匿。

1. 温抗体型 AIHA　多为慢性血管外溶血，起病缓慢，见于各种年龄，成年女性多见。少数患者除溶血表现，可并发胆石症、肝功能损害、血栓栓塞性疾病；感染等诱因可使溶血加重，发生溶血危象及再障危象；10%~20% 可合并免疫性血小板减少，称为 Evans 综合征。

2. 冷凝集素综合征　急性多见于小于 5 岁的小儿，慢性多见于中老年，女性多于男性。大多数患者在寒冷环境中表现为耳廓、鼻尖、肢体末梢发绀、冰冷，自觉局部麻木、微痛，加温后症状消失。偶尔出现指端干性坏死，急性发作时，可有血红蛋白尿，除贫血、黄疸外，其他体征少见。

3. 阵发性冷性血红蛋白尿症　儿童多见，受寒后出现血红蛋白尿，伴腰腿酸痛、腹痛、发热、头痛、全身无力、恶心、呕吐、腹泻等全身症状；由梅毒引起者可伴有雷诺现象，持续数小时至数天缓解。

二、自身免疫性溶血性贫血的诊断要点与治疗原则

（一）诊断要点

1. 血红蛋白水平达贫血标准。

2. 检测到红细胞自身抗体。

3. 至少符合以下一条：网织红细胞百分比 >4% 或绝对值 >120 × 10^9/L；结合珠蛋白 <100mg/L；总胆红素 ≥ 17.1μmol/L（以非结合胆红素升高为主）。

（二）实验室检查

1. 血象、骨髓象　呈溶血性贫血特点，如伴血小板明显减少，称为 Evans 综合征。冷凝集素综合征常在抽血时发现红细胞自凝。

2. 血生化学　血清胆红素、游离血红蛋白、乳酸脱氢酶、网织红细胞百分比升高。血红蛋白、结合珠蛋白降低。

3. 免疫学　抗人球蛋白试验（Coombs 试验），主要用于检测温抗体型。直接试验（DAT），温抗体型阳性，主要为抗 IgG 和抗 C$_3$ 型；冷抗体型几乎为抗 C$_3$ 阳性者。间接试验（IAT）用于检测游离抗体，间接估计红细胞抗体；在温抗体型中 IgG+C$_3$ 阳性在 70% 左右，IgG 阳性在 20% 左右，C$_3$ 阳性在 10% 左右。冷抗体型中 C$_3$ 阳性 98%。

4. 酶处理红细胞凝集试验　相当于 IAT 试验，较 IAT 敏感。温抗体型可呈阳性。

5. 红细胞相关 IgG 定量测定　对于不能检出的低敏状态红细胞，其敏感性较 DAT 高，但特异性较差。

6. 冷热溶血试验（D-L 试验）　为诊断阵发性冷性血红蛋白尿的特异性依据。

（三）治疗原则

1. 查找、治疗基础疾病及溶血诱发因素，危重患者可输血（输血前加用糖皮质激素类药物可减少和减轻输血反应的发生）。

2. 糖皮质激素类药物单用或联合其他免疫抑制剂减轻溶血。

3. 难治性、慢性反复发作或需大剂量糖皮质激素类药物长期维持者亦可选择脾切除或其他二线免疫抑制剂。

三、糖皮质激素类药物的合理应用

糖皮质激素类药物是治疗 AIHA 的首选药物,对原发性及继发性病例均适用。激素治疗 AIHA 的可能机制为:①减少 IgG 抗体产生;②有助于 IgG 抗体在红细胞表面脱落;③干扰巨噬细胞上的 IgG 及 C_3 受体,从而减少红细胞被吞噬、破坏。

糖皮质激素类药物应用原则是:先用足量(病情极重者也可先用大剂量冲击疗法),用至红细胞比容大于 30% 或者血红蛋白水平稳定于 100g/L 以上才考虑减量,然后以最小有效量维持至症状缓解。迅速停药会引起溶血复发,因此建议 AIHA 患者以最适的维持治疗量持续服药 3~4 个月($\leqslant$ 10mg/d)[2]。若使用推荐剂量治疗 4 周仍未达到上述疗效,建议考虑二线用药。

糖皮质激素类药物治疗 AIHA 的用药方案:

1. 急性溶血发作或伴溶血危象者首选静脉滴注甲泼尼龙或地塞米松,剂量按照泼尼松 1mg/(kg·d) 换算,疗程 7~14 天。溶血控制或病情稳定后可换用泼尼松晨起顿服。急性重型 AIHA 可能需要使用 100~200mg/d 甲泼尼龙 10~14 天才能控制病情。

2. 慢性起病、病情较轻者首选口服泼尼松,剂量 1mg/(kg·d),晨起顿服。

3. 糖皮质激素类药物治疗 3 周后,多数患者可取得明显疗效(网织红细胞下降,血红蛋白稳定上升,黄疸明显改善)。疗效不佳者仅糖皮质激素类药物长期使用并无益处,应考虑联合二线免疫抑制剂治疗。

4. 足量糖皮质激素类药物治疗疗程以 3 个月内为宜。2/3 以上患者血红蛋白可稳定于 100g/L。其后应逐渐减量:开始每周递减 10mg（按泼尼松量计算）；减至 30mg/d 后，每周递减 5mg；减至 15mg/d 后，每 2 周递减 2.5mg。以最小维持量（可维持血红蛋白 >90g/L 的剂量）维持治疗 3~6 个月后可停用。在此过程中严密检测血红蛋白水平和网织红细胞绝对值变化。泼尼松剂量减至 5mg/d 并持续缓解 2~3 个月，考虑停用糖皮质激素类药物。

5. 以下情况建议二线治疗：①对糖皮质激素类药物耐药或维持剂量超过 15mg/d（按泼尼松计算）；②其他禁忌或不耐受糖皮质激素类药物治疗；③ AIHA 复发；④难治性/重型 AIHA。二线治疗有脾切除，治疗药物有利妥昔单抗、环孢素和细胞毒性免疫抑制剂等。

第二节　原发免疫性血小板减少症

一、原发免疫性血小板减少症的概述、分类与临床表现[3]

（一）概述

原发免疫性血小板减少症（primary immune thrombocytopenia, ITP）既往亦称特发性血小板减少性紫癜，是一种获得性自身免疫性出血性疾病，约占出血性疾病总数的 1/3，成人的年发病率为（5~10）/10 万，育龄期女性发病率高于同年龄组男性，60 岁以上老年人是该病的高发群体。该病主要发病机制是由于患者对自身抗原的免疫失耐受，导致免疫介导的血小板破坏增多和免疫介导的巨核细胞产生血小板不足。临床表现以皮肤黏膜出血为主，严重者可发生内脏出血，甚至颅内出血，出血风险随年龄增长而增加。部分患者仅有血小板减少而没有出血症状。部分患者有明显的乏力症状。

（二）分类

根据临床表现、发病年龄、血小板减少的持续时间和治疗效果，分为急性型和慢性型。

1. 急性型　起病急,常有发热,出血一般较重,血小板数常 <20×10⁹/L,病程≤6个月。主要发生在儿童,常发生于病毒感染和免疫接种之后。仅10%~30%发展成慢性型。

2. 慢性型　起病隐匿、缓慢,出血一般较轻,血小板数常为 (30~50)×10⁹/L,病程>6个月。40岁以下女性较常见。

（三）临床表现

1. 急性原发免疫性血小板减少症(aITP)　一般起病前1~2周,常有病毒感染史。起病急骤,可有畏寒、突然发生广泛的皮肤黏膜出血。皮肤出血表现为全身多发性瘀点、瘀斑,以四肢易碰撞部位多见,密集色红,严重者多个瘀斑可在皮下融合成片或血肿,口腔黏膜下可见大小不一的多个或单个血疱,尤其是在舌边缘部位的血疱,可因不慎咬伤而渗血不止,或因悬雍垂血疱而致吞咽困难。鼻腔、齿龈出血多见,还可伴胃肠道、泌尿道出血。颅内出血少见,但如伴有头痛和呕吐,往往是颅内出血的先兆,须提高警惕。少数病例可有轻度肝脾肿大。

2. 慢性原发免疫性血小板减少症(cITP)　cITP多发生于 20~50岁,成人ITP好发于育龄期女性,女:男=2~3:1,绝大多数患者缺乏病因和前驱症状,起病隐袭,多在确诊前数月甚至数年已有反复皮肤瘀点瘀斑、鼻出血、月经增多、手术或外伤后出血时间延长等病史。出血程度不一,症状一般较轻,紫癜色淡,多发生于下肢,少有血疱或血肿。有些女性会有月经过多,月经过多者常伴缺铁性贫血。本病多因呼吸道感染或过劳而导致急性发作。急性发作时,可见消化道、泌尿道出血,甚至颅内出血,而造成死亡。病死率<1%。视网膜出血亦不少见,常引起视力障碍。

二、原发免疫性血小板减少症的诊断要点与治疗原则[4]

（一）诊断要点

1. 至少2次血常规检查示血小板计数减少,血细胞形态无异常。

2. 骨髓巨核细胞增多或正常,有成熟障碍。成熟障碍主要表现为幼稚型和／或成熟型无血小板释放的巨核细胞比例增加,巨核细胞颗粒缺乏,胞浆少。

3. 脾脏一般不增大。

4. 须排除其他继发性血小板减少症,如自身免疫病、甲状腺疾病、淋巴系统增殖性疾病、骨髓增生异常(再生障碍性贫血和骨髓增生异常综合征)、恶性血液病、慢性肝病脾功能亢进,常见变异性免疫缺陷病(CVID)以及感染等所致的继发性血小板减少,血小板消耗性减少,药物诱导的血小板减少,同种免疫性血小板减少,妊娠血小板减少,假性血小板减少以及先天性血小板减少等。

(二)实验室检查

1. 外周血常规检查 血小板计数减少,程度不一,一般无贫血和白细胞减少,但大量出血或长期月经过多出可继发贫血。

2. 骨髓检查 骨髓特征性变化是巨核细胞计数正常或增多,但成熟障碍,以颗粒巨核细胞增生为主,产血小板巨核细胞明显减少或缺如,血小板罕见,红细胞系可轻度增生,其余各系无异常。

3. 血小板抗体检查 患者血清抗血小板抗体(PAIgG、PAIgM、PAIgA)和血小板相关补体 PAC3 升高。可以鉴别免疫性与非免疫性血小板减少,不能鉴别原发性 ITP 与继发性 ITP。

4. 血小板生成素(TPO)检测 可以鉴别血小板生成减少(TPO 水平升高)和血小板破坏增加(TPO 水平正常),有助于鉴别 ITP 与不典型再生障碍性贫血或低增生性骨髓增生异常综合征。

5. 血小板寿命缩短。

6. 其他 血小板黏附试验和聚焦试验均减低,血块退缩时间不良,束臂试验阳性,凝血酶原消耗不良。T_3 和 Th 明显减低,Ts升高。

（三）ITP 出血评分系统（见表 5-2）

表 5-2　ITP 出血评分系统

分值	年龄		出血症状								
			皮肤		黏膜		深部器官出血				
			瘀点/瘀斑/血肿		鼻出血/牙龈出血/口腔血疱/结膜出血		内脏出血(肺、胃肠道、泌尿生殖系统)				中枢神经系统
	≥65岁	≥75岁	头面部	其他部位	偶发可自止	多发持续不止	伴有贫血	不伴贫血	伴有贫血	危及生命	
1	√			√	√						
2		√	√			√					
3							√	√			
5									√		
8										√	√

注:ITP 患者的出血分数 = 年龄评分 + 出血症状评分(患者所有出血症状中最高的分值)。

（四）治疗原则

ITP 治疗目的是使患者血小板计数提高到安全水平,降低病死率;而不是使患者的血小板计数达到正常,应尽量避免过度治疗。

1. PLT ≥ 30×10^9/L、无出血表现且不从事增加出血危险工作(或活动)的成人 ITP 患者发生出血的危险性比较小,可予观察和随访。

2. 以下因素增加出血风险:①出血风险随患者年龄增长和患病时间延长而增高;②血小板功能缺陷;③凝血因子缺陷;④未被控制的高血压;⑤外科手术或外伤;⑥感染;⑦服用阿司匹林、非甾体抗炎药、华法林等抗凝药物。

3. 若患者有出血症状,无论血小板减少程度如何,都应积极治疗。在下列临床过程中,血小板计数的参考值分别为口腔科检查: $\geqslant 20 \times 10^9/L$;拔牙或补牙: $\geqslant 30 \times 10^9/L$;小手术: $\geqslant 50 \times 10^9/L$;大手术: $\geqslant 80 \times 10^9/L$;自然分娩: $\geqslant 50 \times 10^9/L$;剖宫产: $\geqslant 80 \times 10^9/L$。

三、糖皮质激素类药物的合理应用

糖皮质激素类药物是治疗 ITP 的主要药物,近期有效率约为 80%[5]。其作用机制:①减少自身抗体生成及减轻抗原抗体反应;②抑制单核-巨噬细胞系统对血小板的破坏;③改善毛细血管通透性;④刺激骨髓造血及血小板向外周血的释放等。

1. 首选泼尼松(或相当剂量的其他糖皮质激素类药物),起始剂量为 $1mg/(kg \cdot d)$ (分 2~3 次或顿服),一般在 2~3 周内出血症状改善,血小板计数升高。缓解后,可将泼尼松减量至最小维持量,维持 3~4 周后,逐渐减量至停药。病情稳定后快速减至最小维持量($<15mg/d$),如不能维持应考虑二线治疗,治疗 4 周仍无反应,说明泼尼松治疗无效,应迅速减量至停用。若停药后复发,重新使用糖皮质激素类药物治疗仍可有效。泼尼松治疗 4 周仍无效者也应迅速减量直至停药,维持治疗不宜超过 6 个月。

2. 初治成年患者也可选用大剂量地塞米松 40mg/d,连续 4 天,建议口服,若无效可 2 周后重复,但不能长期使用地塞米松。治疗过程中应注意监测血压、血糖的变化,预防感染,保护胃黏膜。

3. 紧急治疗中,重症 ITP 患者($PLT<10 \times 10^9/L$)发生胃肠道、泌尿生殖道、中枢神经系统或其他部位的活动性出血或需要急诊手术时,应迅速提高血小板计数至 $50 \times 10^9/L$ 以上。对于病情十分危急,需要立即提升血小板水平的患者应给予随机供者的血小板输注,还可选用静脉输注丙种球蛋白(IVIg)[1 000mg/(kg·d), 1~2 天]和/或甲泼尼龙[1 000mg/(kg·d),3 天]和/或促血小板生成药物。

第三节 急性淋巴细胞白血病

一、急性淋巴细胞白血病的概述、分类与临床表现

(一)概述

急性淋巴细胞白血病(acute lymphoblastic leukemia,ALL),是起源于 T 或 B 前体淋巴细胞在造血组织(特别是骨髓、脾和淋巴结)中异常增殖并浸润全身各组织脏器的一种异质性造血系统恶性克隆性疾病。

ALL 是一种常见的恶性血液病,生物学特征多样而临床异质性很大,以骨髓和淋巴组织中不成熟淋巴细胞的异常增殖和聚集为特点。

(二)分类

WHO《造血和淋巴组织肿瘤分类》将 ALL 分为前体 B-ALL/原始淋巴细胞淋巴瘤(前体 B-ALL/B-LBL)、前体 T-ALL/原始淋巴细胞淋巴瘤(前体 T-ALL/T-LBL)和 Burkitt 淋巴瘤/白血病(将其归入成熟 B 细胞淋巴瘤)。

(三)临床表现

ALL 的临床表现通常没有特异性,主要包括白血病骨髓浸润和正常造血受抑制所致的造血功能障碍(如贫血、感染、出血等)以及白血病髓外浸润引起的组织器官结构和功能的异常表现(如淋巴结、肝脾肿大等)两大方面。

1. 起病 可急骤或较缓慢。起病较缓慢的病例,一旦症状明显,病情常急转直下,与起病急骤的病例相似。

2. 症状

(1)贫血:常较早出现并逐渐加重,表现为苍白、乏力、头晕、心悸、食欲减退等,严重时可见双下肢水肿。患者贫血的程度与出血量不成比例。

(2)出血:见于约半数病例,程度轻重不一。常见有皮肤出血

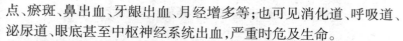

点、瘀斑、鼻出血、牙龈出血、月经增多等；也可见消化道、呼吸道、泌尿道、眼底甚至中枢神经系统出血，严重时危及生命。

（3）发热和感染：一半以上患者由发热起病，发热是初诊尤其是化疗骨髓抑制期患者的常见症状，可为低热或高热。大部分患者发热是由于感染所致，以呼吸道、口腔黏膜、皮肤及软组织、肛周等开放部位为最常见好发部位，可迅速发展为菌血症或败血症。合并脓毒血症是引起死亡的主要原因之一。部分患者发热可能与白血病本身有关（肿瘤热）。

3. 体征

（1）淋巴结及肝脾肿大：淋巴结肿大以 ALL 较多见，纵隔淋巴结肿大常见于 T 系 ALL；肝脾肿大多为轻至中度。

（2）骨和关节痛：急性白血病体检常可发现胸骨压痛。骨和关节疼痛在 ALL 的发生多于急性髓性白血病（acute myelogenous leukemia，AML），尤以儿童 ALL 多见，甚至成为初诊时的主要表现。骨痛部位不固定，主要见于四肢骨、脊柱和骨盆，游走性不明显，应用一般止痛剂疗效不佳，逾 1/3 的患者有胸骨压痛，少数患者可因骨髓坏死而导致剧烈骨痛。

（3）中枢神经系统白血病（central nervous system leukemia，CNSL）：由于化疗药物难以通过血脑屏障，不能有效杀灭隐藏在中枢神经系统的白血病细胞，因而引起 CNSL。CNSL 可发生在疾病任何阶段，但常发生在缓解期。以 ALL 最常见，儿童多于成人。临床上轻者无症状，或仅轻微头痛，重者可出现头痛加剧、喷射性呕吐、颈项强直、视物模糊，甚者抽搐、昏迷。

（4）睾丸白血病：睾丸可受白血病细胞浸润，出现无痛性肿大，多为一侧性。另一侧虽然不肿大，但活检时也常有白血病细胞浸润。睾丸白血病多见于 ALL 化疗缓解后的男性幼儿或青年。

（5）其他：白血病浸润还可累及肺、胸膜、肾、消化道、心、脑、子宫、卵巢、乳房、腮腺和眼部等各种组织和器官，并出现相应脏器的功能障碍，但也可无症状表现。

二、急性淋巴细胞白血病的诊断要点与治疗原则

（一）诊断要点

根据临床表现、血象和骨髓象特点，诊断白血病一般不难。骨髓形态学改变是确诊的主要依据，ALL 的诊断标准是幼淋巴细胞占骨髓有核细胞的比例 ≥ 25%。除了对骨髓涂片进行综合形态学检查外，还应该做免疫学、细胞遗传学、分子生物学检查，以进一步作出 ALL 的诊断和分型。

（二）治疗原则

1. 支持治疗　ALL 患者的支持治疗措施通常包括使用止吐剂以防治恶心和呕吐、血液制品输注或细胞因子用于严重血细胞减少、营养支持、利尿和纠正电解质平衡、预防尿酸性肾病、胃肠道支持、疼痛的处理、感染并发症的防治以及预防肿瘤溶解综合征。

此外，应考虑 ALL 方案中某些药物的潜在毒性，如糖皮质激素类药物（如急性期出现高血糖或消化性溃疡的风险，长期使用有骨坏死或缺血性坏死的风险）和门冬酰胺酶（如有超敏反应、高血糖、凝血异常、肝毒性或胰腺炎的风险）。支持治疗措施应根据年龄、体能状态、治疗前和治疗期间血细胞减少的程度、感染并发症风险、疾病状态以及 ALL 治疗方案中的特殊药物等进行调整以适应个体化的需求。

2. 化学治疗　ALL 的化疗可以分为诱导缓解治疗、巩固强化治疗、维持治疗和庇护所治疗 4 个阶段。化疗和造血干细胞移植是治疗 ALL 的主要方法。

（1）诱导缓解治疗：在开始阶段采用强烈、大剂量、联合方案化疗，其目的是在短期内最大程度地杀灭白血病细胞，恢复骨髓正常造血功能和脏器功能而取得完全缓解（CR）。缓解后化疗是为进一步消灭残留的白血病细胞，仅针对经诱导化疗取得 CR 的患者，未达 CR 的患者进入挽救治疗（造血干细胞移植）。

（2）巩固强化治疗：多数采用间歇重复原诱导方案，定期给予

其他强化方案治疗,进一步消除体内残留的白血病细胞。一般在取得缓解后马上给予。

(3)维持治疗:在完成巩固强化治疗之后单独治疗或在定期强化治疗的间歇期进行治疗,其目的是进一步减少体内残留的白血病细胞,减少复发。ALL 通常要进行 2 年左右的维持治疗。

(4)庇护所治疗:即中枢神经系统白血病及睾丸白血病的预防治疗。中枢神经系统及睾丸由于其天然的组织结构特点(血脑屏障及血睾屏障),使多种抗肿瘤药物不能进入或在其中达不到有效的杀伤白血病细胞的浓度,使局部的白血病细胞得以生存、繁衍,并成为日后白细胞复发的根源。

(三)急性淋巴细胞白血病化疗方案

ALL 患者一经确诊后,应尽快开始治疗,治疗应根据疾病分型采用合适的治疗方案、策略。ALL 常用化疗方案如下(仅列出含糖皮质激素类药物的诱导治疗方案):

1. VDLP 方案

VCR(长春新碱) $1.5mg/(m^2 \cdot d)$,d1[*]、d8、d15、d22,静脉滴注。

DNR(柔红霉素) $40\sim50mg/(m^2 \cdot d)$,d1~d3,静脉滴注。

L-Asp(门冬酰胺酶) $6\ 000U/(m^2 \cdot d)$,d17~d28,静脉滴注。

PDN(泼尼松) $60mg/(m^2 \cdot d)$,d1~d14,口服,d15 始逐渐减量,至 d28 停用。

2. VDCP 方案

VCR(长春新碱) $1.5mg/(m^2 \cdot d)$,d1、d8、d15、d22,静脉滴注。

DNR(柔红霉素) $40\sim50mg/(m^2 \cdot d)$,d1~d3,d15~d17,静脉滴注。

CTX(环磷酰胺) $600mg/(m^2 \cdot d)$,d1、d15,静脉滴注。

PDN(泼尼松) $40\sim60mg/(m^2 \cdot d)$,d1~d14,口服,d15 开始逐渐减量,至 d28 停用。

3. Hyper-CVAD 方案

CTX(环磷酰胺) $300mg/m^2$,d1~d3,每 12 小时 1 次,静脉滴注。

VCR(长春新碱) $2mg$,d4、d11,静脉滴注。

ADM(多柔比星) $50mg/m^2$,d4,静脉滴注。

DXM（地塞米松）　40mg，d1~d4、d11~d14，静脉滴注。

*注：d+ 数字（n），表示第 n 天，下同。

三、糖皮质激素类药物的合理应用

糖皮质激素类药物能诱导淋巴细胞凋亡，是治疗 ALL 方案中的重要组成部分。另外，激素在与细胞毒类药物合用时对肿瘤细胞蛋白质合成抑制增强，并能促进蛋白质分解而使细胞毒类药物的疗效提高，其应用贯穿治疗全过程，主要包括泼尼松和地塞米松。

ALL 应用糖皮质激素类药物的治疗方案可分为长疗程和短疗程。长疗程方案中多用泼尼松，60mg/（$m^2 \cdot d$）或 1mg/（kg·d），连续 4 周，多口服给药；为减少副作用，也可在第 3 周或第 4 周减量，甚至仅用 2 周或 3 周，停用时可以在 1 周左右时间内逐渐减停。短疗程方案为泼尼松 40~60mg/（$m^2 \cdot d$）或 1mg/（kg·d），连用 7 天，停用时可以骤停。

ALL 常合并发热，由于化疗方案中含有的激素可以降低体温，往往会掩盖原有感染所致发热，从而延误对感染的及时控制。但在对 ALL 应用 VDLP 方案化疗时，因激素使用时间较长，常出现骨髓抑制而感染发热，此时，在有效控制感染的情况下，应尽量维持原方案中的激素剂量不变直至化疗结束。如果感染非常严重，则需视当时情况调整所用激素的剂量。由于激素对各种原因引起的炎症都有明显的非特异性抑制作用，如果泼尼松剂量在 10mg/d 左右，可不急于减量；如果大于 20mg/d 或者应用针对病原的抗菌治疗无效，则应尽快减量以防止感染病灶扩散。

泼尼松试验反应是儿童 ALL 早期治疗反应评估的内容之一。泼尼松诱导试验口服剂量为 60mg/（$m^2 \cdot d$），d1~d7，从足量的25%用起，根据临床反应逐渐加至足量，7 天内累积剂量大于 210mg/m^2，对于肿瘤负荷大的患者可减低起始剂量 0.2~0.5mg/（$m^2 \cdot d$），以免发生肿瘤溶解综合征。第 8 天评估泼尼松反应重新划分危险度，

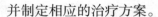

并制定相应的治疗方案。

成人 ALL 确诊后,如果白细胞计数 $\geqslant 50 \times 10^9/L$,或者肝、脾、淋巴结肿大明显,应给予预治疗,以防止肿瘤溶解综合征的发生。预治疗方案:糖皮质激素类药物泼尼松、地塞米松等口服、静脉注射或滴注给药。

庇护所治疗阶段,一般是地塞米松(5~10mg/次)与阿糖胞苷(30~50mg/次)、甲氨蝶呤(10~15mg/次)组成两联或三联方案鞘内注射。CNSL 的预防通常贯穿从诱导、巩固到维持治疗的整个 ALL 治疗过程,鞘内注射频率一般不超过每周 2 次。脑脊液正常后改为每周 1 次,共 4~6 周。鞘内注射次数一般应达 6 次以上,高危组患者可达 12 次以上。

传统上,泼尼松是诱导治疗方案中最为常用的糖皮质激素类药物,地塞米松则往往应用在强化治疗方案中。就抗炎效力方面,地塞米松要强于泼尼松约 6 倍,两者等效剂量比值约为 1 : 6~7,且地塞米松的半衰期较长,可在中枢神经系统中达到更佳的渗透药物浓度。鉴于应用地塞米松中枢神经系统(CNS)复发率更低,一些早期的临床试验报告建议诱导治疗期间使用地塞米松代替泼尼松治疗。但现有研究数据表明,ALL 诱导治疗期地塞米松替代泼尼松尚有争议。

因 ALL 患者本身免疫系统破坏,且还同时联合其他化疗药物,故更易出现真菌感染,尤其是肺部曲霉菌感染。

第四节 淋巴瘤

一、淋巴瘤的概述、分类与临床表现

淋巴瘤(lymphoma)起源于淋巴结和淋巴组织,其发生大多与免疫应答过程中淋巴细胞增殖分化产生的某种免疫细胞恶变有关,是免疫系统的恶性肿瘤。根据组织病理学的改变,淋巴瘤分为霍奇金淋巴瘤(Hodgkin's lymphoma, HL)和非霍奇金淋巴瘤(non-

Hodgkin's lymphoma,NHL）两类。

（一）HL[6,7]

HL 是淋巴系统中一种独特的恶性疾病,男性多于女性,男女之比为 1.3~1.4：1。其发病年龄在欧美发达国家呈较典型的双峰分布,分别在 15~39 岁和 50 岁以后;而包括中国在内的东亚地区,发病年龄则多在 30~40 岁之间,呈单峰分布。

1. 临床表现　90% 的 HL 以淋巴结肿大为首诊症状,多起始于一组受累的淋巴结,以颈部和纵隔淋巴结最常见,此后可逐渐扩散到其他淋巴结区域,晚期可累及脾、肝、骨髓等。患者初诊时多无明显全身症状,20%~30% 的患者可伴有 B 症状(有以下一个以上症状：不能解释的发热 >38℃,盗汗,体重减轻 >10%),此外还可以有瘙痒、乏力等症状。

2. 病理分类　根据 2008 年版 WHO 关于淋巴造血组织肿瘤的分类,HL 分为结节性淋巴细胞为主型和经典型 HL 两大类型,其中结节性淋巴细胞为主型少见,约占 HL 的 5%;经典型 HL 可分为 4 种组织学亚型,即富于淋巴细胞的经典型、结节硬化型、混合细胞型和淋巴细胞消减型。

（二）NHL

NHL 是一组异质性的淋巴细胞增殖性疾病,起源于 B 淋巴细胞、T 淋巴细胞或 NK 细胞,具有不同的组织学特点和起病部位,易发生早期远处扩散。

1. 临床表现　无痛性进行性的淋巴结肿大或局部肿块是淋巴瘤共同的临床表现,NHL 具有以下特点：

（1）全身性：淋巴结和淋巴组织遍布全身且单核 - 巨噬细胞系统、血液系统相互沟通,故淋巴瘤可发生在身体的任何部位。其中淋巴结、扁桃体、脾及骨髓是最易受到累及的部位。此外,常伴全身症状如发热、消瘦、盗汗,最后出现恶病质。

（2）多样性：组织器官不同,受压迫或浸润的范围和程度不同,引起的症状也不同。

（3）随年龄增长发病增多,除惰性淋巴瘤外,一般发展迅速。

（4）NHL 对各器官的压迫和浸润较 HL 多见，常以高热或各器官、系统症状为主要临床表现，咽淋巴环病变可有吞咽困难、鼻塞、鼻出血及颌下淋巴结肿大；胸部以肺门及纵隔受累最多，可有胸腔积液、咳嗽、胸闷、气促等；累及胃肠道主要表现有腹痛、腹泻、腹部包块；腹膜后淋巴结肿大可压迫输尿管引起肾盂积水；肾损害主要为肾肿大、肾功能不全等；中枢神经系统病变累及脑膜、脊髓；骨骼受累表现为骨痛、腰椎或胸椎破坏；晚期累及骨髓发展为淋巴瘤白血病；皮肤受累表现为肿块、皮下结节、浸润性斑块、溃疡等。

2. 病理分类（2008 年版 WHO 分型方案中常见的亚型）

（1）弥漫性大 B 细胞淋巴瘤。

（2）边缘区淋巴瘤。

（3）滤泡性淋巴瘤。

（4）套细胞淋巴瘤。

（5）伯基特（Burkitt）淋巴瘤 / 白血病。

（6）血管免疫母细胞性 T 细胞淋巴瘤。

（7）间变性大细胞淋巴瘤。

（8）外周 T 细胞淋巴瘤。

（9）蕈样肉芽肿 / 塞利（Sézary）综合征。

二、淋巴瘤的诊断要点与治疗原则

（一）诊断要点

进行性、无痛性淋巴结肿大者，应进行淋巴结印片及病理切片或淋巴结穿刺物涂片检查。疑皮肤淋巴瘤时可进行皮肤活检及印片。伴有血细胞数量异常、血清碱性磷酸酶增高或有骨骼病变时，可做骨髓活检和涂片寻找 R-S 细胞或 NHL 细胞，了解骨髓受累情况。根据组织病理学检查结果，作出淋巴瘤的诊断和分类分型诊断。

（二）治疗原则

1. 依据病理类型、临床分期和预后指数等，选择适当的联合化疗方案。

2. 综合运用化疗、生物靶向治疗、放疗、造血干细胞移植和支持治疗等手段,使病情尽可能缓解彻底,延长生存期。

3. 对高肿瘤负荷患者,可以在正规化疗开始前给予一个小剂量的前期化疗,药物包括泼尼松 ± 长春新碱,以避免肿瘤溶解综合征的发生。对乙型肝炎病毒(HBV)携带或感染患者,应密切监测外周血 HBV-DNA 滴度,并选择适当的抗病毒治疗。

(三)淋巴瘤化疗方案

糖皮质激素类药物在淋巴瘤一线治疗方案中应用广泛,常用的代表性方案如下:

1. R-CHOP

Rituximab(利妥昔单抗)　375mg/m^2,d1,静脉滴注。

CTX(环磷酰胺)　750mg/m^2,d2,静脉滴注。

VCR(长春新碱)　1.4mg/m^2(最大 2mg/m^2),d2,静脉滴注。

ADM(多柔比星)　50mg/m^2,d2,静脉滴注。

PDN(泼尼松)　100mg/d,d2~d6,口服,每 3 周重复。

2. EPOCH ± 利妥昔单抗

Rituximab(利妥昔单抗)　375mg/m^2,d1,静脉滴注。

VP-16(依托泊苷)　65mg/m^2,d1~d4,静脉滴注。

VCR(长春新碱)　0.5mg/(m^2·d),d2~d4,静脉滴注。

ADM(多柔比星)　15mg/m^2,d2~d4,静脉滴注。

CTX(环磷酰胺)　750mg/m^2,d5,静脉滴注。

PDN(泼尼松)　60mg/m^2,d1~d14,口服,每 3 周重复。

3. ESHAP

VP-16(依托泊苷)　40mg/m^2,d1~d14,静脉滴注。

MPSS(甲泼尼龙)　500mg/d,d1~d5,静脉滴注。

Ara-C(阿糖胞苷)　2g/m^2,d5,顺铂输注结束后,静脉滴注。

DDP(顺铂)　25mg/m^2,d1~d4,静脉滴注,每 3 周重复。

三、糖皮质激素类药物的合理应用

淋巴瘤联合化疗方案有多种,不同方案所用糖皮质激素类药物种类、使用时间、每天(次)剂量及单疗程总剂量均不同。联合化疗方案中糖皮质激素类药物以泼尼松为主,如 HL 治疗多数方案使用泼尼松,单疗程总剂量为 560mg/m²,均分为 14 次,每天 1 次,可连续或隔天口服。NHL 常用方案亦多选择泼尼松,剂量为 40~100mg/(m²·d),连续口服 5 天。少数方案使用地塞米松,如 Hyper-CVAD 中地塞米松为 40mg/d,于 d1~d4 和 d11~d14,口服或静脉滴注。个别方案(CAPE)中的糖皮质激素类药物为泼尼松龙,剂量 50mg/(m²·d),d2~d5 口服。

在治疗淋巴瘤时,激素在未能手术切除的胃肠道恶性淋巴瘤患者中,极易引起消化道大出血或者肠穿孔而危及生命。对已行胃或肠节段切除术的患者,则需特别警惕肿瘤消耗引起的营养不良,或低蛋白血症所致胃肠吻合伤口愈合延迟。手术后如病变范围比较局限、无周围组织和脏器侵犯,一般可在手术后 3 周左右伤口愈合后才开始化疗,首次化疗中可以使用激素,但必要时应适当减量。

淋巴瘤联合化疗方案中,糖皮质激素类药物使用多不超过 2 周,可按规定时间用完即停,无须逐渐减量至停药。尽管如此,由于淋巴瘤需多个疗程的化疗,仍要注意糖皮质激素类药物长期应用的副作用,如停药后出现的肾上腺皮质功能不全、骨质疏松症或股骨头坏死、免疫功能受抑制(与放、化疗有关,非糖皮质激素类药物反复、大剂量应用单一因素所致)造成的微生物感染等。

第五节　案例评析

案例 1　自身免疫性溶血性贫血长期使用糖皮质激素类药物,致胸、腰椎骨质疏松

【案例简介】

患者,女,57 岁,3 年前出现皮肤巩膜黄染、头晕、乏力、视物模糊,被确诊为 AIHA。3 年来,一直使用地塞米松、泼尼松等糖皮

质激素类药物治疗,病情反复,先后 3 次住院。服用泼尼松剂量在 17.5~50mg/d。住院期间,地塞米松 10mg/d,静脉滴注,每次 7~8 天,血红蛋白值不稳定。患者 1 年来自觉腰背部、胸背部疼痛,在医院行 CT:压缩凹陷性骨折,胸、腰椎骨质疏松。1 周前发热伴干咳,胸部 CT 提示肺部感染,血红蛋白达不到正常值,体重较 3 年前增加 10kg。头晕、乏力症状加重,颜面、眼睑及双手背浮肿明显。

诊断:胸、腰椎骨质疏松。

治疗:予以红细胞悬液 2 单位,静脉滴注,纠正贫血;静脉滴注人免疫球蛋白 15g,每天 1 次,治疗 3 天;给予护肝、护胃、抗感染等对症支持治疗。继续服用泼尼松片的同时,加用硫唑嘌呤、雷公藤多苷和免疫抑制剂利妥昔单抗注射液。并给予阿仑膦酸钠片、碳酸钙 D_3 颗粒、阿法骨化醇软胶囊等防治骨质疏松。1 个月后患者症状好转。

【药师点评】

本例患者病程长,激素治疗效果不理想,治疗时减量导致血红蛋白值降低而复发,反复住院治疗。此次住院应用多种免疫抑制剂联合激素治疗,输红细胞纠正贫血。患者长期使用激素导致肥胖、浮肿、骨质疏松、感染、免疫力降低,给予对症支持治疗有所改善。同时进行护胃,避免激素诱发消化性溃疡的危险。在使用糖皮质激素类药物过程中,除本例中所列不良反应外,常见血糖升高、血钾降低、血钠升高、水钠潴留等。患者在使用激素期间应监测电解质、血糖、血压的变化等情况。

案例 2　地塞米松治疗自身免疫性溶血性贫血不理想时,应尽早换用甲泼尼龙

【案例简介】

患者,女,35 岁,因全身乏力 1 月余,来院就诊。

诊断:AIHA。

治疗:入院第 2 天,开始给予地塞米松 20mg,静脉滴注,持续 6 天,血红蛋白 45g/L,与入院时基本一致。d5~d6,地塞米松

15mg,静脉滴注;d7~d13 天,给予地塞米松 10mg,静脉滴注,血红蛋白仍变化不大。第 14 天,停用地塞米松,给予甲泼尼龙琥珀酸钠 80mg/d,分 3 次静脉滴注,持续 10 天。在使用激素治疗期间,给予泮托拉唑护胃,异甘草酸镁、门冬氨酸钾镁护肝,碳酸钙 D$_3$ 片预防骨质疏松。第 24 天,患者血红蛋白上升至 85g/L,大剂量甲泼尼龙治疗有效,改口服甲泼尼龙片 48mg/d,患者症状好转,出院带药甲泼尼龙片、兰索拉唑片、生血宁片。

【药师点评】

本例 AIHA 患者,早期大剂量使用地塞米松治疗不理想的情况下,应尽早更换甲泼尼龙,使用地塞米松减量延长治疗疗程。长期应用糖皮质激素类药物,应考虑糖皮质激素类药物易诱发消化性溃疡、骨质疏松等不良反应,可给予泮托拉唑、碳酸钙 D$_3$ 片预防。护肝药异甘草酸镁可引起低钾血症,增加低钾血症的发病率,存在血压上升、水钠潴留、浮肿、体重增加等假性醛固酮症的危险;其不良反应与激素重合,在治疗期间,密切监测血钾、血压。在 AIHA 控制良好的情况下,不能突然停药,由于长期使用糖皮质激素类药物,使体内糖皮质激素浓度高于正常生理剂量,下丘脑 - 垂体 - 肾上腺轴通过负反馈调节作用,使肾上腺分泌减少,快速减量或突然停药可能会使原有疾病复发或出现严重的应激反应,发生肾上腺危象,故应逐渐减量停药。

案例 3　应用糖皮质激素类药物引起血糖升高

【案例简介】

患者,男,41 岁,于 10 余天前开始出现反复牙龈出血、鼻出血,开始未予重视,后至门诊查血常规示血小板计数 11×10^9/L。入院时,全身皮肤散在瘀点、瘀斑。患者有高血压病史 1 年余,最高血压 150/100mmHg,血压控制稳定。

诊断:原发免疫性血小板减少症。

治疗:静脉注射人免疫球蛋白、糖皮质激素类药物冲击疗法,同时输注血小板并采取护胃、补钙等治疗措施。3 天后血小板升

至 $21 \times 10^9/L$，血糖高达 20.9~25.8mmol/L，遂改糖尿病饮食，并予以普通胰岛素皮下注射。7 天后血小板升至 $42 \times 10^9/L$，激素逐渐减量后改为口服，改门冬胰岛素 30U，早、晚餐前皮下注射。14 天后，患者全身皮肤瘀点、瘀斑消退，血小板升至 $63 \times 10^9/L$，血糖稳定，给予出院。

【药师点评】

本例患者给予糖皮质激素类药物治疗 3 天后，出现高水平血糖，通过严密监控血糖、普通胰岛素注射、改糖尿病饮食等措施降低血糖，未出现相关不良反应。同时，对患者进行护胃、补钙治疗，预防了激素诱发溃疡、骨质疏松的危险。长期大量使用激素易导致激素依赖性糖尿病，糖尿病发生率为 10%~20%，严重影响原发疾病的治疗和患者的生存质量。糖尿病合并 ITP 患者应避免使用激素治疗，更换其他治疗方案。

案例4 长期使用糖皮质激素类药物诱发感染

【案例简介】

患者，男，26 岁。

诊断：原发免疫性血小板减少症。

治疗：给予甲泼尼龙静脉滴注 500mg/d，3 天，250mg/d，3 天，后改口服泼尼松片 60mg/d，达那唑片 0.2g/d，3 天。血小板 $24 \times 10^9/L$。入院后第 21~25 天，免疫球蛋白 20g/d 静脉滴注，第 26 天，血小板 $248 \times 10^9/L$，后改服泼尼松 40mg/d 维持，血小板降至 $37 \times 10^9/L$。患者不同意切脾，又担心免疫抑制剂影响生育，第 56 天，第 2 次甲泼尼龙静脉滴注，1 000mg/d，3 天，500mg/d，3 天，250mg/d，4 天，80mg/d，4 天。第 62 天，血小板 $106 \times 10^9/L$。第 72 天后，改为地塞米松 10mg/d，静脉滴注，并逐渐减量，血小板降至 $22 \times 10^9/L$。第 95 天，患者咯血，伴畏寒、发热，胸片提示右上肺空洞型结核。给予口服异烟肼片、利福平片和乙胺丁醇片，肌内注射丁胺卡那霉素等抗结核治疗；静脉滴注抗菌药物抗感染；激素减量，静脉滴注免疫球蛋白。第 105 天，患者发热，胸片双肺多发斑片影，提示双肺感染性病变，患者呼吸困难,最终呼吸循环衰竭死亡。

【药师点评】

患者应用激素治疗效果不佳,应更换治疗方案,联合免疫抑制剂或脾切除治疗。静脉滴注免疫球蛋白,血小板上升,停药后下降,提示患者可能是难治性原发免疫性血小板减少症,应及时切脾。在激素治疗不理想的情况下,不宜再用更大剂量甲泼尼龙冲击治疗。糖皮质激素类药物长期使用,容易诱发感染,包括细菌、真菌、病毒感染,用药过程若出现感染症状或体征,应完善相关检查。

案例5　地塞米松合用门冬酰胺酶治疗急性淋巴细胞白血病（ALL）致高血糖

【案例简介】

患者,男,33岁,因"胸部紫点,牙龈出血1月"入院。查体:轻度贫血,全身皮肤见散在出血点,双侧颈部、颌下、腹股沟可触及多个肿大淋巴结;实验室检查:白细胞计数 $20.4 \times 10^9/L$,血红蛋白 111g/L,血小板 $28 \times 10^9/L$,空腹血糖 6.19mmol/L,尿糖（-）;骨髓细胞学检查:原始淋巴细胞 85%,并经相关辅助检查,确诊为 B 系急性淋巴细胞白血病。

诊断:B 系急性淋巴细胞白血病。

治疗:给予 VDCLP（V:长春新碱,D:柔红霉素,C:环磷酰胺,L:门冬酰胺酶,P:地塞米松）方案诱导化疗。地塞米松静脉滴注 10mg/d,d1~d23,于化疗第 19 天给予门冬酰胺酶 1 万 U,加 5% 葡萄糖注射液静脉滴注,每天 1 次,连续用药 5 天后夜间患者诉口渴、口干、多饮、多尿,夜尿增多。于次日晨急查 2 次血糖均 >30.0mmol/L,尿淀粉酶 43U/L,尿糖（++++）,考虑为门冬酰胺酶及地塞米松所致,即日起停用门冬酰胺酶及地塞米松,并予以胰岛素降糖治疗。6 天后监测空腹血糖为 7.7mmol/L[8]。

【药师点评】

地塞米松及门冬酰胺酶均可引起高血糖,故临床应用两药联合化疗时,应密切监测血糖及尿糖。如发现血糖、尿糖升高应及时予以胰岛素降糖治疗,并依据病情决定是否停用地塞米松及门冬酰胺酶。如先用地塞米松再用门冬酰胺酶,则毒性较先用门冬酰胺酶或同时用两药者为轻。

案例6　地塞米松联合抗癌药治疗中枢神经系统白血病(CNSL)

【案例简介】

患者,女,40岁,因"头痛、呕吐、面神经麻痹2个月,耳后淋巴结肿大1周"入院。入院查体:贫血貌,皮肤散在出血点,耳后、腋下及腹股沟淋巴结肿大,脑膜刺激征阳性,双侧周围性面瘫。白细胞计数 $16.9 \times 10^9/L$,血红蛋白85g/L,骨髓增生活跃,淋巴细胞异常增生,原始淋巴细胞80%,脑脊液病理检查发现幼淋巴细胞;进一步骨髓象涂片。

诊断:中枢神经系统急性淋巴细胞白血病。

治疗:给予甲氨蝶呤、阿糖胞苷、地塞米松三联鞘内注射,头颅放疗等治疗。

【药师点评】

传统的CNSL治疗方法为鞘内注射化疗、头颅放疗及大剂量甲氨蝶呤。国内IT药物多采用甲氨蝶呤、阿糖胞苷、地塞米松三联鞘内注射。全身化疗方案中,地塞米松及泼尼松均有CNSL预防治疗作用,但地塞米松具有更高的治疗效价,其在血浆中的蛋白结合率低且半衰期长,因而能够更多地通过血脑屏障进入中枢神经系统。2003年,美国儿童肿瘤协作组(COG)协作组发表了对1 060例小儿标危ALL的前瞻性临床研究结果,对比应用地塞米松与泼尼松的疗效,治疗方案中采用地塞米松的患儿6年单独CNSL复发率为3.7%,采用泼尼松的患儿为7.1%[9]。

案例7　大剂量糖皮质激素类药物治疗急性淋巴细胞白血病(ALL)诱发精神分裂症

【案例简介】

患者,女,39岁,因"头晕、乏力3个月"入院,化验血常规发现

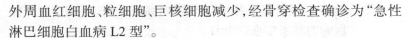

外周血红细胞、粒细胞、巨核细胞减少,经骨穿检查确诊为"急性淋巴细胞白血病 L2 型"。

诊断:急性淋巴细胞白血病 L2 型。

治疗:给予 VDCP 方案,第 1 周期结束,即获得骨髓象完全缓解。第 2 周期继续给予 VDCP 方案,全身化疗同时行鞘内注射(MTX、Ara-C、DeX),预防脑膜白血病。第 3 周期化疗给予依托泊苷、阿糖胞苷,第 4 周期给予 VDCP 方案,第 5 周期再次给予 EA 方案,此周期化疗第 6 天,患者出现行为紊乱、精神失常、接触被动,可以查出患者思维松散、无自知力、情感反应不协调以及有评论性幻听、被害妄想、关系妄想。

详问病史,患者第 2 周期化疗间歇时,曾出现一过性幻听、情感不协调等精神失常的表现,仅数天,因持续时间较短,家属没有向医生提及,症状很快消失。此次发病明显加重,症状非常典型,请精神科会诊明确诊断为"精神分裂症"[10]。

【药师点评】

糖皮质激素类药物长期大量使用可诱发精神障碍。其不良反应机制与糖皮质激素类药物干扰神经递质的平衡、增加去甲肾上腺素对中枢神经的生物激活效应有关。糖皮质激素类药物致精神障碍危险因素较多,如既往性格、精神病家族史、性别及躯体状况等,但糖皮质激素类药物剂量是最重要的危险因素。糖皮质激素类药物所致精神障碍的治疗首先是停用糖皮质激素类药物或减量,如果病情不允许停药,可先将糖皮质激素类药物减至泼尼松 40mg/d 等值量,然后尽快减至 7.5mg/d 泼尼松等值量,必要时合理选用抗精神病药物。

本例患者给予了 3 次 VDCP 方案化疗,此方案中泼尼松 50mg,口服,每天 1 次,服用 20 天后逐渐减量,至第 28 天停药,激素用量大,用药时间长。且患者平时性格内向、多疑、多虑,患病后,精神负担重,心理压力大。患者既往未出现过精神失常表现,无精神病家族史。两次发作均在 VDCP 方案化疗后,目前出现的精神症状,考虑为大剂量应用糖皮质激素类药物所致。

案例 8　糖皮质激素类药物治疗非霍奇金淋巴瘤(NHL)合并糖尿病时易发生血糖紊乱

【案例简介】

患者,女,57 岁,因"颈部右侧无痛性淋巴结肿大 3 个月余"入院。既往有 2 型糖尿病史 3 年,用二甲双胍、胰岛素控制血糖。入院查体:轻度贫血貌,颈部右侧可触及多枚肿大淋巴结,质韧、蚕豆大小、活动度可、触之无压痛,余未见明显异常。血常规:白细胞计数 $5.8 \times 10^9/L$,血红蛋白 102g/L,血小板 $195 \times 10^9/L$;空腹血糖 8.9mmol/L,午餐餐后血糖 15.7mmol/L。颈部右侧淋巴结活检:非霍奇金淋巴瘤(NHL),小 B 细胞型;免疫组化:CD20(+)、CD79a(+)、CD3(-)、CD5(-)、CD10(-)、CD23(-)、CyclinD1(-)、CD34(-)、Ki67 阳性率约 20%。骨髓穿刺及染色体检查均未见异常。

诊断:非霍金奇淋巴瘤,小 B 细胞型,ⅡA 期(侵及颈部右侧及颌下)。

治疗:给予 CHOPE 方案,包括环磷酰胺 $750mg/m^2$,静脉滴注,第 1 天加多柔比星 $50mg/m^2$,静脉滴注,第 1 天加长春新碱 $1.4mg/m^2$,第 1 天加泼尼松 $100mg/m^2$,d1~d5;VP-16 100mg/d,静脉滴注,d1~d3,每 3 周 1 次,化疗。第 1 周期化疗后监测血糖,空腹血糖:10.2mmol/L,午餐餐后血糖:25.1mmol/L,提示血糖明显升高,遂增加胰岛素用量,后血糖逐渐恢复正常。

【药师点评】

糖皮质激素类药物在 NHL 治疗中应用广泛,合并 2 型糖尿病的患者在行含有糖皮质激素类药物(GC)的化疗中,易出现血糖紊乱。其血糖波动与 2 型糖尿病不同,具有自身特点:①血糖水平以午后至睡前血糖升高为主,这与 GC 的药代动力学一致。一般来说,常用的中效 GC 如甲泼尼龙作用最强的时间是用药后 4~8 小时,泼尼松在体内作用高峰为 6~8 小时,在每天上午 1 次给药的模式下,患者的血糖以午后升高为主。空腹血糖多正常或轻微升高。该患者应用泼尼松后,空腹血糖轻微升高,午餐餐后血糖明显升高,经调整胰岛素用量后血糖逐渐恢复。②关注夜间血糖,避免发生低血糖。较大剂量 GC 治疗 10~14 天后内源性皮质醇分泌被完全抑制,患者体内在 4∶00—10∶00 缺少内源性也无外源性 GC 的糖异生作用,此时更易发生低血糖。因此,在治疗 NHL 合并糖尿病需应用糖皮质激素类药物时,应早期监测血糖,尤其是午餐后、晚餐前、晚餐后及夜间血糖,以便在严格控制血糖的前提下发挥 GC 的强大功效,同时避免出现明显的副作用。治疗上大部分应用胰岛素治疗,每天 3 次给药,胰岛素剂量分配特点为午餐前 > 晚餐前 > 早餐前。

案例 9　淋巴瘤患儿行 BFM-90 化疗时应开展糖皮质激素类药物的用药监护

【案例简介】

患者,男,10 岁,诊断为 T 细胞性淋巴母细胞淋巴瘤。经 CHOPE 方案化疗 2 个疗程后,肿大淋巴结有明显缩小。第 3 次 CHOPE 方案化疗结束后不久,患儿诉鼻阻,鼻咽纤维镜示鼻咽顶部隆起,育新生物,活检示符合 T 细胞性淋巴母细胞淋巴瘤。第 4 次化疗结束后 1 周,患儿颈部淋巴结肿大再次入院。入院查体:双颈、双腋窝及双腹股沟淋巴结可扪及肿大、质中、固定、无压痛。经彩超检查示患儿颏下、双颌下、双颈、双锁骨上、双颈外侧、双腋窝、双腹股沟多枚淋巴结肿大。查血示:白细胞计数 3.5×10^9/L;血钾 3.37mmol/L;β_2 微球蛋白 2.29mol/L。心电图示心动过速达 103 次/min。骨髓穿刺检查示肿瘤并未侵犯骨髓。

诊断:左颈、左腹股沟、鼻咽 T 细胞性淋巴母细胞淋巴瘤ⅫB 期非霍奇金淋巴瘤,国际预后指数(IPI)中低危。

治疗:行改良的 BFM-90 方案化疗。开始每天口服泼尼松 60mg,第 28 天后减量。第 8、15、22、29 天使用长春新碱 1mg 和表柔比星 30mg 化疗。第 12 天使用门冬酰胺酶 10 000U 化疗,每 3 天用药 1 次,直至第 33 天。治疗期间给予保护心肌、止吐、增强免疫力、抑酸、保护胃黏膜等对症治疗。患儿在第 5 次给予门冬酰胺

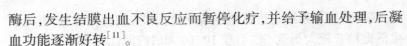

酶后,发生结膜出血不良反应而暂停化疗,并给予输血处理,后凝血功能逐渐好转[11]。

【药师点评】

儿童组织器官尚未发育成熟,部分在成人体内不良反应发生率较低的药物,在儿童体内发生不良反应的概率和强度可能会显著增加。BFM-90 化疗方案中需服用较长时间大剂量糖皮质激素类药物,极易影响儿童生长发育和器官功能。该患儿在服用泼尼松 5 天后,表现出精神不振、反酸、食欲下降、上腹部疼痛。临床药师分析认为,患儿连续多日大剂量服用泼尼松,糖皮质激素类药物增加胃酸分泌,可能诱发消化性溃疡。与医师沟通后,对症给予抑酸、保护胃黏膜治疗后上述不适症状缓解。

为了尽量减少 BFM-90 方案中大剂量糖皮质激素类药物对患儿身体的影响,临床药师特别交待家长应早晨空腹给患儿服用泼尼松片。由于糖皮质激素类药物的分泌具有昼夜节律性,每天上午 8—10 时为分泌高峰,随后逐渐下降,午夜 12 时为分泌低谷。根据时辰药理学,要求患儿在每天上午 8—10 时的分泌高峰时用药,减少对下丘脑 - 垂体 - 肾上腺轴的反馈抑制,从而避免肾上腺皮质功能的下降,降低对患儿生长发育的影响。其次,在患儿的饮食中多补充含钙高的食物,如牛奶、鸡蛋、豆制品等,必要时可小剂量服用钙片,尽量降低因肾上腺皮质功能受影响引起的患儿钙质摄入不足。

参考文献:

[1] DIERICKX D,KENTES A,DELANNOY A.The role of rituximab in adults warm antibody autoimmune hemolytic anemia [J].Blood,2015,125 : 3223-3229.

[2] ZANELLA A,BARCELLINI W.Treatment of autoimmune hemolytic anemias [J].Haematologica,2014,99 :1547-1554.

[3] 李绢,罗绍凯.血液病临床诊断与治疗方案[M].北京:科学技术出版社,2010 :46-55.

［4］张之南,沈悌.血液病诊断及疗效标准［M］.3 版.北京:科学出版社,
2007:172-176.

［5］白汉玉,高凤英.糖皮质激素类药物在儿科临床的合理应用［J］.中国临
床医生,2012,40(10):14-18.

［6］金栋材,赵丽.复发/难治性霍奇金淋巴瘤治疗策略的研究进展［J］.中
国实验血液学杂志,2020,28(1):343-349.

［7］位变,王华庆,常智,等.霍奇金淋巴瘤预后因素与风险适应性治疗［J］.
白血病·淋巴瘤,2020,29(7):385-388.

［8］王来成,吕冬梅.门冬酰胺酶合用地塞米松致高血糖 2 例［J］.药品不良
反应杂志,2007,9(4):5285-5286.

［9］BOSTROM B C,SENSEL M R,SATHER H N,et al.Dexamethasone
versus prednisone and daily oral versus weekly intravenous mercaptopurine
for patients with standard-risk acute lym-phoblastic leukemia:a report from
the Children's Cancer Group ［J］.Blood,2003,101(10):3809-3817.

［10］杜丽坤,范喜清,范东旭.大剂量糖皮质激素类药物治疗 ALL 诱发精
神分裂症 1 例［J］.中国冶金工业医学杂志,2003,20(4):254.

［11］贾毅敏,张援.临床药师对 1 例淋巴瘤患儿的药学监护［J］.中国药房,
2014,06:574-576.

第六章

糖皮质激素类药物在肾脏疾病中的合理应用

1. 肾小球疾病是一种什么样的疾病？
2. 肾小球疾病都需要使用糖皮质激素类药物吗？
3. 常用糖皮质激素类药物的选择及使用原则有哪些？
4. 间质性肾炎是一种什么样的疾病？
5. 在哪些情况下，间质性肾炎需要使用糖皮质激素类药物？
6. 应用糖皮质激素类药物应注意哪些不良反应？

第一节　肾小球疾病

一、肾小球疾病的概述、分类与临床表现

（一）概述与分类

肾小球疾病是一组以血尿、蛋白尿、水肿、高血压和不同程度的肾功能损害等为临床表现的肾脏疾病，是我国慢性肾衰竭的主要病因。根据病因可分为原发性、继发性和遗传性三大类。原发性肾小球疾病常原因不明；继发性肾小球疾病是指继发于全身性疾病的肾小球损害，如狼疮肾炎、乙肝相关性肾炎、紫癜性肾炎，以

及毒物、药物中毒或其他全身性疾病所致的肾炎或相关肾炎。遗传性肾小球疾病是指遗传基因突变所致的肾小球疾病,如 Alport 综合征等。目前常用的分类方法是根据临床表现和肾脏活检病理改变进行分类。

1. 原发性肾小球疾病的临床分类

(1)急性肾小球肾炎:分为链球菌感染后急性肾小球肾炎和非链球菌感染后急性肾小球肾炎。

(2)急进性肾小球肾炎(新月体肾小球肾炎):①Ⅰ型,抗肾小球基底膜(GBM)型;②Ⅱ型,免疫复合物型;③Ⅲ型,少免疫复合物型。

(3)慢性肾小球肾炎。

(4)无症状性血尿和 / 或蛋白尿。

(5)肾病综合征。

2. 原发性肾小球疾病的病理分类(WHO 1995 年制定)

(1)轻微肾小球病变。

(2)局灶节段性病变。

(3)弥漫性肾小球肾炎:①膜性肾病。②增生性肾炎,系膜增生性肾小球肾炎,毛细血管内增生性肾小球肾炎,系膜毛细血管性肾小球肾炎,新月体性和坏死性肾小球肾炎。③硬化性肾小球肾炎。

(4)未分类的肾小球肾炎:肾小球疾病的临床和病理类型之间存在一定联系,但两者之间并无肯定的对应关系。同一病理类型可呈现多种不同的临床表现,而相同的一种临床表现可来自多种不同的病理类型。因此,肾活检是确定肾小球疾病病理类型和病变程度的必需手段,而正确的病理诊断又必须与临床密切结合。

(二)临床表现

1. 蛋白尿　正常人尿蛋白含量低,尿常规蛋白定性试验不能测出。当成人尿蛋白超过150mg/d,尿蛋白定性阳性,称为蛋白尿。根据形成机制不同,蛋白尿可以分为肾小球性蛋白尿、肾小管性蛋白尿、溢出性蛋白尿、组织性蛋白尿。肾小球滤过膜由肾小球毛细血管内皮细胞、基底膜和脏层上皮细胞构成,滤过膜屏障作用包括分子屏障、电荷屏障。上述任一屏障的损伤均可引起蛋白尿,肾小球性蛋白尿常以白蛋白为主。

2. 血尿　离心后尿沉渣镜检每高倍镜视野红细胞超过 3 个为血尿,1L 尿含 1ml 血即呈现肉眼血尿。肾小球源性血尿常为无痛、全程血尿,可呈镜下或肉眼血尿,无凝血,也可伴蛋白尿、管型尿。如伴较大量蛋白尿和 / 或管型尿(特别是红细胞管型),提示肾小球源性血尿。

3. 水肿　肾性水肿的基本病理生理改变为水钠潴留。肾小球病水肿可基本分为肾病性水肿和肾炎性水肿。

4. 高血压　肾小球病常伴高血压,慢性肾衰竭患者 90% 出现高血压。持续存在的高血压会加速肾功能恶化。肾小球病所致的高血压多数为容量依赖型,少数为肾素依赖型。但两型高血压常混合存在,有时很难截然分开。近年发现肾脏局部交感神经过度兴奋也可引起难治性高血压。

5. 肾功能损害　急进性肾小球肾炎常导致急性肾衰竭,部分急性肾小球肾炎患者可有一过性肾功能损害,慢性肾小球肾炎及蛋白尿控制不好的肾病综合征患者随着病程进展至晚期常发展为慢性肾衰竭。

二、肾小球疾病的诊断要点与治疗原则

(一) 诊断要点

(1) 原发性肾病综合征的诊断标准:①大量蛋白尿,尿蛋白 ≥ 3.5g/L;②低蛋白血症,血浆白蛋白 <30g/L;③血脂升高;④水肿。以上 4 项中以①和②为诊断的必要条件。

(2)原发性急进性肾小球肾炎的诊断要点:有急性肾炎综合征、肾功能急剧恶化、早期出现少尿性急性肾衰竭等临床表现时应行肾活检,若病理证实为新月体肾小球肾炎(>50% 的肾小球有新月体)可诊断。

(3)原发性 IgA 肾病的诊断标准:IgA 肾病是免疫病理诊断名

称,其免疫荧光特征为在肾小球系膜区或伴毛细血管襻有以 IgA 为主的免疫球蛋白沉积或仅有 IgA 沉积,并排除过敏性紫癜、系统性红斑狼疮、慢性肝病等疾病所致 IgA 在肾组织沉积者。

(4)狼疮肾炎的诊断标准:在确诊为 SLE 的基础上,狼疮患者有下列任一项肾受累表现者即可诊断为狼疮肾炎:①尿蛋白检查满足以下任一项者,1 周内 3 次尿蛋白定性检查阳性;或 24 小时尿蛋白定量 >150mg;或尿蛋白 / 尿肌酐 >0.2mg/mg,或 1 周内 3 次尿微量白蛋白高于正常值。②离心尿每高倍镜视野红细胞 >5 个。③肾小球和 / 或肾小管功能异常。④肾穿刺组织病理活检异常,符合狼疮肾炎病理改变。病理类型分为轻微病变型(Ⅰ型)、系膜增生型(Ⅱ型)、局灶增生型(Ⅲ型)、弥漫增生型(Ⅳ型)、膜型(Ⅴ型)、硬化型(Ⅵ型)。

(二)治疗原则

1. 因原发性肾小球疾病病因不清,并多为免疫炎症性疾病,其治疗原则如下:

(1)目前治疗仍以激素或激素加细胞毒药物为主,原则上应在增强疗效的同时最大限度地减少副作用。在激素存在禁忌证情况下,必要时可考虑单独使用细胞毒药物。应结合患者的肾小球疾病病理类型、年龄、肾功能和是否有相对禁忌证等情况,制定个体化的治疗方案。

(2)根据不同病理类型及其病变程度制定治疗方案。各种病理类型的治疗反应、肾功能损害进展及缓解后复发的差异甚大,按不同病理类型及其病变轻重为主要依据制定治疗方案,是现代肾脏病学肾小球疾病治疗领域中的重要进展。

(3)治疗不仅要减轻、消除患者的临床症状,并要努力防治和减少感染、血栓栓塞、蛋白质及脂肪代谢紊乱等重要并发症,调整水、电解质和酸碱失衡。

(4)努力保护肾功能,防治或延缓肾功能的恶化是治疗的重要目标。

(5)进入终末期肾衰竭患者则应接受血液净化(血液透析、腹膜透析)或肾移植治疗。

2. 继发性肾小球疾病的治疗原则如下:

(1)对原发系统疾病的治疗。

(2)针对原发病造成肾脏损害的治疗。

(3)应注意其原发系统疾病治疗和检查时可能带来的肾损害。

三、糖皮质激素类药物的合理应用

糖皮质激素类药物在肾脏疾病的应用范围,有免疫炎症介导性肾病、进展期肾病(大量蛋白尿、明显的血尿、短期肌酐升高等)、活动性病变肾病(非自限性炎细胞浸润、免疫复合物沉积、细胞增殖、新月体形成等)。老年人的肾病综合征的原因除了原发性膜性肾病外,还有继发性的原因,如糖尿病肾病、肾脏淀粉样变以及骨髓瘤性或淋巴瘤以及实体肿瘤肾病。糖皮质激素类药物只适用于免疫炎症介导性肾病治疗,对于某些自限性的肾病,如急性链球菌感染后肾小球肾炎则无须使用糖皮质激素类药物。对于激素治疗后反应欠佳的肾病,如膜增生性肾炎,使用激素前务必仔细权衡。而对于某些非免疫介导的肾病(如马兜铃酸肾病),使用糖皮质激素类药物可以延缓肾脏功能损害的进展。对于肾小球上皮足细胞,糖皮质激素类药物具有一定的保护作用。足细胞的减少在蛋白尿和肾小球硬化的发生中具有关键作用。

糖皮质激素类药物在肾脏疾病的应用原则:糖皮质激素类药物治疗肾脏疾病应遵循起始足量、缓慢减药、长期维持的原则。

(一) 原发性肾小球疾病

1. 原发性肾病综合征　糖皮质激素类药物治疗的原则包括以下三点。①起始足量:泼尼松 1mg/(kg·d),口服 8~12 周,一般40~60mg/d。②缓慢减药:足量治疗后,每 2 周左右减 10%,20mg/d后更慢。③长期维持:以最小有效剂量 5~10mg/d 维持 6 个月左右。

(1)微小病变型肾病:糖皮质激素类药物对微小病变型肾病治疗效果较好。但随着患者年龄增加疗效下降。

儿童患者,推荐泼尼松或泼尼松龙口服 60mg/(m²·d),不超过80mg/d,4~6 周后,约 90% 的患者尿蛋白可转阴,改为隔天泼尼松或泼尼松龙 40mg/m²,标准疗程是 8 周,但停药后易复发。为减少复发率,可在隔天疗法 4 周后,每月减少总剂量的 25%,总疗程持续 6 个月以上。第 1 次复发者,可仍单用足量糖皮质激素类药物;频繁复发者,则糖皮质激素类药物加用免疫抑制剂。

成人患者,糖皮质激素类药物疗效较儿童略差,常需要更长时间治疗。起始剂量以泼尼松或泼尼松龙 1mg/(kg·d),最大剂量不超过 80mg/d。约 60% 患者于足量糖皮质激素类药物治疗 8 周后获得缓解,尚有 15%~20% 患者于治疗 12~16 周后获得缓解。完全缓解 2 周后开始减量,每 2 周减去原剂量的 5%~10%,并以每天或隔天 5~10mg 维持较长时间后再停药,根据病情选择疗程,一般总疗程不短于 4~6 个月。对于复发者,建议足量糖皮质激素类药物加用免疫抑制剂治疗。

(2)局灶节段性肾小球硬化:对于表现为肾病综合征的局灶节段性肾小球硬化患者,糖皮质激素类药物治疗方案可参照微小病变型肾病,但维持治疗时间需酌情延长。单纯糖皮质激素类药物治疗疗效常有限,且起效较慢,部分和完全缓解率仅 15%~40%,成人中位完全缓解时间为 3~4 个月,故建议把足量糖皮质激素类药物 1mg/(kg·d)或 60mg/d,持续使用 3~4 个月,作为一线治疗方案,超过 6 个月无效者称为糖皮质激素类药物抵抗。应密切监测不良反应,并给予相应的预防措施。对于糖皮质激素类药物依赖或反复复发的患者,需加用免疫抑制剂治疗。

(3)膜性肾病:特发性膜性肾病约占成人肾病综合征的 30%,其中 40%~50% 病变呈良性进展,25% 有自愈倾向,约 25% 进展至终末期肾病。一般主张严重肾病综合征或肾功能减退时使用糖皮质激素类药物联合细胞毒药物或免疫抑制剂。糖皮质激素类药物剂量为泼尼松或泼尼松龙 0.5~1mg/(kg·d),如治疗获得完全或部分缓解,则糖皮质激素类药物酌情减量并维持,总疗程 6~12 个月。

(4)膜增生性肾小球肾炎:也称为系膜毛细血管性肾小球肾炎,

糖皮质激素类药物和免疫抑制剂治疗原发性膜增生性肾小球肾炎（MPGN）的疗效不肯定,目前也无较为统一的治疗方案。糖皮质激素类药物对改善Ⅰ型MPGN患者的肾功能可能有效,尤其对儿童患者。

关于肾病综合征的注意事项:仅少年儿童的单纯性肾病综合征可先试用激素治疗;成人肾病综合征应先行肾活检确定病理类型。后决定治疗方案;老年肾病综合征应先排除继发因素。原发性肾病综合征按糖皮质激素类药物反应包括:①激素敏感型,以泼尼松足量治疗≤8周尿蛋白转阴者;②激素抵抗型,以泼尼松足量治疗8周尿蛋白仍阳性者;③激素依赖型,对激素敏感,但减量或停药1个月内复发,重复2次以上者。因患者对糖皮质激素类药物治疗的反应不同,对于激素"依赖型"和"抵抗型"（难治型肾病综合征）应联合应用细胞毒药物。

2. 急进性肾小球肾炎

(1) Ⅰ型:抗GBM型。首选血浆置换,同时给予强化免疫抑制疗法。先给予甲泼尼龙冲击7~15mg/(kg·d)或0.5~1.0g/d,连续或者隔天3次为一个疗程,根据患者病情选择1~3个疗程。继以泼尼松或泼尼松龙1mg/(kg·d)联合其他免疫抑制剂,4~8周后逐渐减量,一般于6个月后进入维持期,减量至每天或隔天泼尼松或泼尼松龙5~15mg维持。此型糖皮质激素类药物疗效较Ⅱ型和Ⅲ型差。

(2) Ⅱ型:免疫复合物型。可给予强化免疫抑制疗法,甲泼尼龙1~3个疗程。继以泼尼松或泼尼松龙联合细胞毒药物或免疫抑制剂治疗,具体参考Ⅰ型。该型经及时治疗有半数可脱离透析。

(3) Ⅲ型:少免疫复合物型。此型多与ANCA相关小血管炎相关,在甲泼尼龙冲击治疗同时,参考ANCA相关小血管炎的治疗。短期治疗较好。

3. IgA肾病　IgA肾病(IgAN)是一类以肾小球系膜区IgA沉积为特征的常见肾小球疾病。尿蛋白定量小于1.0g/24h者,尚无足够证据表明糖皮质激素类药物治疗有效;尿蛋白定量介于1.0~3.5g/24h者,可以糖皮质激素类药物治疗或联合免疫抑制剂,用法为:泼尼松或泼尼松龙 0.5~1.0mg/(kg·d),6~8 周后渐减量,减量至每天或隔天 5~10mg 时维持,总疗程 6 个月或更长时间;尿蛋白定量大于 3.5g/24h 但病理表现轻微者,治疗同微小病变型肾病;病理呈局灶节段性硬化改变者治疗同局灶节段性肾小球硬化,但肾小球硬化比例高及间质重度纤维化,一般不主张糖皮质激素类药物治疗,以避免不必要的不良反应。ACEI 基础上加用糖皮质激素类药物是否有额外的益处,LV 等[1]的小样本 RCT 及 Manno 等[2]RCT均显示 ACEI 联合糖皮质激素类药物治疗可获得比单纯 ACEI 治疗IgA 肾病在降低尿蛋白和保护肾功能方面更好的收益,但仍需要大样本 RCT 验证。

(二)继发性肾小球疾病

继发性肾小球疾病中使用糖皮质激素类药物主要有狼疮肾炎、抗中性粒细胞胞质抗体(ANCA)相关小血管炎、乙肝病毒相关性肾损害。多为系统自身免疫病及感染性疾病引起的肾损害。狼疮肾炎、ANCA 相关小血管炎的治疗主要为:①诱导缓解,尽快控制炎症。泼尼松 1mg/(kg·d),使用 4~6 周;甲泼尼龙冲击 1~3个疗程,适应证为新月体肾炎、小血管炎、肾外严重病变。一般为15mg/(kg·d)或 0.5~1.0g/d×3。②维持缓解,预防复发、减少副作用,小剂量 5~10mg/d,长期 1~2 年。

1. 狼疮肾炎

(1)轻型 SLE:可用小剂量或不用糖皮质激素类药物。

(2)中型 SLE:糖皮质激素类药物是必要的,且需要联用其他免疫抑制剂。①诱导缓解治疗:用量通常为泼尼松 0.5~1mg/(kg·d),或甲泼尼龙 0.4~0.8mg/(kg·d),晨起顿服,如需控制持续高热等急性症状时可分次服用。一般需同时加用免疫抑制剂。②维持治疗:诱导缓解治疗 4~8 周后,以每 1~2 周减原剂量 10% 的速度缓慢减量,减至泼尼松 0.5mg/(kg·d),或甲泼尼龙 0.4mg/(kg·d)后,减药速度依病情适当减慢。如病情允许,维持治疗剂量为泼尼松小于10mg/d 或甲泼尼龙小于 8mg/d。如病情不稳定,可暂时维持原剂量不变或酌情增加剂量或加用免疫抑制剂联合治疗。

（3）重型 SLE：主要分两个阶段，即诱导缓解治疗和维持治疗，并需大剂量糖皮质激素类药物联合免疫抑制剂。①诱导缓解治疗：用量通常为泼尼松 1mg/（kg·d）的标准剂量，或甲泼尼龙 0.8mg/（kg·d），晨起顿服。Ⅲ型、Ⅳ型、Ⅴ+Ⅲ型/Ⅴ+Ⅳ型狼疮肾炎可考虑静脉滴注甲泼尼龙 500~1 000mg，连续 3 天冲击治疗。②维持治疗：病情稳定后 2 周或疗程 8 周内，以每 1~2 周减原剂量 10% 的速度缓慢减量，减至泼尼松 0.5mg/（kg·d），或甲泼尼龙 0.4mg/（kg·d）后，减药速度依病情适当减慢。病情不稳定，可暂时维持原剂量不变，或酌情增加剂量或加用免疫抑制剂联合治疗，如环磷酰胺、硫唑嘌呤、甲氨蝶呤、霉酚酸酯、环孢素、他克莫司等。

（4）狼疮危象：通常需要大剂量甲泼尼龙冲击治疗，以及针对受累脏器的对症和支持治疗，后继治疗可按照重型 SLE 的原则，继续诱导缓解和维持巩固治疗。冲击治疗采用甲泼尼龙 500~1 000mg，加入 5% 葡萄糖 100~250ml，缓慢静脉滴注 1~2 小时，每天 1 次，连续应用 3 天为 1 个疗程的方案。如狼疮危象仍未得到控制，可根据病情在冲击治疗 5~30 天后再次冲击治疗。冲击治疗后采用口服泼尼松 0.5~1mg/（kg·d），或甲泼尼龙 0.4~0.8mg/（kg·d），疗程 4~8 周的方案。

2. ANCA 相关小血管炎　ANCA 相关小血管炎引起肾小球肾炎多为少免疫沉积性、局灶坏死性肾小球肾炎，严重者可发展至Ⅲ型新月体肾炎。

治疗主要分两个阶段，即诱导治疗和维持缓解治疗。诱导治疗：激素用量通常为泼尼松 0.5~1mg/（kg·d），治疗 4~6 周后缓慢减量，一般于 6 个月后减至泼尼松 5~10mg/d，同时可予细胞毒药物或免疫抑制剂联合治疗，疗程一般 6~12 个月。维持缓解治疗：可持续 2~4 年，甚至更长，维持期剂量一般为 5~10mg/d，同时，可予低剂量细胞毒药物或免疫抑制剂联合治疗。

3. 乙肝病毒相关性肾炎（HBV-GN）　HBV-GN 具体指的是乙型肝炎病毒感染之后通过免疫反应形成免疫复合物，导致肾小球损伤出现的一种继发性肾小球性肾炎疾病。导致 HBV-GN 发病的原因是乙型肝炎病毒感染,其发病的具体机制目前临床还不是完全清楚,与患者的遗传背景、免疫复合物介导、乙型肝炎病毒直接感染、自身免疫紊乱等因素有一定的关系。HBV-GN 病理类型多样,最常见的为 HBV 相关性膜性肾病,其次为 HBV 相关性膜增生性肾炎。HBV-GN 属免疫介导的肾小球肾炎,有应用免疫抑制剂的指征,目的在于阻断肾脏炎症反应,减少尿蛋白,保护肾功能。但免疫抑制剂可能加快 HBV 复制和肝脏损伤,应慎重使用,一般仅用于肝脏损害较轻或 HBV 无明显复制的患者。对于存在病毒复制者,应联合应用抗病毒药物。用药过程中必须严密监测 HBV 复制指标和肝功能,必要时果断停药,以免加重肝损害。可采用糖皮质激素类药物联合免疫抑制剂。但糖皮质激素类药物应用还存在争议,激素抑制了免疫反应但同时又减弱了对病毒复制的抑制。应权衡利弊,并严密检测肝肾功能。目前主张只有在肾病病情需要,如大量蛋白尿和严重低蛋白血症时,且肝病稳定,血清 HBV 无明显复制时可考虑使用激素。单独使用激素对于 HBV-GN 的缓解和维持原有肾功能常常效果不佳。因此,大多数情况下需与其他免疫抑制剂或抗病毒药物联合用药。

4. 过敏性紫癜性肾炎　继发于过敏性紫癜的肾小球疾病,伴血尿、蛋白尿,儿科较为常见,可导致慢性肾衰竭,是系统性小血管炎的一部分,通常应用糖皮质激素类药物是有效的。轻度患者:如镜下血尿,蛋白尿 <1.5g/24h,一般不伴高血压、肾损害,病理改变为肾小球系膜增生性病变的患者,口服泼尼松 0.6mg/(kg·d),4 周后逐渐减量为 10mg,可隔天顿服,尿蛋白多次复查转阴后可停用,可服用雷公藤维持治疗,不少于 1 年,总疗程至少 2 年。中度患者:大量血尿,蛋白尿大于 2g/24h,伴轻度肾损害,给予甲泼尼松龙 500mg,静脉滴注,每天 1 次,共 3 天,随后改为口服。重度患者:大量蛋白尿、高血压、肾损害,病理见大量新月体形成,可在中度患者治疗的基础上,根据病情多加一个疗程,然后继续口服泼尼松 0.5mg/(kg·d),口服 2 周后逐渐减量,每 2 周隔天减 5mg,逐渐减量至隔天顿服,维持量为隔天 10mg,可联合使用霉酚酸酯治疗。

第二节　间质性肾炎

一、间质性肾炎的概述、分类与临床表现

间质性肾炎,又称肾小管间质性肾炎,是由各种原因引起的肾小管间质性急、慢性损害的临床病理综合征。临床常分为急性间质性肾炎、慢性间质性肾炎。

急性间质性肾炎以多种原因导致短时间内发生肾间质炎性细胞浸润、间质水肿、肾小管不同程度受损伴肾功能不全为特点,临床表现可轻可重,大多数病例均有明确的病因,去除病因、及时治疗,疾病可痊愈或使病情得到不同程度的逆转。慢性间质性肾炎病理表现以肾间质纤维化、间质单个核细胞浸润和肾小管萎缩为主要特征。

1. 急性间质性肾炎　因其病因不同,临床表现各异,无特异性。主要突出表现为少尿性或非少尿性急性肾功能不全,可伴有疲乏无力、发热及关节痛等非特异性表现。肾小管功能损失可出现低比重及低渗透压尿、肾小管性蛋白尿及水、电解质和酸碱平衡紊乱,部分患者表现为 Fanconi 综合征。引起急性间质性肾炎的病因有很多,药物导致为最常见的原因。Soliman 等[3]分析了 128 例急性间质性肾炎病例发现药物相关性急性间质性肾炎(DAIN)占 71.1%,其中 1/3 由抗菌药物引起。

2. 慢性间质性肾炎　常为隐匿、慢性或急性起病,因肾间质慢性炎症改变,主要为纤维化组织增生、肾小管萎缩,故常有其共同临床表现。

二、间质性肾炎的诊断要点与治疗原则

(一) 诊断要点

感染或药物应用史、临床表现、一些实验室及影像学检查有助于诊断,但肾脏病理仍然是诊断间质性肾炎的"金标准"。

（二）治疗原则

根据不同病因和病情严重程度给予相应的治疗。一般建议在肾活检明确病理诊断的基础上结合病因和临床特点,决定是否应用糖皮质激素类药物,选择合适的种类、剂量、使用方法和时间。在使用过程中应定期评估疗效、密切监测不良反应,并根据病情及时调整治疗方案。

1. 一般治疗　去除病因、控制感染、及时停用致敏药物去除致病因子、处理原发病是间质性肾炎治疗的第一步。

2. 对症支持治疗　纠正肾性贫血、电解质、酸碱及容量失衡,血肌酐明显升高或合并高血钾、心力衰竭、肺水肿等有血液净化指征者,临床应及时行血液净化治疗,急性间质性肾炎可选用连续性血液净化治疗。进入尿毒症期者,如条件允许,可行肾移植治疗。

（1）促进肾小管再生:冬虫夏草有促进肾小管上皮细胞的生长、提高细胞膜的稳定性、增强肾小管上皮细胞耐受缺氧等作用,对间质性肾炎有一定治疗效果。

（2）免疫抑制剂:自身免疫病、药物变态反应等免疫因素介导的间质性肾炎,可给予激素及免疫抑制剂治疗。

三、糖皮质激素类药物的合理应用

在间质性肾炎炎症初期,糖皮质激素类药物可减轻水肿、抑制白细胞的浸润及吞噬反应,炎症后期可抑制纤维母细胞增生,诱导炎症蛋白质、脂皮质蛋白等合成,调节体温调节中枢,保持溶酶体膜稳定,降低内热原释放,退热作用明显。这与改善临床症状息息相关,有助于患者肾功能的恢复。

间质性肾炎按病因可分为药物过敏、肾脏或全身感染所致的急性间质性肾炎及特发性急性间质性肾炎和慢性间质性肾炎。其中药物过敏所致的急性间质性肾炎和特发性急性间质性肾炎可考虑应用糖皮质激素类药物治疗,慢性间质性肾炎根据具体情况考虑是否使用糖皮质激素类药物。

1. **药物过敏所致急性间质性肾炎** 首先应停用可疑药物,对于出现明显肾功能损伤者,伴肾间质明显炎症细胞浸润时,可用泼尼松或泼尼松龙 0.5~1.0mg/(kg·d) 治疗,2~4 周病情好转后逐渐减量,一般总疗程 1~2 个月。明显肾衰竭时可考虑糖皮质激素类药物冲击治疗。如单纯糖皮质激素类药物治疗反应不佳,可考虑联合免疫抑制剂治疗。

2. **特发性急性间质性肾炎** 多为免疫因素所致,可予泼尼松或泼尼松龙 1mg/(kg·d),2~4 周病情好转后逐渐减量和维持治疗,根据病情决定维持治疗时间。如单纯糖皮质激素类药物治疗反应不佳,可考虑联合免疫抑制剂治疗。采用糖皮质激素类药物治疗后疗效显著,血清尿素氮(BUN)、肌酐(Scr)水平较治疗前明显下降,有助于肾功能恢复[4]。

一般在停用致病的相关药物、经积极地对症支持治疗后,药物相关性急性过敏性间质性肾炎可脱离透析并逐渐恢复。少尿型患者,血清肌酐(Scr) ≥ 0.707 2~0.884mmol/L 时应尽量在并发症发生之前开始透析;非少尿而临床情况较稳定者,无须紧急透析,可等待肾功能的恢复。但如保守治疗欠佳,应尽快开始透析[5]。

3. **慢性间质性肾炎** 根据不同病因、病情给予相应治疗,少数情况如干燥综合征、结节病、药物所致者,可考虑糖皮质激素类药物治疗。

第三节 案例评析

案例 1 糖皮质激素类药物治疗原发性肾病综合征

【案例简介】

患者,男,50 岁,发现血尿、蛋白尿 6 个月,测得血压 130/85mmHg。尿蛋白定量 3.0g/d,血清白蛋白 30g/L,尿沉渣 RBC 5~10/HP,血清肌酐 90mmol/L,血红蛋白 120g/L。病理活检为原发性膜性肾病 I 期。

诊断：肾病综合征。

治疗：应用 ACEI/ARB 类药物 6~12 个月，若尿蛋白增加或血清白蛋白下降则考虑糖皮质激素类药物联合细胞毒或免疫抑制剂治疗。

【药师点评】

40%~50% 膜性肾病呈良性进展，25% 有自愈倾向，约 25% 进展至终末期肾病。对于轻症患者可临床观察，症状加重应及时应用糖皮质激素类药物联合细胞毒药物或免疫抑制剂。糖皮质激素类药物剂量为泼尼松或泼尼松龙 0.5~1mg/(kg·d)，如治疗获得完全或部分缓解，则糖皮质激素类药物酌情减量并维持，总疗程 6~12 个月。

案例 2 糖皮质激素类药物治疗狼疮肾炎

【案例简介】

患者，女，21 岁，肾活检为活动性弥漫增生性狼疮肾炎。

诊断：狼疮肾炎。

治疗：泼尼松 60mg/d，12 周，每 2 周减 5mg。联合环磷酰胺 0.8g 静脉滴注，因其有性腺毒性，未加其他免疫抑制剂，第 12 周已经完全缓解。以 20mg/d 维持 3 个月，最后以 10mg/d 维持 6 个月。

【药师点评】

系统性红斑狼疮（SLE）治疗时，单一糖皮质激素类药物治疗效果欠佳，常联合细胞毒药物或者免疫抑制剂，必要时可使用糖皮质激素类药物进行冲击治疗。起始足量，缓慢减药，长期维持。

糖皮质激素类药物是治疗 SLE 的常用药物，在细胞免疫以及免疫反应的许多阶段均有抑制作用，特别是对细胞免疫的作用最为突出，大剂量冲击治疗时，对体液反应进行明显的抑制，减少抗体的生成。但是，长期、大剂量使用糖皮质激素类药物，容易引发感染、骨质疏松等并发症，对患者的治疗恢复产生负面影响。

环磷酰胺是主要作用于 S 期的细胞周期特异性烷化剂，抑制 DNA 的合成，并且在体液免疫中具有很强的抑制作用，对 B 细胞的增殖和抗体的生成都可以起到较长时间的抑制作用,用于治疗 SLE 可以起到良好的辅助作用。因此,在使用糖皮质激素治疗 SLE 的基础上,将环磷酰胺作为辅助治疗药物,小剂量给药。糖皮质激素类药物和环磷酰胺联合应用,能提高临床治疗效果,延缓病情进展,有效改善患者的临床症状。

案例 3　糖皮质激素类药物治疗药物致急性间质性肾炎

【案例简介】

患者,男,63 岁,2 周前因肺部感染用磺胺嘧啶、对乙酰氨基酚、青霉素治疗,全身红斑,贫血貌。测得 BP 140/80mmHg,尿量 100ml/d,尿检尿蛋白 +,尿 RBC3-5/HP。Hb 63g/L,ESR 177mm/h,BUN 43mmol/L,Scr 988μmol/L,B 型超声双侧肾脏增大,肾活检:间质水肿、淋巴细胞和巨噬细胞浸润,出现大量嗜酸性粒细胞和嗜中性粒细胞。

诊断:药物致急性间质性肾炎。

治疗:立即停用磺胺嘧啶、对乙酰氨基酚、青霉素等药物,除去诱因。采用泼尼松龙治疗,静脉滴注 500mg,治疗 3 周后 Scr 96μmol/L,改为口服泼尼松 30~60mg/d。

【药师点评】

患者短期内使用药物后出现急性肾衰竭的表现。联合临床表现与肾活检可诊断为药物所致急性间质性肾炎,对症支持并及时足量使用糖皮质激素类药物,3 周后肾功能恢复正常。激素治疗急性药物性间质性肾炎,使其更快缓解、更完全消除症状。

参考文献:

[1] LV J C,ZHANG H,CHEN Y Q,et a1.Combination therapy of prednisone and ACE-inhibitor versus ACE inhibitor therapy alone in patients with IgA nephropathy:a randomized controlled trial [J].Am J Kidney Dis.2009,53 (1):26-32.

[2] MANNO C,TORRES D D,ROSSINI M,et a1.Randomized controlled

clinical trial of eorticosteroids plus ACE-inhibitors with long-term follow-up in proteinurie IsA nephropathy [J].Nephral Dial Transplant,2009,24 (12):3694-3701.

[3] SOLIMAN A R.Spectrum of acute kidney inury in a tertiary care hospital in Cairo [J].Arab J Nephrol Transplant,2011,4 :83-86.

[4] 任海滨,俞香宝,孙彬 .53 例急性间质性肾炎临床病理分析[J]. 临床肾脏病杂志,2013(11):519-522.

[5] 韩亚峰 . 急性间质性肾炎患者的临床治疗浅析[J]. 世界最新医学信息文摘,2013, (13):169-171.

第七章

糖皮质激素类药物在感染性疾病中的合理应用

1. 结核病是一种什么样的疾病？

2. 糖皮质激素类药物治疗结核病的使用原则是什么？

3. 糖皮质激素类药物在结核病治疗中有哪些风险？

4. 糖皮质激素类药物在结核病治疗中的主要作用机制是什么？

5. 糖皮质激素类药物在结核病治疗中有哪些注意事项？

6. 人感染高致病性禽流感是一种什么样的疾病？

7. 人感染高致病性禽流感的治疗原则是什么？

8. 人感染高致病性禽流感应如何合理使用糖皮质激素类药物？

第一节 结 核 病

一、结核病的概述、分类与临床表现

（一）概述

结核病（tuberculosis，TB）是由结核分枝杆菌引起的一种慢

性感染性疾病,仍是全球前 10 位死因之一。潜伏期 4~8 周,以肺结核最常见。主要病变为结核结节、浸润、干酪样变和空洞形成。除少数发病急促外,临床上多呈慢性过程,表现为长期低热、乏力等全身症状和咳痰、咯血等呼吸系统表现。除肺外,尚可侵袭浆膜腔、淋巴结、泌尿生殖系统、肠道、肝脏、骨关节和皮肤等多种脏器和组织。呼吸道传播是本病传染的主要方式,传染源是排菌的患者和动物(主要是牛),排菌的开放性肺结核患者是主要传染源。

结核病又称为痨病、"白色瘟疫",是一种古老的传染病,自有人类以来就有结核病。在历史上,它曾在全世界广泛流行,曾经是危害人类的主要杀手。世界卫生组织(WHO)于 1993 年宣布"全球结核病紧急状态",确定每年 3 月 24 日为"世界防治结核病日"。

2019 年 10 月 17 日,世界卫生组织(WHO)发布了《2019 年全球结核病报告》。据 WHO 估算,全球结核潜伏感染人群约 17 亿,占全人群的 1/4 左右。2018 年,全球新发结核病患者约 1 000 万,近几年每年新发病例基本持平。全球平均结核病发病率为 130/10 万,发病率分布在低于 5/10 万至部分国家高于 500/10 万之间。成年男性患者占全部新发患者的 57%,小于 15 岁的儿童患者与合并艾滋病病毒感染的患者分别占新发患者的 11% 和 8.6%。

30 个结核病高负担国家的新发患者依然占到了全球新发患者数的 87%,其中印度(27%)、中国(9%)、印度尼西亚(8%)、菲律宾(6%)、巴基斯坦(6%)、尼日利亚(4%)、孟加拉国(4%)和南非(3%)等 8 个国家的新发患者约占全球的 2/3。2018 年,中国的估算结核病新发患者数为 86.6 万(2017 年 88.9 万),估算结核病发病率为 61/10 万(2017 年 63/10 万),在 30 个结核病高负担国家中估算结核病发病率排第 28 位,高于俄罗斯(54/10 万)和巴西(45/10 万)。

根据已发现的病原学阳性肺结核患者数计算的中国利福平耐

药肺结核患者数约为 2.5 万。再加上人类免疫缺陷病毒(HIV)和结核分枝杆菌(MTB)的双重感染(HIV/MTB)以及移民和流动人口中的结核病难以控制,结核病现在与艾滋病一样,成为全世界的主要死因之一,并且是 HIV 携带者的头号杀手,结核病仍然是严重危害人类健康的公共卫生问题。

(二) 分类

2017 年 11 月 9 日,原国家卫生和计划生育委员会发布了《结核病分类标准》(WS196—2017),已于 2018 年 5 月 1 日正式实施。新的分类标准以结核病的病原学与流行病学特征、临床表现、实验室检测及鉴别诊断等为主要依据进行修订。修订内容以活动性结核病为主,为符合结核病发展变化客观规律及结核病迁延反复的特点,增加了结核分枝杆菌潜伏感染、非活动性结核病等内容。在肺结核的分类中,鉴于单纯肺部结核与气管、支气管结核和结核性胸膜炎的关系,将气管、支气管结核和结核性胸膜炎纳入到肺结核分类中,并在痰菌检查结果中增加了分子生物学检查,统称为病原学检查结果。同时,将抗结核药物敏感性试验结果纳入到活动性结核病分类依据中。具体分类如下:

1. 结核分枝杆菌潜伏感染。

2. 活动性结核病

(1)按病变部位分类

1)肺结核:包括以下 5 种类型。

A. 原发性肺结核:包括原发综合征和胸内淋巴结结核(儿童尚包括干酪性肺炎和气管、支气管结核)。

B. 血行播散性肺结核:包括急性、亚急性和慢性血行播散性肺结核。

C. 继发性肺结核:包括浸润性肺结核、结核球、干酪性肺炎、慢性纤维空洞性肺结核和毁损肺等。

D. 气管、支气管结核:包括气管、支气管黏膜及黏膜下层的结核病。

E. 结核性胸膜炎:包括干性、渗出性胸膜炎和结核性脓胸。

2)肺外结核:指结核病变发生在肺以外的器官和部位,如淋巴结(除外胸内淋巴结)、骨、关节、泌尿生殖系统、消化道系统、中枢神经系统等部位。

(2)按病原学检查结果分类。

(3)按耐药状况分类:分为非耐药结核病、耐药结核病[包括单耐药结核病、多耐药结核病、耐多药结核病(MDR-TB)、广泛耐药结核病(XDRTB)、利福平耐药结核病(RRTB)]。

(4)按治疗史分类。

3. 非活动性结核病　包括非活动性肺结核病、非活动性肺外结核病。

(三)临床表现

结核病的临床表现多种多样。临床表现与病灶的类型、性质和范围以及机体反应性有关。

1. 全身症状　发热为结核病最常见的全身性症状,常提示结核病的活动和进展。临床多数起病缓慢,长期低热,多见于午后或傍晚,翌晨降至正常。患者可伴有疲倦、盗汗、食欲下降、体重减轻等。育龄女性患者可以有月经不调。病变扩展时可出现高热、咳嗽、胸痛或全身衰竭等,可有多关节肿痛、四肢结节性红斑及环形斑等结核性风湿表现。

2. 呼吸系统症状　主要表现为咳嗽、咳痰、咯血和胸痛。咳嗽、咳痰两周以上或痰中带血是肺结核的常见可疑症状。一般咳嗽较轻,干咳或少量黏液痰,继发细菌感染时痰呈脓性。约有 1/3 的肺结核患者有咯血,多数为少量咯血,少数为大咯血。当炎症波及壁层胸膜时,相应胸壁有刺痛,一般并不剧烈,可随呼吸运动和咳嗽加重。肺实变范围广或干酪性肺炎者有胸部叩诊浊音、支气管呼吸音、细湿啰音等体征。若合并支气管结核,表现为刺激性咳嗽、局限性哮鸣。慢性空洞性肺结核患侧胸廓下陷、肋间变窄、气管和纵隔移位。渗出性胸膜炎常有发热、胸痛、咳嗽等。大量积液患者呼吸困难,呼吸运动受限,胸部语颤及呼吸音减弱或消失等。

3. 其他系统表现 淋巴结结核常出现无痛性淋巴结肿大,可坏死液化、破溃、瘘管形成等。结核性心包炎表现为心前区疼痛、呼吸困难、心界扩大、颈静脉怒张等表现。结核性脑膜炎多有头痛、呕吐、意识障碍等表现。结核性腹膜炎常有腹腔积液或腹膜粘连,表现为发热、腹痛、腹胀、腹部揉面感等。肠结核以回盲部多见,表现为消瘦、腹泻与便秘交替、腹部肿块等表现。临床表现在早期多不明显,多数起病缓慢,病程较长,如与肠外结核并存,其临床表现可被遮盖而被忽略。因此,活动性肠外结核病例如出现明显的消化道症状,应警惕肠结核存在的可能性。肾、输尿管及膀胱结核有膀胱刺激征、血尿及脓尿等。肝脾结核表现为发热、消瘦、贫血、肝脾大等。最常见的症状为发热和乏力。其他症状有食欲减退、恶心、呕吐、腹胀、腹泻。发热多在午后,有时伴畏寒和夜间盗汗;有低热者也有弛张型者,高热可达 39~41℃,身患结核病者可长期反复发热。胃部结核临床表现很不一致,有些无症状或很轻微,有些类似慢性胃炎、胃癌,多数似溃疡病,患者有上腹部不适或疼痛,常伴有反酸嗳气,腹痛与进食无关。幽门梗阻所表现的呕吐多以下午、晚间为重,呕吐物为所进之食物,不含胆汁,潜血可为阴性,呕吐后腹胀减轻。除胃症状外还可伴全身结核症状,如乏力、体重减轻、下午发烧、夜间盗汗等。体格检查上腹有时可触及不规则的包块,有幽门梗阻时,在上腹部可见胃型、蠕动波及震水音。

二、结核病的诊断要点与治疗原则

(一) 诊断要点[1]

结核病的诊断方法包括一般检查、病原体检查、免疫学检测、影像学检查、内镜检查和活体组织检查。结核病临床表现多种多样,易与许多疾病相混淆,临床诊断须结合流行病学资料、临床表现与实验室、影像学辅助检查综合分析。

1. 肺结核的诊断 出现下列情况应警惕本病的可能:①反复发作或迁延不愈的咳嗽、咳痰,或呼吸道感染正规抗菌治疗 3 周以上仍无效;②痰中带血或咯血;③长期发热(常为午后低热),可伴

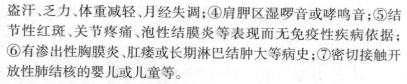

盗汗、乏力、体重减轻、月经失调;④肩胛区湿啰音或哮鸣音;⑤结节性红斑、关节疼痛、泡性结膜炎等表现而无免疫性疾病依据;⑥有渗出性胸膜炎、肛瘘或长期淋巴结肿大等病史;⑦密切接触开放性肺结核的婴儿或儿童等。

2. 原发性肺结核诊断要点 多见于青少年及儿童,无症状或症状轻微,多有结核病家庭接触史。结核菌素试验多为强阳性,胸部 X 线检查为哑铃型阴影,即原发病灶、引流淋巴管炎和肿大的肺门淋巴结,形成典型的原发综合征。原发病灶一般吸收较快,可不留任何痕迹。若胸部 X 线检查只有肺门淋巴结肿大,则诊断为胸内淋巴结结核。肺门淋巴结结核可呈团块状、边缘清晰和高密度的肿瘤型或边缘不清、伴有炎性浸润的炎症型。

3. 血行播散性肺结核诊断要点 急性粟粒型肺结核多见于婴幼儿和青少年,特别是营养不良、患传染病和长期应用免疫抑制剂导致抵抗力明显下降的小儿,多同时伴有原发性肺结核。成人也可发生急性粟粒型肺结核,可由病变部位和淋巴结内的结核分枝杆菌侵入血管所致。起病急,持续高热,中毒症状严重,≥1/2 的小儿和成人合并结核性脑膜炎。虽然病变侵及两肺,但极少有呼吸困难。全身浅表淋巴结肿大,肝和脾大,有时可发现皮肤淡红色粟粒疹,可出现颈项强直等脑膜刺激征,眼底检查约 1/3 的患者可发现脉络膜结核结节。部分患者结核菌素试验阴性,随病情好转可转为阳性。胸部 X 线和 CT 检查开始为肺纹理重,在症状出现 2 周左右可发现由肺尖至肺底呈大小、密度和分布三均匀的粟粒状结节阴影,结节直径 2mm 左右,亚急性、慢性血行播散性肺结核起病较缓慢,症状较轻,胸部 X 线呈双上、中肺野为主的大小不等、密度不同和分布不均的粟粒状或结节状阴影,新鲜渗出、陈旧硬结和钙化病灶共存。慢性血行播散性肺结核多无明显中毒症状。

4. 继发性肺结核诊断要点 继发性肺结核多发生在成人,病程长、易反复,临床症状多有发热、咳嗽、咳痰和咯血等。结核菌素试验强阳性,血清抗结核抗体阳性;痰结核菌聚合酶链式反应(PCR)和探针检测呈阳性;肺外组织病理证实结核病变,支气管肺泡灌洗(BAL)液中检出抗酸分枝杆菌;支气管或肺部组织病理证实结核病变。胸部 X 线表现特点为多态性,好发在上叶尖后段和下叶背段。痰结核分枝杆菌检查常为阳性。继发性肺结核含浸润性肺结核、纤维空洞性肺结核和干酪样肺炎等。胸部 X 线特点如下。

浸润性肺结核:病变多发生在肺尖和锁骨下,表现为小片状或斑点状阴影,可融合形成空洞。渗出性病变易吸收,而纤维干酪增殖病变吸收很慢,可长期无改变。

空洞性肺结核:空洞形态不一。多见洞壁不明显的、多个空腔的虫蚀样空洞;伴有周围浸润病变的新鲜薄壁空洞,当引流支气管壁出现炎症伴堵塞时,可出现迅速扩大和缩小的张力性空洞以及干酪溶解性空洞。空洞性肺结核多有支气管播散,患者痰中经常排菌,应用有效的化学治疗后,出现空洞不闭合,但长期多次查痰阴性,空洞壁由纤维组织或上皮细胞覆盖,诊断为"净化空洞"。但有些患者空洞还残留一些干酪组织,长期多次查痰阴性,临床上诊断为"开放菌阴综合征",仍须随访。

纤维空洞性肺结核:特点是病程长,反复进展恶化,肺组织破坏严重,肺功能严重受损,双侧或单侧出现纤维厚壁空洞和广泛的纤维增生,造成肺门抬高和肺纹理呈垂柳样,患侧肺组织收缩,纵隔向患侧移位,常见胸膜粘连和代偿性肺气肿。

结核球:直径在 2~4cm,多小于 3cm。多由干酪样病变吸收和周边纤维膜包裹或干酪空洞阻塞性愈合而形成。结核球内有钙化灶或液化坏死形成空洞,同时 80% 以上结核球有卫星灶,可作为诊断和鉴别诊断的参考。

干酪样肺炎:大叶性干酪样肺炎,胸部 X 线影像呈大叶性密度均匀磨砂玻璃状阴影,逐渐出现溶解区,呈虫蚀样空洞,可出现播散病灶。小叶性干酪样肺炎胸部 X 线影像呈小叶斑片播散病灶,多发生在双肺中下部。

5. 结核性胸膜炎诊断要点　干性胸膜炎症状轻重不一,可无明显的临床症状或仅有微热和轻度胸痛,少数患者起病较急,可表现高热和剧烈的胸痛,胸痛呈尖锐的针刺样疼痛,深吸气和咳嗽时加重。一般无胸部 X 线改变。典型渗出性胸膜炎起病多较急,有中、高度发热,以及盗汗、乏力、全身不适等结核中毒症状。早期渗液较少时可出现胸痛和干咳,随着胸腔积液的出现和逐渐增多,壁层胸膜和脏层胸膜被其隔开,胸痛随之减弱或消失,而呼吸困难日渐明显,程度和积液量多少有关。胸部 X 线改变依积液量大小而异,小量积液小于 300ml 时,后前位胸部 X 线检查仅见肋膈角变钝,侧位胸部 X 线检查见后膈角填塞。中等量积液可见密度一致阴影,沿胸壁自上而下呈上窄下宽直至膈面的弧形密度增高阴影,凹面面向肺门,影像典型时胸腔积液量 >1 000ml。大量积液时,患侧全侧为致密阴影,纵隔向健侧移位,有时仅肺尖透亮。结核性脓胸急性起病者有明显毒性症状,如恶寒、高热、多汗、干咳、胸痛等。积脓多时,可有胸闷、气促。有支气管胸膜瘘时,可咳出大量脓“痰”(即脓胸液)。

6. 菌阴肺结核的诊断标准　①典型肺结核临床症状和胸部 X 线表现;②抗结核治疗有效;③临床可排除其他非结核性肺部疾患;④ PPD(5TU)强阳性,血清抗结核抗体阳性;⑤痰结核菌 PCR 和探针检测呈阳性;⑥肺外组织病理证实结核病变;⑦支气管肺泡灌洗(BAL)液中检出抗酸分枝杆菌;⑧支气管或肺部组织病理证实结核病变。具备①~⑥中 3 项或⑦~⑧中任何 1 项可确诊。

7. 肺外结核的诊断　肺外结核由于发病的部位不同,会出现不同的症状和体征,且结核分枝杆菌的检出率低,因此,肺外结核的诊断应综合分析临床表现、治疗效果和辅助检查,必要时可通过各种途径的活检,经病理学证实确诊。各种浆膜腔结核主要结合临床表现、浆液性渗出液化验检查等综合分析作出诊断。结核性脑膜炎根据亚急性或慢性非化脓性脑膜炎等特点综合分析判断。肠结核者胃肠 X 线及纤维结肠镜检查有助于诊断。骨关节及泌尿生殖系统等结核病的诊断主要根据临床表现和影像学检查。淋巴结、肝脾等结核病依赖于活体组织病理学检查确诊。

8. 结核病变活动性　根据症状、肺部 X 线及痰菌综合判断结核病变活动性。

进展期:新发现活动性病变;病变较前恶化、增多;新出现空洞或空洞增大;痰菌阳性。有上列情况之一为进展期。

好转期:病变较前吸收好转;空洞闭合或缩小;痰菌阴转。有上列三项之一为好转期。

稳定期:病变无活动性,空洞闭合,痰菌(每月查1次)连续6次阴性,空洞存在则须痰菌连续阴性1年以上。

(二) 治疗原则

结核病的治疗主要包括抗结核化学药物治疗、对症治疗和手术治疗,在确定治疗原则和选择疗法之前,应确定结核病的类型和现阶段病灶进展及活动的情况,并检查肺以外其他部位有无活动性结核存在。

1. 结核病化学治疗原则　早期、适量、联合、规律、全程。整个治疗方案分为强化和巩固两个阶段。结核分枝杆菌是一种"顽强"的致病菌,以富含脂质的细胞壁为其天然屏障,侵入人体后具有持留性、潜伏性、冬眠性及突变性等特点,使结核病在临床上慢性迁延、需较长程的联合化疗,即使当前已被公认的短程化疗也需6个月的疗程,否则易于复发,甚至发展成为耐药结核病、耐多药结核病(MDR-TB)乃至广泛耐药结核病(XDRTB),成为难治结核病。因此,结核病的化学治疗必须遵循"早期、适量、联合、规律、全程"的原则。只有遵循以上五个原则,才能确保治疗彻底。

早期:肺结核早期、肺泡内有炎症细胞浸润和纤维素渗出,肺泡结构尚保持完整、可逆性大。而抗结核药物对代谢活跃、生长繁殖旺盛的细菌最能发挥抑制和杀灭作用。

适量:剂量适宜既能发挥最大杀菌或抑菌作用,同时患者也易耐受,毒性反应不大。

联合:无论初治还是复治患者均要联合用药,联合用药可避免或延缓耐药性的产生,同时,又能提高杀菌效果。

规律:用药不能随意间断,间歇疗法在剂量及间隔上有特定要求,用法也有一定规律,不属间断疗法。

全程:化疗要坚持全程,目的在于消灭持存菌,防止复发,全程不一定是长程。

2. 对症治疗　中毒症状重者卧床休息,嘱进食富含营养及多种维生素的食物。对高热、咯血、胸痛、失眠及盗汗者,给予相应处理。急性粟粒型肺结核合并浆膜渗出伴严重脓毒血症,在有效抗结核治疗的同时,肾上腺皮质激素有助于改善症状、促进渗出吸收,减少粘连。

3. 手术治疗　对耐药或耐多药结核病或疾病危及生命的单侧特别是局限性病变,在心肺功能能耐受手术的情况下,外科治疗仍是可选择的重要治疗方法。

手术指征为经正规抗结核治疗 9~10 个月,痰菌仍阳性的干酪病灶、后壁空洞;单侧肺毁损、支气管结核管腔狭窄远端不张或肺化脓症;慢性结核性脓胸、支气管胸膜瘘内科治疗无效;反复多量咯血不能控制等。

4. 标准化学治疗方案　初始活动性肺结核(含涂阳和涂阴)治疗方案为:

(1)每天用药方案:①强化期:异烟肼、利福平、吡嗪酰胺和乙胺丁醇,顿服,2 个月。②巩固期:异烟肼、利福平,顿服,4 个月。简写为 2HRZE/4HR。

(2)间歇用药方案:①强化期:异烟肼、利福平、吡嗪酰胺和乙胺丁醇,隔天 1 次或每周 3 次,2 个月。②巩固期:异烟肼、利福平,隔天 1 次或每周 3 次,4 个月。简写为 2H3R3Z3E3/4H3R3。

(3)复治涂阳肺结核治疗方案:复治涂阳肺结核患者强烈推荐进行药物敏感性试验,敏感患者按下列方案治疗,耐药者纳入耐药方案治疗。

复治涂阳敏感用药方案如下。强化期:异烟肼、利福平、吡嗪酰胺、链霉素和乙胺丁醇,每天 1 次,2 个月。巩固期:异烟肼、利福平和乙胺丁醇,每天 1 次,6~10 个月。巩固期治疗 4 个月时,痰菌未阴转,可继续延长治疗期 6~10 个月。简写为 2HRZSE/

6-10HRE。

间歇用药方案如下。强化期:异烟肼、利福平、吡嗪酰胺和乙胺丁醇,隔天1次或每周3次,2个月。巩固期:异烟肼、利福平和乙胺丁醇,隔天1次或每周3次,6个月。简写为2H3R3Z3S3E3/6-10H3R3E3。上述间歇方案为我国结核病规划所采用,但必须采用全程督导化疗管理,以保证患者不间断地规律用药。

5. 耐药结核病 耐药结核病是指结核病患者感染的结核分枝杆菌被体外实验证实对1种或多种抗结核药耐药现象。分为单耐药、多耐药、耐多药、广泛耐药。耐药性为结核分枝杆菌重要的生物学特性,耐药的产生主要与基因突变有关,如耐利福平与 *rpoB* 基因突变有关,耐异烟肼与 *ahpC*、*inhA*、*katC* 基因突变相关。耐药的发生常由不合理的抗菌治疗引起,此外,药品质量差、患者吸收障碍、治疗依从性差、HIV 感染等也与耐药的发生有关。

耐药结核病,特别是 MDR-TB(至少耐异烟肼和利福平)和当今出现的广泛耐药结核病 XDRTB(extensive drug resistant)(除耐异烟肼和利福平外,还耐二线抗结核药物)对全球结核病控制构成严峻的挑战。制订 MDR-TB 治疗通则是:详细了解患者用药史,该地区常用抗结核药物和耐药流行情况;尽量作药敏试验;严格避免只选用一种新药加到原失败方案;WHO 推荐尽可能采用新一代的氟喹诺酮类药物;不使用交叉耐药的药物;治疗方案至少含4种二线的敏感药物;至少包括吡嗪酰胺、氟喹诺酮类、注射用卡那霉素或阿米卡星、乙硫或丙硫异烟肼和 PAS 或环丝氨酸;药物剂量依体重决定;加强期应为8个月,总治疗期为20个月或更长,以治疗效果决定。监测治疗效果最好以痰培养为准。

三、糖皮质激素类药物的合理应用

(一)糖皮质激素类药物在治疗结核病中的使用原则

糖皮质激素类药物作为一种辅助疗法治疗结核病只有当病情

必需时才考虑使用。并且必须在有效使用抗结核药物的前提下，合理使用，控制用药期限，绝不能盲目和无限制用药。

1. 糖皮质激素类药物治疗结核病是一把双刃剑　糖皮质激素类药物具有许多作用，广泛运用于临床，包括结核病的治疗。但是糖皮质激素类药物在结核病治疗方面是一把双刃剑，既可辅助治疗结核，减轻症状，改善预后，也可导致结核播散和复发。根据专家共识和文献资料，肺结核或合并顽固性咯血，结核性浆膜炎，结核性脑膜炎，变态反应综合征，气管、支气管结核，抗结核药所致严重过敏反应和结核病合并其他需糖皮质激素类药物治疗的疾病均可酌情使用糖皮质激素类药物，获得更好疗效。总之，在结核病的治疗中，合理利用糖皮质激素类药物，可改善结核病预后，降低其死亡率，但必须严格遵守糖皮质激素类药物临床使用原则，严格掌握其适应证、严格把握合适的药物和给药方案以及用药时间和用药剂量，慎重权衡其利弊。

2. 糖皮质激素类药物用于治疗结核病的利弊

（1）糖皮质激素类药物用于治疗结核病的有利因素：糖皮质激素类药物非特异性抗炎和抗毒作用抑制病变区毛细血管扩张，降低其血管壁与细胞膜通透性，减少渗出和炎性细胞浸润。糖皮质激素类药物可以稳定细胞内溶酶体膜，保护线粒体，减轻充血、渗出和水肿，减轻机体对结核分枝杆菌的变态反应所致的免疫损伤，同时能缓解支气管痉挛，改善肺通气。所以有时在抗结核治疗中，糖皮质激素类药物的作用是无可替代，甚至是必不可少的关键的治疗措施。

（2）糖皮质激素类药物用于治疗结核病的不利因素：糖皮质激素类药物具有抑制细胞免疫功能，使结核分枝杆菌得以活跃增殖，导致病变加重。糖皮质激素类药物无对抗细菌等病原微生物感染的作用，非生理剂量的糖皮质激素类药物对抗感染不利，并且非肾上腺皮质功能减退者在应用药物剂量后易发生感染，故对患有活动性肺结核者及肺部真菌、病毒感染者应尽量避免使用糖皮质激素类药物。当全身或皮肤合并各种感染时，应酌情联合应用抗菌药物;并发全身过敏时,应同服抗组胺药。在某些感染时用糖皮质激素类药物又可减轻组织破坏、减少渗出、减轻感染中毒症状,但须同时用有效的抗菌药物治疗。治疗时应密切观察病情变化,待病情好转后减量或停药。

(3)糖皮质激素类药物在结核病治疗中的利弊权衡:结核病感染可直接或间接地影响肾上腺皮质功能,导致肾上腺皮质激素分泌功能紊乱、减退或亢进,从而引起各种临床症状。若在无有效的抗结核药物治疗控制下,由于糖皮质激素类药物对免疫的抑制作用可使结核病扩散、恶化,弊多利少。但若在有效的抗结核药物治疗控制下,糖皮质激素类药物可发挥其抗炎、抗毒、抗变态反应等作用,对肺结核包括浆膜结核病带来非常有益的疗效,不但可辅助提高抗结核药物对结核菌的杀菌作用,而且对改善症状、促进病变吸收、减少纤维瘢痕形成、缓解抗结核药物的不良反应等方面皆有显著的效果。

(二)糖皮质激素类药物在结核病中的主要作用机制

糖皮质激素类药物在结核病的治疗中较为常见。特别是以渗出为主的结核病,如结核性脑膜炎(tuberculous meningitis,TBM)、胸膜炎、腹膜炎、心包炎,重症结核病患者,糖皮质激素类药物治疗发挥着重要作用,主要在于它能减轻结核的炎症和变态反应,促使症状改善。其主要作用机制如下:

1. 抗炎作用　通过增加血管张力,降低毛细血管通透性,达到抑制病灶区血管扩张作用,减轻充血;抑制分叶核细胞移行,抑制白细胞释放与炎症有关的酶,减少白细胞渗出和浸润;抑制吞噬细胞功能;减少炎症区细胞损伤;从而缓解局部炎症。

2. 抗毒素作用　糖皮质激素类药物能缓解机体对各种内毒素的反应,缓解毒血症状。其作用机制是糖皮质激素类药物与细菌的内毒素结合,改变其化学结构,减轻细胞损伤,稳定溶酶体膜,保护线粒体,稳定补体系统,阻止过敏毒素释放,抑制毒物代谢,减轻毒物对机体损害,提高人体抗毒能力。糖皮质激素类药物对发热有较好作用,其机制可能是降低体温中枢对致热源的反应性,抑制白细胞致热源的生成和释放。

3. 抗过敏和抑制免疫作用　糖皮质激素类药物能减轻致敏淋巴细胞与抗原发生反应,抑制体液免疫,减少抗体产生,减弱杀伤性 T 细胞的作用。糖皮质激素类药物能抑制巨噬细胞、T 细胞和 B 细胞等免疫效应细胞的功能,抑制巨噬细胞的趋化性,抑制溶酶体水解酶的合成,从而抑制巨噬细胞的吞噬和处理颗粒性抗原的功能。糖皮质激素类药物由于干扰补体激活、降低各种参与抗原抗体反应的补体成分而减低血管通透性,减少释放各种参与急性炎症反应的化学介质。

4. 抗纤维化作用　糖皮质激素类药物能减少胶原纤维和细胞间物质的形成,阻碍细胞分裂,抑制纤维母细胞增生,抑制结缔组织的黏多糖合成,抑制肉芽组织中脯氨酸羟化酶而抑制前胶原合成,从而有利于减轻、防止肉芽组织增生、纤维粘连和瘢痕形成,但对已形成的粘连和瘢痕无作用。

5. 刺激 TB 菌代谢,提高杀菌效果　糖皮质激素类药物能直接刺激结核分枝杆菌代谢和繁殖,使其代谢和繁殖旺盛,而抗结核药物对代谢旺盛的 TB 菌抑菌杀菌作用最强,有利于提高抗结核药物的治疗效果。

（三）糖皮质激素类药物治疗结核病的适应证

糖皮质激素类药物治疗结核病,仅仅是利用抗炎、抗毒、抗过敏、抗纤维化作用,故作为一种辅助治疗。要在强有力的抗结核治疗前提下使用,否则将使结核灶扩散、蔓延。若长期大量使用糖皮质激素类药物,突然停药可致肾上腺功能不全,甚至肾上腺危象。一些特殊部位的结核病,如结核性胸膜炎、腹膜炎、脑膜炎等,在初、中期,常以炎性渗出为主,常常伴有大量的胸腹腔积液及脑水肿等,糖皮质激素类药物具有抗炎、抗过敏等作用,可以减少炎性液体渗出,促进胸腹水吸收,防止或减轻粘连。对于伴有严重中毒症状的结核病患者也需要使用糖皮质激素类药物减轻结核中毒症状。重症结核病、血行播散性结核,其肾上腺皮质功能明显减退,糖皮质激素类药物治疗可发挥重要作用。结核病与肾上腺皮质功能关系密切,结核分枝杆菌可直接感染肾上腺,破坏双侧肾上腺,当腺体破坏超过 50% 时就能直接抑制肾上腺皮质功能,使肾上腺皮质激素分泌不足而出现临床症状,如乏力、食欲减退、低血压、低血糖、体温调节障碍等。对有适应证的结核病选择适量的糖皮质激素类药物治疗,有时是必不可少的,甚至是关键治疗措施之一。

1. 血行播散性肺结核、干酪性肺炎、重症肺结核　肺结核不能常规使用糖皮质激素类药物,但在急性血行播散性肺结核、干酪性肺炎出现高热、急性呼吸窘迫综合征、呼吸衰竭、感染性休克时可给予激素治疗,可以迅速改善全身严重的中毒症状,改善缺氧、休克、高热等中毒症状,保护重要脏器功能,明显提高疗效和缩短疗程。一般为泼尼松 30mg/d,总疗程不超过 8 周,病情好转后逐渐减量。也可选用大剂量短疗程治疗,如氢化可的松 200~300mg,静脉滴注,剂量可大于 1g/d,用药时间一般小于 3 天;或甲泼尼龙40~80mg,静脉使用,每天 2 次,疗程 3~5 天。

粟粒型肺结核患者症状较重,往往有高热。由于糖皮质激素类药物的抗炎和抗毒作用,对粟粒型结核和干酪性肺炎可迅速改善全身中毒症状。虽糖皮质激素类药物有抑制免疫作用,可促使结核菌繁殖旺盛,但这也使抗结核药物对繁殖期结核菌更能发挥其杀菌作用。

急性大叶性干酪性肺炎或急性小叶性干酪性肺炎,均属急性重症肺结核。由于肺内病变大面积迅速干酪样坏死,TB 大量繁殖,导致中毒症状十分严重,出现寒战、高热、感染性休克,甚至危及生命。在应用有效抗结核药物治疗的情况下,若病情与中毒症状未见改善,可应用糖皮质激素类药物治疗。开始时多采用静脉应用,待病情稳定后,再改为口服。

2. 结核性浆膜炎　糖皮质激素类药物具有抗炎、抗过敏、降低机体敏感性、减少胸腔积液渗出、促进吸收、防止胸膜粘连和减轻中毒症状等作用。在有效的抗结核化疗基础上并用糖皮质激素类药物治疗是非常有效的。只有在结核性心包炎(重症结核)、胸膜炎、腹膜炎或多发性浆膜炎患者伴有高热等中毒症状严重,大量浆膜腔积液时,主张在浆膜炎的早期,仅有积液而未发生粘连肥厚之前,在化疗、积极抽液的同时配合口服糖皮质激素类药物,可使中毒症状缓解,积液吸收,减少或防止浆膜粘连肥厚,对中毒症状轻、积液量中等或少量的单发性浆膜炎患者,不必使用糖皮质激素类药物治疗。

结核性胸膜炎一般不使用糖皮质激素类药物作为常规治疗药物,但在急性起病中毒症状重、中到大量积液的患者,宜早期使用,可使中毒症状迅速缓解,加快胸腔积液的吸收,减少和防止胸膜增厚粘连,改善肺功能。临床上一般选用泼尼松 30mg/d,口服,在体温降至正常、胸腔积液减少后,逐渐减量,每 7~10 天减量 1 次,疗程 4~8 周,必要时可以在胸膜腔内注射激素和抗结核药物。有研究表明,胸腔内注射糖皮质激素类药物方式比口服给药方式对结核性胸膜炎患者疗效更显著且不良反应更少。急性结核性渗出性胸膜炎毒性症状严重,胸腔积液较多,在化疗和抽液的同时应用泼尼松治疗,一般每天 30mg,分 2 次口服,也可清晨 1 次顿服。一般待体温正常、全身毒性症状消失、积液日渐吸收后缓慢逐渐减量,一般疗程为 4~8 周。个别停药后再次出现渗液,称为反跳现象,故停药速度不宜过快,对胸膜炎已转为慢性者,不宜使用糖皮质激素类药物治疗。如胸膜炎患者合并有严重的肺结核,治疗初期不宜常规加用糖皮质激素类药物。经过强有力的抗结核治疗后如患者发热症状好转但胸腔积液吸收不理想也可再加用糖皮质激素类药物,治疗胸腔积液控制后需迅速减量。

结核性心包炎的糖皮质激素类药物用法与胸膜炎相似,主要用于渗出性心包炎,应尽早使用,改善临床症状。由于糖皮质激素类药物的抑制纤维化进程的作用,对结核性渗出性心包炎可改善临床症状,加速渗出液的吸收,减少心包肥厚和粘连形成,防止形成缩窄性心包炎。但对已经形成的增厚或粘连无效。一般选用泼尼松 30~40mg/d,口服,3~4 周后逐渐减量,总疗程 8~10 周。

结核性腹膜炎糖皮质激素类药物仅适用于腹水型,可迅速缓解全身中毒症状,增进食欲,加速腹水吸收,减少腹膜粘连,减少粘连性肠梗阻发生。一般选用泼尼松 30~40mg/d,口服,等症状改善、腹水减少后,逐渐减量,每 7~10 天减量 1 次,疗程 4~8 周。但若腹水趋于结核性化脓,合并有肠结核或为粘连型、干酪样结核性腹膜炎等时就禁用糖皮质激素类药物,因为这些情况下糖皮质激素类药物可促使病情发展引起肠穿孔、腹壁瘘、肠瘘等严重后果。

3. 结核性脑膜炎(TBM) 抗结核药物与糖皮质激素类药物联用,可显著提高 TBM 的治疗效果。因为糖皮质激素类药物的抗炎、抗毒作用使毛细血管壁和细胞膜的通透性降低,减少脑膜的炎性渗出,抑制结缔组织增生,使血管和神经根炎反应减少,促进脑和脑膜炎症的吸收和消散。但 TBM 病情反复恶化、进展、病程长、病变已很严重时,糖皮质激素类药物对已形成了的增生改变无明显变化。强调 TBM 早期应用糖皮质激素类药物有利于减少炎症渗出物,降低颅压、减轻脑水肿,减少椎管粘连、梗阻,预防脑积水与脑软化,从而提高结核性脑膜炎疗效和预防或减轻 TBM 后遗症的发生。而且糖皮质激素类药物能够抑制海士曼反应,防止患者在急性期死亡,还可为某些肾上腺皮质功能不全的严重的结核病患者补充肾上腺皮质功能,并可减少抗结核药物的毒性反应。并且能够改善机体的应激能力和一般状态,促进食欲,增加消化液的分泌,有利于疾病的恢复,使患者较顺利地度过危险期。

TBM 治疗中使用糖皮质激素类药物一般是促使脑膜的炎症消散和吸收,防止纤维组织增生和动脉炎等,它主要对渗出性病灶疗效最好,因此,在急性期越早应用越好,急性期使用糖皮质激素类药物的剂量应该充分,以求迅速控制急性渗出性炎症。对脑膜炎型开始可用短期突击性的大剂量糖皮质激素类药物,以后维持时间也要长。此型不仅全身应用糖皮质激素类药物,还要积极配合鞘内注入才能起到良好的效果。使用糖皮质激素类药物的具体剂量和时限根据机体的反应性、病变的性质和轻重、体重大小等因素来确定,以达到上述临床效果为目的,经巩固一个阶段后应考虑及时减少糖皮质激素类药物的剂量和逐步停药的问题。对晚期患者虽疗效较差也可适量地应用。因晚期者以增生的干酪性病变占优势,但仍有渗出性病变,其临床征象主要是由脑水肿和脑膜渗出性病变引起的。

对急性期患者多用短期突击大剂量的糖皮质激素类药物,静脉输注比口服效果好,更能迅速控制炎性反应。因患者多有呕吐,服药后不能保证吸收,所以对重症患者多采用静脉输注给药。可选用地塞米松静脉输注,成人剂量为 10~20mg/d,情况好转后改用口服泼尼松,成人口服 30mg/d。儿童应根据体重及病情轻重决定使用糖皮质激素类药物的种类及剂量。有研究表明,在常规抗结核治疗的基础上,予以甲泼尼龙静脉滴注冲击治疗,500mg/d,效果比地塞米松注射液治疗效果显著提高。临床症状和脑脊液检查蛋白含量正常或接近正常,病情稳定时开始减量,一般首次减量大约在用药后第 3~5 周,以后每 7~10 天减量 1 次,每次减量为 5mg。总疗程为 8~12 周,早期及部分患者 8~10 周即可,总疗程不宜超过 3 个月。肾上腺皮质萎缩程度与糖皮质激素类药物应用时间长短成正比,若病情需要而难以停药时,也可适当延长至半年,糖皮质激素类药物减量的时间不应呆板地确定,主要根据具体情况而定。在糖皮质激素类药物减量的过程中,由于减量过快脑膜炎症状尚未得到控制或由于患者对糖皮质激素类药物形成了依赖,此时可重新出现脑膜刺激征或颅高压的症状,脑脊液化验又出现反跳现象。这种情况观察数日后,如仍未消退,应增加糖皮质激素类药物的用量至最低有效量。待上述症状完全消失,脑脊液基本恢复到原来水平再缓慢减量。

在结核性脑膜炎治疗中,主张在应用有效抗结核药物治疗的同时,治疗早期并用糖皮质激素类药物 2~3 个月或以上。有椎管阻塞、脑脊液蛋白质 ≥ 3 000mmol/L 者可并用鞘内注射,一般为地塞米松 3~5mg/ 次,可提高脑脊液中 INH 和糖皮质激素类药物有效浓度,形成局部高浓度的杀灭结核分枝杆菌的环境有利于治疗。同时避免 INH 全身给药以免通过肝脏乙酰化形成乙酰异烟肼。迅速降低脑脊液中细胞数量和蛋白含量,使脑脊液恢复比正常时间快 1/2,并有效地预防和治疗椎管内脑脊液的阻塞。腰穿后放脑脊液降低颅内压,减轻脑水肿,防止脑疝形成,降低病死率。颅内压高者需辅以甘露醇等脱水治疗,注意有无并发脑结核,可借头颅

MRI 诊断。

结核性脑膜炎临床分为 4 种类型,不同的病理类型使用糖皮质激素类药物原则也不一样。该类药物对脑膜型效果好,可在短期突击性较大剂量使用,以后维持时间也需长一些;而脑结核球型糖皮质激素类药物的使用须慎重,剂量也要偏小,疗程需要缩短;对晚期结核性脑膜炎患者,研究[2]表明大剂量的糖皮质激素类药物进行治疗疗效更显著,但应注意糖皮质激素类药物使用剂量也不要过大,时间不宜过长。糖皮质激素类药物使用的具体剂量要根据患者机体的反应性、病变的性质和轻重等因素决定。一般泼尼松 30~40mg/d,对于急性期或重症患者可予以氢化可的松 200mg/d 或地塞米松 10mg/d,首次减量大约在用药第 3 周后,以后每 7~10 天减量 1 次,总疗程 8~12 周。对于有顽固性颅高压,脑脊液蛋白明显增高者,脑脊髓膜炎有早期椎管梗阻者,较重病例、伴昏迷者,肝功能异常、导致部分抗结核药停药者,慢性、复发或有耐药者可鞘内注药治疗。一般地塞米松每次 3~5mg,每周 2~3 次,10 次为 1 疗程,可用 2~3 个疗程,与抗结核药联用,随着脑脊液的逐步好转,注药次数也逐渐减少直至停用。

4. 肺结核合并肺心病、呼吸衰竭、肺性脑病　由于糖皮质激素类药物的抗炎、抗过敏作用,可稳定溶酶体膜,提高细胞对缺氧和毒素的耐受性,可缓解支气管痉挛、促进炎症吸收、改善通气功能、改善机体内环境、保护毛细血管、降低通透性、减少渗出,这些均有利于减轻脑水肿。急性肺心病、急性呼吸衰竭、慢性呼衰、肺性脑病均可应用糖皮质激素类药物治疗。一般给予泼尼松 30mg/d,分 2次服用,7~10 天后可改用吸入糖皮质激素类药物。肺性脑病可用地塞米松 10mg、氨茶碱 0.25g、尼可刹米 1.25~1.875g,加 5% 葡萄糖氯化钠注射液 250ml,静脉滴注,每天 1 次,连用 3~4 天,对恢复神志、减轻呼吸衰竭和浮肿有显著疗效;对肺性脑病合并脑疝患者的抢救,有报道用地塞米松 20mg、呋塞米 20mg 加 20% 甘露醇注射液 250ml,静脉注射,15 分钟后脑疝解除。

5. 肺结核顽固性咯血　经一般止血治疗无效的顽固性咯血,

可用糖皮质激素类药物治疗。糖皮质激素类药物能稳定细胞膜，减轻局部炎症和降低毛细血管通透性，还可以降低血中氨和肝素水平，使凝血时间缩短，有利于止血，增强心肌收缩力和心输出量，降低肺血管压力。可使用地塞米松每次 5mg，静脉注射，每天 2 次，或泼尼松 30mg/d，每天 1 次，5~7 天有效后，尽快减量或停用。柏圣还等用糖皮质激素类药物治疗 45 例肺结核顽固性咯血，总有效率达 86.7%，且所有病例在糖皮质激素类药物治疗过程中均未发生明显的不良反应，表明在有效的抗结核治疗的基础上，短期内使用糖皮质激素类药物治疗肺结核并顽固性咯血是安全有效的。

6. 眼、喉、肾结核　这些组织器官结核病可形成纤维化、瘢痕，以致影响器官功能，糖皮质激素类药物的抗纤维、抗瘢痕作用将有助于减少纤维化和瘢痕形成。

7. 抗结核药物引起严重过敏反应的处理　抗结核药物如 RFP、SM、PAS、INH 等均可引起过敏性皮疹、剥脱性皮炎、过敏性休克等，由于激素的强有力抗过敏作用，常可及时有效地解决严重过敏反应，急性严重药物性肝损伤尤其胆汁淤积型等严重过敏反应，应立即静脉给予大剂量糖皮质激素类药物治疗。通常是大剂量突击疗法，氢化可的松 200~300mg，静脉滴注，剂量大于每天 1g，或甲泼尼龙 40~80mg，静脉给药，每天 2 次，疗程 3~5 天。通过糖皮质激素类药物抗过敏、抗炎、抗休克等作用，尽快改善症状，甚至挽救患者生命。

8. 结核病变态反应表现（综合征）　在结核病发病之前先出现变态反应表现，患结核病后也可并发变态反应表现，是机体感染结核菌后或发生结核病时，变态反应（或过敏反应）很强烈或高敏状态的表现，如疱疹性角膜结膜炎、结节性红斑、多发性风湿样关节炎（Poncet 关节炎）等，应当使用抗结核药物和糖皮质激素类药物治疗。此时抗结核药与糖皮质激素类药物同时使用，可通过后者抗炎、抗过敏作用加快症状的改善，减少功能障碍。一般口服泼尼松，30mg/d，每天 1 次，产生疗效后，每 1 周或每 10 天减量 1 次，疗程 4~8 周。

9. 用糖皮质激素类药物治疗的病与结核病并存　用糖皮质激素类药物治疗的病常易合并结核,结核病与其他需要服用糖皮质激素类药物治疗的疾病并存时,如结核病合并系统性红斑狼疮、类风湿关节炎、皮肌炎、自身免疫性贫血、肾病综合征等需长期应用糖皮质激素类药物治疗,则应两病兼顾,同时考虑到抗结核药物利福平为肝药酶的诱导剂,可加快糖皮质激素类药物的代谢,故糖皮质激素类药物需要适当增加剂量,以防止疾病活动。而并存的结核病除按照指南治疗外,需适当延长疗程,彻底杀灭结核菌,达到临床治愈甚至生物学治愈。

10. 气管、支气管结核　气管、支气管结核不常规使用糖皮质激素类药物,但对于充血水肿严重的气管、支气管结核局部加用糖皮质激素类药物可以明显降低气管、支气管狭窄的发生率。早期适量运用糖皮质激素类药物可提高疗效,改善预后。

(四) 糖皮质激素类药物治疗结核病的禁忌证

1. 耐多药结核病　糖皮质激素类药物可使患者免疫功能受到抑制,在无有效化疗方案治疗的情况下可增加病灶扩散的危险,使病情恶化。

2. 艾滋病与结核病并发、结核病 HIV 感染者、结核分枝杆菌和 HIV 双重感染者　该类患者本身细胞免疫功能已经严重下降,应用糖皮质激素类药物使细胞免疫功能抑制更严重,加重病情恶化。

3. 肺结核并发糖尿病　糖皮质激素类药物加重糖代谢紊乱,抑制免疫功能,可加重结核病。

4. 妊娠肺结核　妊娠期及分娩后机体免疫力下降,分娩时腹压急剧下降,易导致肺结核恶化,糖皮质激素类药物治疗后进一步抑制细胞免疫功能,更易导致病情恶化。另外,糖皮质激素类药物可使妊娠期妇女和胎儿的糖代谢紊乱,影响胎儿的发育,诱发感染可导致产褥热。

5. 肺结核合并严重高血压　糖皮质激素类药物应用后可致水钠潴留而使血压升高,容易导致脑血管意外。

6. 结核病合并活动性消化性溃疡　应用糖皮质激素类药物易加重溃疡,导致出血和穿孔等严重并发症。

7. 结核性腹膜炎属干酪性、粘连性或合并肠结核时　糖皮质激素类药物只适用于单纯渗出性结核性腹膜炎,可加速腹水吸收,减少粘连。但若为干酪性、粘连性或合并肠结核时,应严格禁用糖皮质激素类药物,因其可促使病情发展,有引起肠穿孔可能,导致急性化脓性腹膜炎的发生。

8. 有糖皮质激素类药物禁忌的其他疾病时　如精神病,骨质疏松等,尽量避免使用。

（五）糖皮质激素类药物在结核病应用中的特别警示

1. 警惕糖皮质激素类药物诱发结核或加重感染的风险　糖皮质激素类药物长期使用可造成胸腺、淋巴结及淋巴组织的萎缩,使血液中淋巴细胞的数量明显减少、抗体生成减少,抑制巨噬细胞对抗原的吞噬和处理。同时,糖皮质激素类药物还可以引起机体生理功能的紊乱,使血糖升高、糖耐量降低、生成酮体,酮体可增强结核菌的活力,能使体内新近感染的潜在结核病发病或临床治愈的结核病复发。临床医师应充分认识长期使用糖皮质激素类药物可诱发结核病的可能性[3],强调各级临床医师要严格掌握糖皮质激素类药物的适应证、剂量和疗程,在治疗期间定期肺部拍片、痰结核菌检查及结核菌素试验等,停药后还要追踪观察,以减少并发症的发生,杜绝因长期使用糖皮质激素类药物而诱发结核病。糖皮质激素类药物诱发结核病很大程度上与其使用的时间、剂量、适应证密切相关。所以在临床结核病的治疗过程中使用糖皮质激素类药物,要对糖皮质激素类药物的应用诱发结核的风险要有足够的认识和警惕性。

2. 糖皮质激素类药物联合抗结核药物应用有加快呼吸系统菌群失调的可能　结核病患者机体消耗大,免疫功能受抑制,肺部及气道结核分枝杆菌感染致组织结构破坏,加之长期应用抗菌药物和糖皮质激素类药物,使机体微生态平衡失调,利于真菌定植,有研究发现抗结核药物联合糖皮质激素类药物出现菌群失调的时间早于单纯应用抗结核药物。

（六）糖皮质激素类药物在结核病应用中的用法和用量

糖皮质激素类药物治疗结核病的应用主要是利用其抗炎、抗毒作用，仅用于结核毒性症状严重者。必须确保在有效抗结核药物治疗的情况下使用。糖皮质激素类药物可使患者免疫功能受到抑制，在无有效化疗方案治疗的情况下可增加病灶扩散的危险，使病情恶化。

目前，主张在达到治疗目的的情况下尽可能应用低剂量、短疗程，必要时使用大剂量。使用剂量依病情而定，一般用泼尼松口服，每天 20mg，顿服，1~2 周以后每周递减 5mg，用药时间为 4~8 周。基于糖皮质激素的分泌具有昼夜节律性，每天 8 至 10 时为分泌高峰，随后下降，午夜 12 时为低潮。临床用药可随这种节律进行，以减少对肾上腺皮质功能的影响。因此用药时间尽量安排在 8 至 10 时，尽量采用早晨一次性顿服的方法，既可以增强药物疗效又可以减少药物不良反应。在药物过敏，尤其是重度药物过敏的情况下，如大疱性表皮松解症、剥脱性皮炎等，应短时期大剂量冲击治疗，以避免患者发生生命危险。

根据病情可采用口服、肌内注射、静脉滴注或局部给药。一般以口服为主，但在粟粒型结核、结核性脑膜炎急性期可静脉滴注或肌内注射。脑膜炎或浆膜炎可局部给药。在疗程内用量递减，即在第 1~2 周用足量，第 3 周起逐渐减量至疗程结束。如分次服则将一日量分为早、中、晚 3 次服用。对于结核性脑膜炎，一般推荐剂量为泼尼松每天 30~40mg，疗程一般为 6~8 周。同时加用鞘内注射，一般为地塞米松 1~2mg，每周 2~3 次。15~20 次为 1 疗程，1疗程见效，可再用 1 个疗程，无效则停用。血行播散性肺结核一般应用泼尼松每天 30mg 左右，病情好转后逐渐减量，总疗程 6~8 周。结核性浆膜炎一般应用泼尼松为每天 20~30mg，体温正常或渗出减少后可采用小剂量递减法，每周减 1 次，疗程 4~6 周。顽固性咯血患者应用糖皮质激素类药物治疗，疗程不宜长，一般用法为地塞米松 5mg 加 5% 葡萄糖注射液 20ml，静脉注射，每天 1 次，咯血好

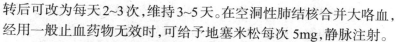

转后可改为每天2~3次,维持3~5天。在空洞性肺结核合并大咯血,经用一般止血药物无效时,可给予地塞米松每次5mg,静脉注射。

大剂量突击疗法:适用于肺结核伴顽固性咯血、急性肺心病、呼吸衰竭、肺性脑病以及抗结核药物所致的严重过敏反应,宜短期内用大剂量,如氢化可的松首剂可静脉滴注200~300mg,也可选用大剂量甲泼尼龙40~80mg静脉滴注,每天2次,疗程3~5天。

一般量长期疗法:对于结核性浆膜炎、结核性变态反应综合征等可采用一般剂量长期疗法。一般开始用泼尼松30mg或等效的其他糖皮质激素类药物,每天1次。产生疗效后,每周或每10天逐渐减至最小剂量,维持数月。也可选用泼尼松、泼尼松龙,隔天服药。

目前维持量用法有两种,①每天给药法:即每天7—8时1次给药,用短时间作用的泼尼松、氢化可的松等。②隔天给药法:即每隔1天,早晨7—8时给药1次。此法应当用中效的泼尼松、泼尼松龙,而不用长效的糖皮质激素类药物,以免引起对下丘脑-垂体-肾上腺轴的抑制。在长时间使用糖皮质激素类药物治疗过程中,遇到下列情况之一者,应停用糖皮质激素类药物:①维持量已减至正常基础需要量,如泼尼松每天5.0~7.5mg,经过长期观察,病情已稳定不再活动者;②因治疗效果差,不宜再用糖皮质激素类药物,应改药者;③因严重副作用或并发症,难以继续用药者。

大剂量突击疗法与一般剂量长期疗法相结合:适用于血行播散性结核病、干酪性肺炎等。开始可应用氢化可的松静脉滴注200~300mg,每天1次,也可先用大剂量甲泼尼龙40~80mg静脉滴注,每天2次,疗程3~5天,产生疗效后,每周或每10天逐渐减至最小维持量,维持数月。

(七)注意事项

肾上腺糖皮质激素类药物在结核病治疗中虽然效果显著,但是不良反应也较多。除了激素禁忌证所涉及的情况,还应注意激素停用综合征、症状反跳等。故临床应用糖皮质激素类药物时应注意下列事项:

1. 明确用药指征,必须在有效的抗结核药物治疗下配合使用。

2. 谨慎确定用量和疗程,儿童结核病按儿童剂量执行。

3. 选用对水、电解质影响小的制剂。

4. 密切观察临床反应,及时监测水、电解质平衡及肾上腺皮质功能,尤其要注意低血钾的发生,必要时补充氯化钾,定期检查血压、体重,如出现浮肿或有明显的体态变化应考虑尽早停药。

5. 大剂量糖皮质激素类药物使用超过 1 周不可骤然停药,严格遵循逐渐停药原则,否则会引起病情或中毒症状反跳。

6. 要注意防止细菌感染或霉菌感染的发生,对已发生感染的患者,要使用抗菌药物治疗。

7. 注意抗结核药物与糖皮质激素类药物的相互作用,适当调整用药时间或剂量。异烟肼和利福平可使糖皮质激素类药物在体内代谢加速,血药浓度降低,可增加氢化可的松在体内的代谢清除率。而泼尼松又可增加异烟肼在肝脏代谢和排泄,降低异烟肼的血浆药物浓度和疗效[4]。

第二节　人感染高致病性禽流感

一、人感染高致病性禽流感的概述、分类与临床表现

(一) 概述

人感染高致病性禽流感是人接触禽流感病毒污染的排泄物或分泌物而感染并出现以呼吸道感染、黏膜充血等症状为主要表现的人禽共患病,部分感染高致病性禽流感毒株(如 AH_5N_1)的患者可出现呼吸衰竭和多器官损害,死亡率较高。

(二) 分类

流行性感冒病毒一般可分为三种:A 型、B 型和 C 型。其中 B 型和 C 型一般只在人群中传播,很少传染到其他动物,危害并不很大。禽流感则属于 A 型,可在野马、家禽、猪、鲸、马和海豹等动物体内传播。这种病毒表面的蛋白质分为 H 和 N 两大类:H 是血细

胞凝集素(hemagglutinin),其作用有如病毒的钥匙,用来打开及入侵人类或牲畜的细胞;N 是神经氨酸(neuraminidase),能破坏细胞的受体,使病毒在宿主体内自由传播。根据 H 和 N 的形态,A 型病毒可由 16 种不同的 H 子型和 9 种 N 子型排列组合而成。这些病毒每隔一段时间就发生一次小突变,虽然每次变异可能很小,但都会使针对变异前的病毒所开发的疫苗无效。另一种情况则是一种亚型病毒与另一种亚型病毒交换基因。当这种禽身上的病毒传染给人时,就会产生一种全新的、人类免疫系统完全不熟悉的新亚型病毒。此前,禽流感病毒 H_5N_1、H_9N_2、H_7N_7、$H_{10}N_7$ 等均有感染人的报道。此外血清学的证据表明,H_4、H_6 以及 H_{11} 亚型病毒也可能感染过人。H_7N_9 则一直比较温和,只在动物间传播,并非高致病性。2013 年 3 月,首次在人身上发现,证实这种病毒具备跨物种传播能力。

（三）临床表现

根据对 H_5N_1 亚型感染病例的调查结果,潜伏期一般为 1~7 天,通常为 2~4 天。不同亚型的禽流感病毒感染人类后可引起不同的临床症状。感染 H_9N_2 亚型的患者通常仅有轻微的上呼吸道感染症状,部分患者甚至没有任何症状,感染 H_7N_7 亚型的患者主要表现为结膜炎,重症患者一般均为 H_5N_1 亚型病毒感染。患者呈急性起病,早期表现类似普通型流感,主要为发热,体温大多持续在39℃以上,可伴有流涕、鼻塞、咳嗽、咽痛、头痛、肌肉酸痛和全身不适。部分患者可有恶心、腹痛、腹泻、稀水样便等消化道症状。少数重症患者可出现头痛、谵语、躁动等神经精神异常。重症患者出现高热不退,病情发展迅速,几乎所有患者都有临床表现明显的肺炎,可出现急性肺损伤、急性呼吸窘迫综合征（ARDS）、肺出血、胸腔积液、全血细胞减少、多脏器功能衰竭、休克及 Reye 综合征等多种并发症。可继发细菌感染,发生败血症。

二、人感染高致病性禽流感的诊断要点与治疗原则

（一）诊断要点

对人感染高致病性禽流感的诊断应包括流行病学资料的收

集、患者症状、体征、化验和检查等几个方面。由于大多数患者在病程初期的临床症状和体征没有特异性,所以临床医师应该注意收集流行病学资料,并根据这些资料选择进一步的检查方法,以明确诊断。

1. 流行病学　与 H_5N_1 病毒感染的病、死禽接触是人感染高致病性禽流感的感染途径,包括饲养、宰杀、加工处理和食用等方式。我国现有的临床资料显示,人感染高致病性禽流感常见于农村和城乡结合部,绝大多数患者在发病前均存在和病、死禽的直接接触史,这一信息提示我们在采集病史时,尤其是对出现在疫区的有流行性感冒(流感)样症状的患者,流行病学史调查是一个非常重要的环节。WHO 经过总结病例认为以下人群均是可能感染的高危人群:与病、死家禽有密切和直接的接触者、接触野生禽类者、接触重症 H_5N_1 病毒感染者的人、到过 H_5N_1 病毒流行地区的人和在实验室处理可能含有 H_5N_1 病毒标本的工作人员。因为大多数患者在发病早期临床症状和体征均是非特异性的,所以,有以上高危因素暴露史的患者在出现流感样症状时,早期行相关检查有助于对疾病的诊断。

2. 症状和体征　在整理人感染高致病性禽流感临床资料后,将其临床病程分为 3 期:第 1 期表现为无症状或仅有轻微的上呼吸道感染和发热症状;第 2 期表现为下呼吸道感染,即出现重症肺炎,伴有血液、肝脏和肾脏等其他多系统、多器官的功能损伤;第 3 期为危重症期,表现为 ARDS 和多器官功能衰竭综合征(MODS)。在第 1 期时,患者的临床症状和体征没有特异性,可表现为发热、畏寒、全身乏力及不适等流感样症状,也可出现流涕、鼻塞、咽痛或咽喉部发痒等症状。这些临床表现主要和病毒导致局部炎症有关,这些症状在发病后 1 周内表现最为明显,对非甾体抗炎药的反应差,使用糖皮质激素类药物治疗能部分减轻或改善症状。随后可出现呼吸、循环、消化和神经等系统的症状和体征。呼吸系统的症状有咳嗽、咳痰、咽痛和流涕等,部分患者存在胸闷、气短和呼吸困难等表现,常常提示肺内病变进展迅速,发展为急性肺损伤,甚至

ARDS。在体格检查时常常发现受累肺叶段区域实变体征,包括叩诊浊音、语颤和语音传导增强、吸气末细小水泡音及支气管呼吸音等。在病程初期常常集中于单一肺叶,随着病情进展,可表现在多个肺野,甚至双肺。循环系统的表现主要有心悸、胸闷,部分患者在治疗过程中出现低血压。消化系统症状主要表现为纳差、恶心、呕吐,部分患者出现腹痛和腹泻。神经系统症状包括头晕、头痛等,重症患者可出现烦躁、谵语和抽搐等症状,这可能和病情进展导致脑组织缺氧或水肿有关。危重症期患者的临床表现常常是由病情加重而导致各个器官发生相关的并发症。

3. 实验室和辅助检查　对人感染高致病性禽流感患者的化验和检查,除了对 H_5N_1 病毒的病原学检测可以确诊疾病外,其他的检查仅能对确诊提供一定的参考,在一定意义上,这些化验可能更有助于帮助临床工作人员评估病情的轻重和疾病的预后。

（二）治疗原则

明确诊断后可选择合适的治疗方案,但是对人感染高致病性禽流感而言,一旦临床疑诊,就应该在留取所需的标本后及时选择相应的治疗措施,而不能等待结果回报以致延误病情。和其他重症疾病相比,人感染高致病性禽流感患者在抗病毒治疗、抗感染治疗、糖皮质激素类药物使用和氧疗等 4 个方面上具有其自身的特点。

三、糖皮质激素类药物的合理应用

应用糖皮质激素类药物的目的在于抑制肺组织局部的炎性损伤,减轻全身的炎症反应状态,防止肺纤维化等,目前其疗效在临床探索过程中。人感染高致病性禽流感患者如出现下列指征之一时,可考虑短期内给予适量糖皮质激素类药物治疗,如氢化可的松 200mg/d 或甲泼尼龙 0.5~1mg/（kg·d）,在临床状况控制好转后,及时减量停用。糖皮质激素类药物应用指征:①短期内肺病变进展迅速,出现氧合指数 <300mmHg,并有迅速下降趋势;②合并脓毒血症伴肾上腺皮质功能不全。

第三节　案例评析

案例1　滥用糖皮质激素类药物退热诱发肺结核

【案例简介】

患者,男,25岁,患者半年前感乏力,易感冒,发热,在当地医院拍胸片检查,未见异常。诊断为上呼吸道感染,给予抗感染治疗,并应用地塞米松退热,病情控制10余天后复发,同前治疗反复数次。入院前,患者高热、咳嗽、咳痰为白色黏痰,气急,来院就诊。拍胸片检查,可见两肺满布粟粒状阴影、右锁骨下小结节影。

诊断:血行播散性肺结核。

治疗:给予抗结核、对症支持等治疗,患者病情逐渐好转,抗结核治疗1年后停药。随访1年病情稳定。

【药师点评】糖皮质激素类药物长期使用可造成胸腺、淋巴结及淋巴组织的萎缩,使血液中淋巴细胞的数量明显减少,抗体生成减少,抑制巨噬细胞对抗原的吞噬和处理。同时,激素还可以引起机体生理功能的紊乱,使血糖升高、糖耐量降低、生成酮体,酮体可增强结核分枝杆菌的活力,能使体内新近感染的潜在结核病发病或临床治愈的结核病复发。本例患者便系滥用糖皮质激素类药物所致。

目前,许多基层医院对糖皮质激素类药物应用诱发结核的警惕性不足,遇到患者发热便用糖皮质激素类药物退热,将糖皮质激素类药物作为退热剂而常规使用,虽然发热暂时缓解,但停药后反复发热,反复使用糖皮质激素类药物又没有进行相关检查,直到患者病情加重,才引起医生的重视。

此类患者一般以急性血行播散性肺结核最为常见,X线可见两肺粟粒状阴影。病情重,发展快,积极治疗后一般预后较好。激素诱发结核病很大程度上与糖皮质激素类药物使用的时间、剂量、适应证密切相关。临床医师应充分认识长期使用糖皮质激素类药物可诱发结核病的可能性,各级临床医师应严格掌握糖皮质激素类药物的适应证、剂量和疗程,在治疗期间定期肺部拍片、痰结核菌检查及结核菌素试验等,停药后还要追踪观察,以减少并发症的发生,杜绝因不合理使用糖皮质激素类药物而诱发结核病。

案例2　反复使用糖皮质激素类药物退热致肺结核病情加重

【案例简介】

患者,女,30岁,主因咳嗽、咳痰、发热在某县医院拍胸片后诊断为左肺上浸润性肺结核,不规则抗结核治疗,治疗期间患者出现上呼吸道感染,在村卫生室间断应用地塞米松退热,经常采用此种办法退热。1月后,病情恶化,患者精神、食欲极差,高热,来院就诊。拍胸片提示血行播散性肺结核。

诊断:血行播散性肺结核。

治疗:调整抗结核化疗方案,并应用泼尼松30mg,每天1次,口服。2周后逐渐减量。患者3周后发热转为夜间发热,白天体温正常,发热时间逐渐缩短,治疗4月后发热消失。胸片病灶吸收好转。随访1年病情稳定。

【药师点评】

本例患者明确诊断为肺结核,但没有采取有效的抗结核治疗,且反复使用糖皮质激素类药物退热,导致在应用糖皮质激素类药物后,出现血行播散性肺结核,致使病情加重,发热持续时间长。随后,调整抗结核治疗方案,在有效的抗结核治疗的同时,应用糖皮质激素类药物治疗,充分发挥糖皮质激素类药物的抗炎、抗毒素作用,并在发热症状改善后,及时逐渐减少糖皮质激素类药物用量。

本病例前后2次均应用糖皮质激素类药物治疗,之前糖皮质激素类药物的应用,属于糖皮质激素类药物的滥用,在没有充分有效抗结核治疗的前提下,多次反复使用糖皮质激素类药物,结果导致结核病情恶化,感染加重。之后的糖皮质激素类药物应用,则充分遵循了糖皮质激素类药物在结核病治疗中的合理应用原则,达到了较好的治疗效果。

案例3　糖皮质激素类药物治疗人感染高致病性禽流感能迅速改善病情

【案例简介】

患儿,男,9岁,因发热、咳嗽8天急诊入院。患儿入院前7天开始发热,体温38℃左右,伴轻咳,无流涕、喷嚏及咽痛等,在当地卫生室诊治,服用阿莫西林、复方新诺明2天,症状有所缓解,未再继续治疗,如平常一样上学。入院前5天,患儿又出现发热,体温不详,曾给予氨基比林肌内注射,此时咳嗽较频繁,给予阿莫西林、复方新诺明、甘草合剂等继续治疗。第7天,症状加重,体温达39℃,精神较差,但无呕吐、腹痛腹泻和皮疹等,在当地医院进行治疗,病情继续发展,体温持续39℃以上,来院急诊。

患儿入院前11天起,自家放养的22只鸡和5只鸭陆续死亡,至入院时仅存活鸡和鸭各1只被捕杀,居住的村庄也有鸡、鸭死亡的疫情。期间,患儿多次食用腌制熏烤的死鸡。其直接接触史不详。患儿姐姐在其入院前2天,开始出现流感样症状,发病第5天病情加重,于患儿入院后第8天死于"ARDS、呼吸衰竭"。但家族其他成员、附近邻居及同校和同班同学均未出现类似疾病。

入院查体:体温40℃,呼吸30次/min,脉搏136次/min,血压100/53mmHg(1mmHg=0.133kPa),体重22kg,呼吸稍促,无青紫及三凹征,双侧颈部、腹股沟可及数个黄豆大小的淋巴结,咽充血,扁桃体Ⅱ度肿大,双肺呼吸音粗,肺底可闻小水泡音。无胸膜摩擦音。心率136次/min,律齐,心音有力。腹软,肝脾不大,神经系统检查无异常。

患儿入院时存在进展较快的肺炎,结合其姐姐病史及家中近期有死鸡、鸭的情况,考虑为不明原因肺炎,立即置ICU隔离间监护抢救,并立即启动应急机制,按人感染高致病性禽流感预警病例处理,在ICU救治27小时后,转感染科隔离室予严格隔离治疗,同时向区、市、省疫情预防控制中心网上直报疫情。

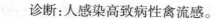

诊断：人感染高致病性禽流感。

治疗：给予吸氧、雾化、清除呼吸道分泌物等处理，应用注射用氨氯西林钠 2.0g/d、注射用头孢唑肟钠 2.0g/d、利巴韦林注射液 0.3g/d 及丙种球蛋白 7.5g/d，静脉注射，盐酸金刚烷胺片 0.2g/d 口服，连用 5 天。为抑制炎性反应、减轻肺损伤及 ARDS 的发生，予甲泼尼龙每次 1mg/kg 静脉滴注，每天 2 次，5 天后改醋酸泼尼松片口服 1mg/(kg·d)，并逐渐减量，每 3~4 天减 5mg，总疗程 3 周。同时，给超微剂量的肝素皮下注射每次 6U/kg，每 6 小时 1 次，连用 1 周。入院第 3 天，患儿体温降至正常，但精神萎靡，肺部细湿啰音增多，白细胞降低至 2.81×10^9/L，病情发展达最为严重状态。第 5 天，患者精神、食欲逐渐好转，肺部啰音开始减少，胸片阴影开始吸收。第 6 天，白细胞恢复正常。第 8 天停用肝素、抗病毒药物及氨氯西林等。第 10 天，病情继续好转稳定，体温正常，咳嗽停止，肺部啰音消失，第 15 天，停用全部抗感染药物。第 21 天，停用泼尼松。治疗 26 天后，痊愈出院。

【药师点评】

给予患儿甲泼尼龙 2mg/(kg·d)，分 2 次静脉滴注，入院第 3 天控制了体温，入院第 5 天，复查胸片左下肺片影有所吸收，于第 5 天改为泼尼松 1mg/(kg·d) 口服，并渐减量，每 3~4 天减少 5mg，总疗程 3 周。整个病程中未出现继发感染及其他并发症。出院后 1 个月及 3 个月分别复查，血象及肝肾功能恢复正常，胸片复查已恢复正常。本例探索小剂量中疗程糖皮质激素类药物为主的综合治疗，获得满意效果。

近年来，对败血症、重症肺炎、ARDS 的研究发现，糖皮质激素类药物能迅速明显改善病情，减少病死率。对于病毒性疾病尤其是高致病性禽流感患者，泰国和越南的存活病例均使用了糖皮质激素类药物。本院患儿在肺炎进展期出现了高热、呼吸急促、血氧饱和度降低、周围血象下降、凝血紊乱和一过性心肌酶增高等表现，均符合严重脓毒症的诊断，故在使用抗病毒药物的同时，采用小剂量甲泼尼龙 2mg/(kg·d) 治疗后，体温很快控制，肺部阴影吸收加快,改善了临床症状和预后。人感染高致病性禽流感肺炎最常见、最严重的并发症是 ARDS,如在肺炎进展期使用糖皮质激素类药物抑制机体对病毒感染的超敏反应,可望减缓肺部病变发展的进程,此例的治疗中得到了确认,延长激素使用时间可以减轻全身炎症反应。事实上,在本例的治疗过程中未发生严重呼吸衰竭和 ARDS,通过小剂量糖皮质激素类药物较快控制了病情的发展,故认为这种治疗是必要的。不一定要在 ARDS 等严重并发症出现时才使用糖皮质激素类药物,本例的成功救治也得到证实。基于全身炎症反应的持续,延长糖皮质激素类药物使用时间可以减轻这种反应[5]。本例在应用甲泼尼龙 5 天后,改用泼尼松口服,并逐渐减量,总疗程 3 周。

参考文献:

[1] 葛均波,徐永健.内科学[M].8 版.北京:人民卫生出版社,2013:61-74.

[2] 李廷.抗结核药物联合不同剂量糖皮质激素类药物治疗晚期结核性脑膜炎的临床研究[J].中国医学创新,2011,22(8):43-44.

[3] 万宝军,杨奇帅.肺结核使用激素的安全性观察[J].临床肺科杂志,2012,17(10):1910.

[4] 中国国家处方集编委会.中国国家处方集:化学药品与生物制品卷[M].北京:人民军医出版社,2010.

[5] MEDURI G U,HEADLEY A S,GOLDEN E,et al.Effect of prolonged methylprednisolone therapy in unresolving acute respiratory distress syndrome:a randomized controlled trial [J].JAMA,1998,280(2):159-165.

第八章

糖皮质激素类药物在消化系统疾病中的合理应用

1. 溃疡性结肠炎是一种什么样的疾病？
2. 溃疡性结肠炎的治疗方法有哪些？
3. 溃疡性结肠炎是否需长期服药？
4. 克罗恩病是一种什么样的疾病？它与溃疡性结肠炎有何不同？

5. 糖皮质激素类药物治疗克罗恩病是否可以长期使用？
6. 嗜酸细胞性胃肠炎是一种什么样的疾病？
7. 嗜酸细胞性胃肠炎有哪些临床表现？
8. 嗜酸细胞性胃肠炎的治疗方法有哪些？
9. 糖皮质激素类药物治疗嗜酸细胞性胃肠炎应注意哪些事项？
10. 重症急性胰腺炎是一种什么样的疾病？
11. 重症急性胰腺炎有哪些临床表现？
12. 糖皮质激素类药物治疗重症急性胰腺炎，有哪些用药指征？
13. 急性肝功能衰竭是一种什么样的疾病？
14. 急性肝功能衰竭的治疗原则是什么？
15. 急性肝功能衰竭进行糖皮质激素类药物治疗的适应证是什么？

第一节　溃疡性结肠炎

一、溃疡性结肠炎的概述、分类与临床表现

(一) 概述

溃疡性结肠炎(ulcercliffs,UC)是一种在遗传易感基因基础上,环境和免疫因素共同作用引起的慢性非特异性肠道炎症性疾病。它与克罗恩病(Crohn's disease,CD)均属于炎性肠病(inflammatory bowel disease,IBD)。UC 由 Wilks 于 1859 年首先描述,1920 年被医学界公认,我国于 1956 年首次报道。过去认为在亚洲、非洲国家少见,因而对其重视不够,但近十几年溃疡性结肠炎在我国发病率有逐年升高的趋势,逐渐成为一种较常见的消化道疾病,并且正逐渐成为消化病学研究的一个新热点。

UC 的病因和发病机制是 UC 研究中最活跃的领域,而且近年来进展很快,但至今仍未完全阐明。现有的几个发病机制的重要研究方向主要有感染因素、免疫学因素、遗传因素、环境因素等。溃疡性结肠炎的病因学说较多,可能是多种因素相互作用的结果。

(二) 分类[1]

1. 临床类型

(1)初发型:指无既往史而首次发作者。

(2)慢性复发型:指临床缓解期再次出现症状,临床最常见。

2. 病情严重程度

(1)轻度:排便 <4 次 /d,便血轻或无,脉搏正常,无发热及贫血,ESR<20mm/h。

(2)重度:排便 ≥ 6 次 /d,有明显黏液脓血便,体温 >37.8℃、脉搏 >90 次 /min,血红蛋白 <75% 的正常值,ESR>30mm/h。

(3)中度:介于轻度和重度之间。

3. 病变范围:可分为直肠炎、左半结肠炎(结肠脾曲以远)、广

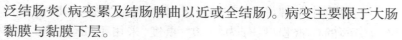

泛结肠炎(病变累及结肠脾曲以近或全结肠)。病变主要限于大肠黏膜与黏膜下层。

（三）临床表现[1-2]

反复发作的腹泻、黏液脓血便及腹痛,是溃疡性结肠炎的主要症状。起病多为亚急性,也少数急性起病。病程呈慢性经过,发作与缓解交替,少数症状持续并逐渐加重。病情轻重与病变范围、临床分型及病期等有关。

1. 消化系统表现　见于绝大多数患者,典型表现为腹泻、黏液脓血便、腹痛、里急后重、上腹饱胀不适、嗳气、纳差、恶心、呕吐等,同时具有 2 项或 2 项以上症状者占 80% 以上。

2. 全身表现　多发生于中型或重型患者,可有发热、消瘦、低蛋白血症、贫血、水与电解质平衡紊乱、水肿等表现。

3. 肠外表现　包括关节损伤(如外周关节炎、脊柱关节炎等)、皮肤黏膜表现(如口腔溃疡、结节性红斑和坏疽性脓皮病)、眼部病变(如虹膜炎、巩膜炎、葡萄膜炎等)、肝胆疾病(如脂肪肝、原发性硬化性胆管炎、胆石症等)、血栓栓塞性疾病等。

二、溃疡性结肠炎的诊断要点和治疗原则

（一）诊断要点

溃疡性结肠炎具有持续或反复发作腹泻或黏液脓血便、腹痛、里急后重,伴有或不伴不同程度全身症状者,在排除急性自限性结肠炎、阿米巴痢疾、慢性吸血虫病、肠结核等感染性结肠炎及结肠克罗恩病、缺血性肠炎、放射性肠炎等基础上,具有结肠镜检查重要改变中至少 1 项及黏膜活检组织学所见,可以诊断本病。

（二）治疗原则

1. 关于 UC 处理的原则性意见

(1)确定 UC 的诊断:应认真排除各种"有因可查"的结肠炎;对疑诊病例,可按本病治疗,进一步随诊,但建议先不用糖皮质激素类药物。

(2)处理中掌握好分级、分期、分段治疗的原则：诊断标准分级指疾病的严重程度，分为轻、中、重度，采用不同药物和不同治疗方法。分期指疾病的活动期、缓解期，活动期以控制炎症及缓解症状为主要目标，而缓解期应继续控制发作，预防复发。分段治疗指确定病变范围，以选择不同给药方法，远端结肠炎可用局部治疗，广泛性及全结肠炎或有肠外症状者则以系统性治疗为主。

(3)参考病程和过去治疗情况，以确定治疗药物、方法及疗程，尽早控制病情，防止复发。

(4)注意疾病并发症，以便估计预后，确定治疗终点，选择内、外科治疗方法。注意药物治疗过程中的毒副作用，随时调整治疗。

(5)判断全身情况，以便评估预后及生活质量。综合性、个体化的处理原则，包括采用营养、支持、心理、对症处理；内、外科医师共同会诊以确定内科治疗的限度与进一步处理的方法。

2. 治疗方案[1-2]

(1)对症治疗及注意事项：及时调节水、电解质平衡；贫血者可输血；低蛋白血症者应补充白蛋白；病情严重者应禁食，并给予完全胃肠外营养治疗。对于腹痛、腹泻的对症治疗，要权衡利弊，使用抗胆碱能药物、止泻药地芬诺酯或洛哌丁胺宜慎重，在重症患者应禁用，因有诱发中毒性巨结肠的危险。抗菌药物治疗对一般病例并无指征，但对重症有继发感染者，应积极抗菌治疗，静脉给予广谱抗菌药物，合用甲硝唑对厌氧菌感染有效。

(2)药物治疗方案

1)5-氨基水杨酸(5-ASA)：几乎不被吸收，可抑制肠黏膜的前列腺素合成和炎性介质白三烯的形成，对肠道有显著的抗炎作用。剂量为4g/d，分4次口服。由于5-ASA在胃酸内多被分解失效，所以通常情况下，通过柳氮磺吡啶(SASP)、奥沙拉嗪或美沙拉嗪等前药给药系统进入肠道，发挥其药理作用。氨基水杨酸制剂的用药方案，见表8-1。

表 8-1 氨基水杨酸制剂用药方案

名称	结构特点	释放特点	制剂	推荐剂量
SASP	5-ASA 与磺胺吡啶的偶氮化合物	结肠释放	口服:片剂	每天 3~4g,分次口服
5-ASA 前体药				
巴柳氮	5-ASA 与 P-氨基苯甲酰 β 丙氨酸偶氮化合物	结肠释放	口服:片剂、胶囊剂、颗粒剂	每天 4~6g,分次口服
奥沙拉嗪	两分子 5-ASA 的偶氮化合物	结肠释放	口服:片剂、胶囊剂	每天 2~4g,分次口服
5-ASA				
美沙拉嗪	甲基丙烯酸酯控释 pH 依赖	pH 依赖药物释放部位:回肠末端和结肠	口服:颗粒剂、片剂	口服:每天 2~4g,分次口服或顿服
	乙基纤维素半透膜控释时间依赖	纤维素膜控释时间依赖药物释放部位:远段空肠、回肠、结肠	局部:栓剂、灌肠剂、泡沫剂、凝胶剂	局部用药:直肠炎用栓剂,每晚 1 次;直肠乙状结肠炎用灌肠剂,隔天至数天 1 次

注:以 5-ASA 含量计,SASP、巴柳氮、奥沙拉嗪 1g 分别相当于美沙拉嗪 0.4g、0.36g 和 1g。

2)糖皮质激素类药物:对急性发作期有较好的效果,可用于对 5-ASA 疗效不佳的患者,特别适合于重度患者。

3)免疫抑制剂:硫唑嘌呤可适用于对糖皮质激素类药物治疗效果不佳,或对糖皮质激素类药物依赖的慢性持续型患者。加用这类药物后,可逐渐减少糖皮质激素类药物的用量甚至停药。对严重 UC 急性发作,静脉用糖皮质激素类药物无效时,可应用环孢素 2~4mg/(kg·d)静脉滴注,大部分患者的病情可暂时缓解。

(3)手术治疗:并发大出血、肠穿孔及合并中毒性巨结肠,经内科治疗无效且伴严重毒血症患者。

3. 关于 UC 治疗药物选择时机[1]

(1)轻、中度 UC 患者何时选用糖皮质激素类药物治疗:足量 5-氨基水杨酸制剂治疗 2~4 周症状控制不佳,应及时改用糖皮质激素类药物治疗。

(2)轻、中度 UC 患者何时选用免疫抑制剂治疗:糖皮质激素类药物治疗无效或糖皮质激素类药物依赖的患者,可选用免疫抑制剂治疗。

(3)重度 UC 患者静脉使用足量糖皮质激素类药物,观察多久仍无效需转换治疗方案:静脉使用足量糖皮质激素类药物治疗约3 天仍无效,应转换治疗方案。

(4)临床缓解后维持治疗的疗程:5- 氨基水杨酸制剂维持治疗的疗程为 3~5 年或长期维持。

三、糖皮质激素类药物的合理应用

糖皮质激素类药物是控制 UC 急性发作最有效的单一药物,适用于重度 UC 患者或 5-ASA 治疗效果不佳的轻、中度 UC 患者。

对轻、中度 UC 患者,临床上一般给予口服泼尼松 30~40mg/d。

对重度或急性暴发型 UC 患者,可先给予大剂量糖皮质激素类药物静脉滴注,常用氢化可的松 300~400mg/d 或甲泼尼龙40~60mg/d,7~10 天后改为口服泼尼松 60mg/d。UC 病情缓解宜立即予以减量,每隔 1~2 周减量 5mg,至 20mg/d 后需适当延长减药间隔时间,当疗程达 8~12 周时,可考虑停药。注意糖皮质激素类药物不能用于维持缓解治疗,减量期间需加用 5-ASA 逐渐取代糖皮质激素类药物治疗。若 7~10 天仍无效,应考虑使用环孢素治疗。

对病变局限于直肠及乙状结肠的 UC 患者,可应用地塞米松 5mg 或氢化可的松琥珀酸钠 100~200mg 加生理盐水 100ml,每晚 1 次灌肠。也可应用布地奈德泡沫灌肠剂 2mg,每晚 1 次灌肠。

不推荐糖皮质激素类药物用于长期维持治疗者和用于慢性活动性复发病变者。

第二节　克罗恩病

一、克罗恩病的概述、分类及临床表现

(一)概述

克罗恩病(Crohn's disease,CD)是一种病变可累及胃肠道各个部位、而以末段回肠及其邻近的结肠为主、病因尚不十分清楚的慢性炎性肉芽肿性疾病,多呈节段性或跳跃式、非对称性分布。本病病程多迁延,有终身复发倾向,不易根治。临床以腹痛、腹泻、体重下降、腹部包块、瘘管形成和肠梗阻为特点,可伴有发热等全身表现以及关节、皮肤、眼、口腔黏膜等肠外损害。

(二)分类[2]

1. 依据疾病行为可分为非狭窄非穿透型、狭窄型、穿透型以及伴有肛门病变型,但各型可有交叉或互相转化。

2. 按病变部位可分为回肠末段、结肠、回结肠和上消化道的 CD。

3. 依据主要临床表现的程度及并发症计算活动指数,用于区分疾病活动期与缓解期、估计病情严重程度(轻、中、重)和评定疗效。

(三)临床表现

CD 常为慢性、反复发作性,临床表现多样,与肠内病变的部位、范围、严重程度、病程长短以及有无并发症有关。典型病例多在青年期缓慢起病,病程常在数月至数年以上。活动期和缓解期

长短不一,在反复发作中呈渐进性进展。主要表现为腹痛、腹泻、部分患者表现为肠瘘、腹部包块,严重者可出现全身性低蛋白血症、贫血、营养不良等慢性消耗性全身症状。病变多位于回盲部及末端回肠,可伴有口腔溃疡、皮疹、关节炎、眼部疾病、硬化性胆管炎、胆结石、泌尿系结石等肠外表现。肠梗阻是本病最常见的并发症,其次为腹腔脓肿。少数急性起病,可有高热、毒血症状和急腹症表现,多有严重并发症。

二、克罗恩病的诊断要点和治疗原则

(一)诊断要点

对慢性起病,反复发作性右下腹或脐周痛、腹泻、体重下降,特别是伴有肠梗阻、腹部压痛、腹部包块、肠瘘、肛周病变、发热等表现者,临床上应考虑本病。世界卫生组织提出的 CD 诊断要点[3],见表 8-2。

表 8-2　世界卫生组织提出的 CD 诊断要点

项目	临床	影像	内镜	活检	切除标本
①非连续性或节段性病变	–	+	+	–	+
②卵石样黏膜或纵行溃疡	–	+	+	–	+
③全壁性炎性反应改变	+	+	+	–	+
④非干酪性肉芽肿	–	–	–	+	+
⑤裂沟、瘘管	+	+	–	–	+
⑥肛门病变	+	–	–	+	+

注:具有①②③者为疑诊;再加上④⑤⑥三者之一可确诊;具备第④项者,只要加上①②③三者之二亦可确诊。"–"代表无此项表现。

(二)治疗原则

目前,CD 的治疗以药物治疗为主,营养支持、手术治疗等亦发挥一定作用。根据病变部位、程度、有无并发症以及个体对药物的反应和耐受程度,治疗方法不尽相同。CD 的推荐治疗方案,见表 8-3。

表 8-3 CD 的推荐治疗方案

步骤	措施
第 1 步	可使用 1~2 次糖皮质激素类药物和免疫抑制疗法。对治疗有效的患者,治疗时间不超过 12~16 周,最多 24 周
第 2 步	经第 1 次糖皮质激素类药物治疗后,如无效(激素抵抗),使用英夫利西或阿达木单抗合并免疫抑制疗法;接受过糖皮质激素类药物治疗而复发频繁(一般指每年复发 ≥ 2 次),宜考虑更积极的治疗

英夫利西的适应证:在美国批准的适应证包括中到重度的活动性 CD 与 UC;在欧洲批准的适应证包括重度活动性 CD 和中到重度活动性 UC。

阿达木单抗的适应证:在美国批准的适应证包括中到重度的活动性 CD,在欧洲批准的适应证包括重度活动性 CD。

1. 对症治疗　纠正水、电解质平衡紊乱,贫血者可输血,低蛋白血症患者输注人血白蛋白。重症患者酌情使用要素饮食或全肠外营养,并有助于诱导缓解。腹痛、腹泻患者必要时可酌情使用抗胆碱能药物或止泻药物,合并感染者可静脉给予广谱抗菌药物。

2. 药物治疗[1,4]　根据疾病活动严重程度选择治疗方案:包括不同程度活动性 CD 和特殊部位 CD 的治疗。

(1)轻度活动期病变:SASP 仅适用于病变局限在结肠的轻度患者;美沙拉嗪能在回肠末段和结肠定位释放,适用于轻度回结肠型及轻度结肠型患者;病变局限在回肠末段、回盲部或升结肠者,可选布地奈德。对上述治疗无效的轻度活动性 CD 患者视为中度活动期 CD,按中度活动期 CD 处理。

(2)中度活动期病变:激素是治疗的首选。对中度活动期 CD,泼尼松龙和布地奈德均能有效诱导缓解,且泼尼松龙的疗效优于布地奈德,但更易引起不良反应。无论是否以免疫抑制剂维持缓解,约50%的CD患者以糖皮质激素类药物诱导后会产生激素依赖或激素抵抗,75%的患者在糖皮质激素类药物诱导缓解1年后复发。对于激素抵抗或激素依赖的患者,肌内注射或皮下注射甲氨蝶呤(MTX)可诱导缓解,但需注意MTX导致骨髓抑制和肝毒性的不良反应。抗肿瘤坏死因子α(TNF-α)单克隆抗体如英夫利西、阿达木单抗、赛妥珠单抗对CD的诱导缓解效果显著,可减少患者糖皮质激素类药物用量。对糖皮质激素类药物诱导无效的患者,抗TNF-α单克隆抗体亦能有效诱导缓解,联用免疫抑制剂时,诱导效果更显著。抗整联蛋白α-4单克隆抗体可使抗TNF-α单克隆抗体诱导无效的CD患者达到诱导缓解。在病变累及结肠时,5-氨基水杨酸类药物的诱导缓解效果不确定,而抗TNF-α单克隆抗体诱导效果较好。此外,抗菌药物仅在怀疑合并败血症时使用。

(3)重度活动期病变:重度活动期CD的诱导缓解推荐全身作用糖皮质激素类药物口服或静脉给予,剂量相当于0.75~1mg/(kg·d)泼尼松。糖皮质激素类药物无效时可选用环孢素或他克莫司诱导缓解,但两者尚缺乏随机对照试验证实其疗效。抗TNF-α单克隆抗体英夫利西、阿达木单抗等能有效诱导缓解重度CD,可有效降低手术率和住院率。重度活动期CD常难以判断是否合并败血症,因此可保守使用抗菌药物如环丙沙星或甲硝唑等治疗。当重度CD累及结肠,且药物治疗无效时,可行结肠切除术。

(4)缓解期药物治疗:用5-ASA或糖皮质激素类药物取得缓解的患者可用5-ASA维持缓解,剂量与诱导缓解的剂量相同。糖皮质激素类药物无效或依赖加用硫唑嘌呤或巯基嘌呤取得缓解的患者,继续以相同剂量的硫唑嘌呤或巯基嘌呤维持缓解;使用英夫利西单抗获得缓解的患者,继续定期使用维持缓解。维持缓解治疗用药时间可至4年以上。

3. 手术治疗 因手术后复发率高,故手术适应证主要是针对并发症,包括完全性肠梗阻、瘘管与腹腔脓肿、急性穿孔或不能控制的大量出血。手术的方式主要是切除病变肠段。

三、糖皮质激素类药物的合理应用

对于糖皮质激素类药物治疗 CD 只建议应用于诱导治疗,不推荐在轻度小肠病变和轻度结肠型患者应用。中度小肠病变推荐应用泼尼松或布地奈德治疗,中度结肠型推荐应用糖皮质激素类药物或抗菌药物治疗。重度小肠结肠型可静脉应用糖皮质激素类药物和抗菌药物治疗[5]。一般推荐采用标准的逐渐撤减方案。需指出的是,糖皮质激素类药物能诱导缓解,但并不能维持缓解。

泼尼松 0.75~1mg/(kg·d)(其他类型全身作用的糖皮质激素类药物剂量按相当于上述泼尼松剂量折算),每天最大剂量不超过60mg。直到病情明显缓解开始逐步减量,每周减 5mg,减至 20mg/d 时,每周减 2.5mg 至停用,快速减量会导致早期复发。用药疗程较长,为 8~12 周,宜同时补充钙剂和维生素 D。布地奈德为口服3mg/ 次,每天 3 次,一般在 8~12 周临床缓解后改为 3mg/ 次,每天2 次,延长疗程可提高疗效,但不宜超过 6 个月。

重症患者先予大剂量糖皮质激素类药物静脉滴注,常用氢化可的松 300~400mg/d 或甲泼尼龙 40~60mg/d,7~10 天后改为口服泼尼松 60mg/d。CD 病情缓解宜立即予以减量,每隔 1~2 周减量5mg,至 20mg/d 后需适当延长给药间隔时间,当疗程达 8~12 周时,可考虑停药。

对病变局限于左半结肠的 UC 患者,可应用地塞米松 5mg 或氢化可的松琥珀酸钠 100~200mg 加生理盐水 100ml,每晚 1 次,灌肠。也可应用布地奈德泡沫灌肠剂 2mg,每晚 1 次灌肠。

第三节　嗜酸细胞性胃肠炎

一、嗜酸细胞性胃肠炎的概述、分类与临床表现

(一)概述

嗜酸细胞性胃肠炎(eosinophilic gastroenteritis,EG)也称嗜酸

性胃肠炎,是以胃肠道组织中嗜酸性粒细胞(EOS)异常浸润为特征,并伴有外周血嗜酸性粒细胞增多和胃肠道症状为主的一种少见的变态反应性疾病,病变可侵犯自食管至结肠的全消化道黏膜。病因尚不明确,与过敏反应、免疫功能障碍有关[6]。

（二）分类及临床表现

EG 的临床表现多种多样,包括腹痛、腹泻、腹胀,可伴有恶心、呕吐、体重下降等,部分患者以腹腔积液为主要表现。EG 在不同年龄组的主要临床表现不同,婴幼儿主要表现为喂养困难、发育迟缓;儿童主要表现为反酸、胃灼热、腹痛、呕吐;青少年和成年人主要表现为间歇性吞咽困难和进食哽噎、嵌顿。其临床表现复杂多样,缺乏特异性,症状的出现主要取决于病变累及的部位、范围和程度,且与其分型有关。

根据嗜酸性粒细胞在消化道壁内浸润的部位和临床症状,将EG 分为 3 型:

1. 黏膜型（Ⅰ型）　该型最常见,病变主要侵犯胃肠黏膜组织,使其充血水肿、糜烂、黏膜内大量嗜酸性粒细胞浸润,伴明显的上皮细胞异常,肠绒毛可完全消失。病变广泛时,出现小肠吸收不良、蛋白丢失性肠病,部分患者可因胃肠道出血表现为贫血。青少年出现发育不良、生长迟缓,女性可有继发性闭经。常见症状有腹痛、腹泻、恶心、呕吐、体重下降和腰背痛,进食特殊食物可使症状加重。体检可发现皮肤湿疹、荨麻疹、足踝部水肿等。

2. 肌层型（Ⅱ型）　该型较少见,以肌层病变为主,胃肠蠕动消失或者减弱,胃和小肠壁增厚,呈结节状,导致狭窄与梗阻,深层活检可发现 EOS 浸润。抗酸药或抗胆碱药难以缓解。

3. 浆膜型（Ⅲ型）　该型最少见,主要累及浆膜,引起浆膜腔积液、浆膜炎或浆膜增厚。临床表现为腹水、腹膜炎、腹腔积液等症状,浆膜腔积液中可见大量 EOS。EOS 浸润可局限于胃肠壁的某一层,亦可浸润胃肠壁全层。本型可单独存在,亦可与上述两型并存。

二、嗜酸细胞性胃肠炎的诊断要点和治疗原则

（一）诊断要点[7]

主要根据临床表现、血象、放射学和内镜加病理检查结果，进行诊断。过敏史和诱因对 EG 的确诊，具有参考价值。

1. Greenberger 提出的诊断标准 ①外周血 EOS 增多；②胃肠壁内 EOS 浸润；③特殊食物摄入后出现胃肠道症状；④外周血可有 IgE 水平升高而亦可见血气及 CRP 升高但并非必要条件。

2. Talley 提出的诊断标准 ①有胃肠道症状；②病理活检证实有 1 个或 1 个以上部位 EOS 浸润；③排除寄生虫感染和胃肠道外 EOS 增多的疾病。

3. Leinbach 提出的诊断标准 ①进食特殊食物后出现胃肠道症状和体征；②外周血中 EOS 增多；③组织学证实胃肠道有 EOS 增多和浸润。

（二）治疗原则

EG 的治疗原则为去除变应原、抑制变态反应和稳定肥大细胞，达到缓解症状、清除病变的目的，目前治疗方法主要包括饮食支持治疗、药物治疗，对有幽门梗阻或肠梗阻患者，可考虑行手术治疗。

一般认为，EG 是一种自限性变态反应性疾病，部分患者不经治疗而痊愈，但可复发，临床以保守治疗为主。控制饮食，对于确定的或可疑的过敏食物或药物应立即停止使用。许多患者去除致病食物或药物诱因后，症状有明显改善。

糖皮质激素类药物为 EG 的主要治疗药物，疗效显著，但病情易反复。其他药物如硫唑嘌呤、色甘酸钠、酮替芬、孟鲁司特钠等，多用于治疗糖皮质激素类药物减量后的复发、巩固疗效、减少糖皮质激素类药物用量和缓解不良反应等。

糖皮质激素类药物治疗不能完全消除症状，加用硫唑嘌呤 50~100mg/d，常有良好疗效。对糖皮质激素类药物治疗无效或产生了较为严重的不良反应者，也可改用肥大细胞稳定剂色甘

酸钠,稳定肥大细胞膜,抑制其脱颗粒反应,防止组织胺、慢反应物质和缓激肽等介质的释放,而发挥其抗过敏作用,口服剂量100~300mg,q.i.d.,推荐与糖皮质激素类药物联合应用。对长期应用糖皮质激素类药物治疗但疗效不理想的患者,还应加用抗组胺药酮替芬,可竞争性抑制组胺 H_1 受体,用药剂量为 2~4mg/d,疗程12 个月,症状可得到明显改善。

三、糖皮质激素类药物的合理应用

EG 有一定的自限性,多数病例在用药后 1~2 周内症状即改善,表现为腹部痉挛性疼痛迅速消除、腹泻减轻和消失、外周血嗜酸性粒细胞降至正常水平。糖皮质激素类药物是治疗 EG 的有效药物,一旦诊断成立,且无绝对禁忌,应立即开始给药。多数患者在用药后能迅速缓解症状,且持续维持缓解状态,并使外周血嗜酸性粒细胞恢复正常[8],对复发患者再次口服糖皮质激素类药物仍然有效。

一般口服泼尼松 20~40mg/d,1~2 周为 1 个疗程。症状控制后可减量维持,逐渐停药,也可应用相当剂量的地塞米松[9]。糖皮质激素类药物治疗的适当时间是未知数,易复发,往往需要长期治疗,但治疗需要个体化。对于经足够的液体复苏仍需升压药来维持血压的感染性休克患者,推荐静脉使用糖皮质激素类药物,氢化可的松 200~300mg/d,分 3~4 次或持续给药,持续 7 天。

需要注意的是,部分患者在糖皮质激素类药物逐渐减量或停药时,病情易反复,可能需要长期低剂量维持治疗或周期性糖皮质激素类药物冲击疗法。长期应用糖皮质激素类药物,还可引起生长抑制、骨质疏松、Cushing 综合征及肾上腺轴抑制等副作用。

第四节　重症急性胰腺炎

一、重症急性胰腺炎的概述、分类与临床表现

急性胰腺炎(acute pancreatitis,AP)是多种病因导致胰腺组织

自身消化所致的胰腺水肿、出血及坏死等炎性损伤,临床以急性上腹痛及血淀粉酶或脂肪酶升高为特点。多数患者病情轻,预后好;少数患者可伴发多器官功能障碍及胰腺局部并发症,死亡率高。

重症急性胰腺炎(severe acute pancreatitis,SAP)又称为急性出血坏死性胰腺炎,占 AP 的 5%~10%,即发生胰腺自身及胰外器官的感染性坏死,引发多器官功能衰竭,是临床上常见的危重疾病。早期容易并发全身炎症反应综合征和多器官功能障碍综合征,具有病情复杂、起病急、病情进展迅速,并发症多、死亡率高等特点。SAP 早期病死率高达 20%~30%,如后期合并感染,则病死率更高。

SAP 的发病诱因甚多,常见的病因有胆石症、胆管病史、大量饮酒或饮酒史和暴饮暴食,因为胆管疾病可能造成胆管的末端阻塞。胆管末端的梗阻会造成胆管内部的压力增强,胆汁容易逆流进入胰管,使得胰管和腺泡受到挤压造成破裂,使得胰液流出,在与组织接触的过程中促使胰蛋白酶和胰脂酶被激活,容易发生胰腺炎,当发生胰腺出血或者坏死,则会造成重症胰腺炎。

SAP 的临床表现为在 AP 症状的基础上,病情发展迅速。表现为剧烈的左上腹部疼痛,向左肩背部放射;常伴有剧烈、频繁的恶心、呕吐,呕吐物主要为胃内容物,可呈咖啡样外观;严重者可出现腹膜炎体征,表现为腹肌紧张,查体示压痛、反跳痛明显,可累及全腹。多伴有腹胀、腹腔积液,表现为肛门停止排气、排便,肠鸣音消失等肠梗阻的表现。病情进一步发展可表现为进行性呼吸窘迫,发展成为急性呼吸窘迫综合征;可出现少尿、血肌酐升高等急性肾衰竭的表现;也可伴发由应激性溃疡所导致的消化道出血;还可引起心力衰竭、心律失常、真菌感染、败血症等。器官功能障碍可在起病早期出现,常用急性生理慢性健康 - Ⅱ(APACHE Ⅱ)评分来描述其发展过程中病情严重程度。

SAP 无脏器功能障碍者为 Ⅰ 级,伴有脏器功能障碍者为 Ⅱ 级,其中 72 小时内经充分的液体复苏,仍出现脏器功能障碍的 Ⅱ 级 SAP 患者属于暴发性急性胰腺炎。暴发性急性胰腺炎病情凶险,非手术治疗常不能奏效,常继发腹腔间隔室综合征。

SAP 病程大体可以分为三期,但不是所有患者都有三期病程,有的只有第一期,有的有两期,有的有三期。

1. 急性反应期　自发病至 2 周,可有休克、呼吸功能障碍、肾功能障碍和脑病等并发症。

2. 全身感染期　发病 2 周至 2 个月,以全身细菌感染、深部真菌感染或双重感染为其主要临床表现。

3. 残余感染期　时间为发病 2~3 个月以后,主要临床表现为全身营养不良,存在后腹膜或腹腔内残腔,常常引流不畅,窦道经久不愈,伴有消化道瘘。

二、重症急性胰腺炎的诊断要点与治疗原则

早期正确诊断是减少 SAP 死亡的关键,根据典型的临床表现和实验室检查,常可作出诊断,其中典型的病例可通过外伤史、症状和体征以及腹腔穿刺就可作出诊断。

（一）诊断要点

重症急性胰腺炎的诊断,除 1 项必须要有外,2 项或 3 项兼有或只有 1 项,即可诊断为 SAP,此方法简便易行、准确。诊断性腹腔穿刺:抽出血性液体,能为早期诊断提供依据,具有创伤小、阳性率高、操作简便的优点。

1. 具有明确的胰腺炎临床症状和体征,上腹疼痛,血清淀粉酶水平升高 3 倍以上。

2. 伴有或继发全腹腹膜炎,出现腹水,为血性或腹水中淀粉酶升高。

3. 伴有或继发多脏器功能损伤或衰竭。

（二）实验室检查

1. 淀粉酶测定　血清淀粉酶在发病后 6~12 小时开始升高,超过正常值的 3 倍,即可诊断为急性胰腺炎。但是,血清淀粉酶的高低不一定反映病情的轻重,发生 SAP 时,淀粉酶水平可正常或者低于正常。对于急性胰腺炎患者,如果升高的淀粉酶突然下降,

但症状无减轻,且腹水淀粉酶水平开始升高,则可考虑为 SAP。

2. 生化检查　SAP 患者可出现暂时性的低钙血症(血钙 <2mmol/L),低血钙程度与疾病的严重程度呈正相关,当血钙 <1.75mmol/L 时,患者的死亡率较高。此外,白细胞数量增多 ($\geqslant 16 \times 10^9$/L),血糖水平升高(>11.1mmol/L),血尿素氮或肌酐水平增高、酸中毒等,也可以作为辅助诊断 SAP 的指标。

3. C 反应蛋白测定　C 反应蛋白是疾病急性期反应蛋白,是组织损伤和炎症的非特异性标记物。在胰腺坏死时,其浓度升高,有助于评估和监测急性胰腺炎的严重程度。

(三) 治疗原则

SAP 诊断一经确定,宜严密观察,在重症监护和非手术治疗下一旦具备手术指征,迅速手术治疗,合理的手术处理是降低死亡率和减少术后并发症的关键。

SAP 的治疗,应寻找并去除病因、控制炎症,尽可能采用内科治疗及内镜下 Oddi 括约肌切开术。根据 SAP 的诊治指南,应根据病程分期选择治疗方案。

1. 急性反应期的处理

(1)针对病因的治疗:①胆源性急性胰腺炎:凡伴有胆道梗阻者,要及时解除梗阻。无胆道梗阻者先行非手术治疗,待病情缓解,尽早进行进一步诊断和治疗。②高血脂性急性胰腺炎:要限制使用脂肪乳剂,避免应用可能升高血脂的药物。药物治疗可采用小剂量低分子肝素和胰岛素,主要是增加脂蛋白酶的活性,加速乳糜微粒的降解。③酒精性急性胰腺炎:强调减少胰液分泌、胃酸分泌,改善十二指肠酸化状态;强调缓解 Oddi 括约肌痉挛,改善胰液的引流状态。

(2)非手术治疗:①积极补充血容量,吸氧,纠正水、电解质及酸碱失衡和加强监护治疗。应注意观察尿量和腹内压的变化,同时注意维护机体的氧供和内脏功能监测。②胰腺休息疗法,如禁食、胃肠减压,应用抑制或减少胰腺分泌的药物如质子泵抑制剂、H_2 受体拮抗剂及生长抑素等治疗。③早期预防性应用抗菌药物:

主要针对肠源性革兰氏阴性杆菌,应采用能通过血胰屏障的抗菌药物,如喹诺酮类、头孢他啶、碳青霉烯类及甲硝唑等。④镇静、解痉、镇痛处理。⑤预防真菌感染:可采用氟康唑。⑥糖皮质激素类药物治疗。

(3)早期识别暴发性急性胰腺炎和腹腔间隔室综合征:暴发性急性胰腺炎,需要争取早期手术引流,手术方式尽量简单,以度过危险期。若患者无手术条件,应用机械通气改善机体氧供、血滤纠正内环境紊乱的危象等。

(4)治疗中出现坏死感染者应手术治疗:对临床上出现明显脓毒症或腹膜刺激征者,可穿刺抽吸物涂片,找到细菌或真菌者,均可判为坏死感染,应立即手术治疗。

2. 全身感染期的治疗

(1)根据细菌培养及药敏试验,选择敏感的抗菌药物。

(2)结合临床征象,明确感染灶所在部位。

(3)加强全身支持治疗,维护脏器功能和内环境稳定。

3. 残余感染期的治疗　明确感染残腔的部位、范围及毗邻关系,及时作残腔扩创引流,强化全身支持疗法,加强营养支持,改善营养状况。

三、糖皮质激素类药物的合理应用

根据《糖皮质激素类药物临床应用指导原则》,轻症胰腺炎或不伴休克的全身性感染患者,不推荐应用糖皮质激素类药物。

糖皮质激素类药物作为一种非特异性的多种炎性细胞因子抑制剂,具有抑制炎症细胞的激活及炎性介质的合成与释放、减轻内毒素反应和改善微循环等作用,从而对胰腺起到较好的保护作用。针对 SAP 的急性反应期,可降低 SAP 的严重程度,明显改善病情,缩短病程,降低治疗费用。具体应用指征为:①有肾上腺功能减退表现者;②严重呼吸困难或已发生 ARDS 者;③有休克加重表现者;④中毒症状特别明显者。一旦出现多器官功能衰竭,糖皮质激素类药物的作用将可能下降。

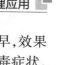

在 SAP 的治疗过程中,糖皮质激素类药物应用的越早,效果也就越好。糖皮质激素类药物可缓解部分感染患者的中毒症状,并可能完全逆转某些患者的全身炎症反应综合征。可早期、短程使用,方法为地塞米松磷酸钠 20~30mg 静脉滴注,每天总量为 60~100mg,用药 3~7 天;或氢化可的松琥珀酸钠 200~300mg/d,用药 3~5 天;甲泼尼龙琥珀酸钠 40~80mg/d,静脉滴注,症状好转后,改为口服用药。

第五节　急性肝功能衰竭

一、急性肝功能衰竭的概述、分类与临床表现

急性肝功能衰竭是多种因素引起的严重肝脏损害,导致其合成、解毒、排泄和生物转化等功能发生严重障碍或失代偿,出现以凝血机能障碍和黄疸、肝性脑病、腹水等为主要表现的一组临床综合征。最常见的病因是病毒性肝炎。脑水肿是最主要的致死原因,死亡率高。

除少数中毒引起者可用解毒药外,目前无特效疗法。原位肝移植是目前最有效的治疗方法,生物人工肝支持系统和肝细胞移植治疗急性肝功能衰竭处在研究早期阶段,是很有前途的新方法。

急性肝功能衰竭的具体病因,包括以下几个方面:

(1)缺氧性肝损伤:如持续一定时间的心力衰竭、休克所致的肝淤血、缺氧。

(2)毒物中毒:如毒蕈中毒、四氯化碳中毒等。

(3)各型病毒性肝炎:如甲、乙、戊型病毒性肝炎。也可由 2 种或 2 种以上的肝炎病毒混合或重叠感染引起。

(4)其他:妊娠期(多在后 3 个月)、Wilson 病等过程中也可发生肝衰竭。

肝衰竭可被分为四类:急性肝衰竭、亚急性肝衰竭、慢加急性肝衰竭和慢性肝衰竭。主要表现和区别在于:急性肝衰竭的特征

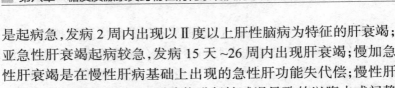

是起病急,发病 2 周内出现以Ⅱ度以上肝性脑病为特征的肝衰竭;亚急性肝衰竭起病较急,发病 15 天~26 周内出现肝衰竭;慢加急性肝衰竭是在慢性肝病基础上出现的急性肝功能失代偿;慢性肝衰竭是在肝硬化基础上,肝功能进行性减退导致的以腹水或门静脉高压、凝血功能障碍和肝性脑病等为主要表现的慢性肝功能失代偿。

二、急性肝功能衰竭的诊断要点与治疗原则

(一)诊断要点

急性起病,2 周内出现Ⅱ度及以上肝性脑病(按Ⅳ度分类法划分)并有以下表现者:①极度乏力,有明显畏食、腹胀、恶心、呕吐等严重消化道症状;②短期内黄疸进行性加深;③出血倾向明显,血浆凝血酶原活动度(PTA)≤ 40%(或 INR ≥ 1.5),且排除其他原因;④肝脏进行性缩小。

(二)治疗原则

目前,肝衰竭的内科治疗,尚缺乏特效药物和手段。原则上强调早期诊断、早期治疗,针对不同病因采取相应的病因治疗措施和综合治疗措施,并积极防治各种并发症。肝衰竭患者诊断明确后,应进行病情评估和重症监护治疗。有条件者早期进行人工肝治疗,视病情进展情况进行肝移植前准备。

2011 年 9 月,美国肝病研究学会发布了《急性肝衰竭诊治指南》(2011 更新版)。根据国内外最新研究成果,2018 年 12 月,中华医学会感染病学分会肝衰竭与人工肝学组、中华医学会肝病学分会重型肝病与人工肝学组对我国的《肝衰竭诊治指南(2012 年版)》进行更新,发布了《肝衰竭诊治指南(2018 年版)》。该指南指出,鉴于肝衰竭是由多种病因引起的复杂病理生理过程。因此,在针对具体病情,临床医师应参照该指南,并充分了解肝衰竭的最佳临床证据和现有的医疗资源,在全面考虑患者具体病情及其意愿的基础上,制订合理的诊治方案。目前,肝衰竭的内科治疗尚缺乏特效药物和手段,原则上强调早期诊断、早期治疗,采取相应的病

因治疗和综合治疗措施,并积极防治并发症。肝衰竭诊断明确后,应动态评估病情、加强监护和治疗。

1. 一般支持治疗 补充肠内营养、积极纠正低蛋白血症等。

2. 对症治疗 ①推荐应用抗炎护肝药物、肝细胞膜保护剂、解毒保肝药物以及利胆药物,减轻肝脏组织损害,促进肝细胞修复和再生,减轻肝内胆汁淤积,改善肝功能。②微生态调节治疗,可改善肝衰竭患者预后,减少肠道细菌易位或降低内毒素血症及肝性脑病的发生。③糖皮质激素类药物在肝衰竭治疗中的应用,尚存在不同意见。非病毒感染性肝衰竭,如自身免疫性肝炎及急性酒精中毒(重症酒精性肝炎)等,可考虑糖皮质激素类药物治疗,如甲泼尼龙琥珀酸钠 1.0~1.5mg/(kg·d),治疗中需密切监测,及时评估疗效与并发症。其他原因所致的肝衰竭前期或早期,若病情发展迅速且无严重感染、出血等并发症者,可酌情短期使用。

3. 病因治疗 病毒性肝炎建议立即使用核苷酸类药物抗病毒治疗;药物性肝损伤所致的急性肝衰竭立即停用所有可疑药物,N-乙酰半胱氨酸对药物性肝损伤所致急性肝衰竭治疗有效,能改善轻度肝性脑病的急性肝衰竭成人患者的预后;确诊或疑似毒蕈中毒的急性肝衰竭患者,可考虑应用青霉素 G 和水飞蓟素;急性妊娠期脂肪肝/HELLP综合征所致的肝衰竭,建议立即终止妊娠,如果终止妊娠后病情仍继续进展,需考虑人工肝和肝移植治疗。

4. 防止并发症 去除诱因并提前预防肝衰竭患者常见并发症,如脑水肿、肝性脑病、合并细菌或真菌感染、低钠血症及顽固性腹水、急性肾损伤及肝肾综合征、出血、肝肺综合征等。

三、糖皮质激素类药物的合理应用

糖皮质激素类药物治疗肝衰竭重点强调早期应用,我们多采用糖皮质激素类药物中剂量显效(消化道症状明显减轻、总胆红素下降约 50%)后逐渐减量的长程疗法。具体方法如下:

(1)泼尼松片:适用于神志清醒者。每天早晨 1 次顿服泼尼松片 40~60mg,显效后每 10~14 天减少 10mg,从 20mg 开始一般每

10~14天减少5mg,从10mg开始一般每10~14天减少2.5mg,减至2.5mg后维持一段时间,总疗程为4~6个月。

（2）氢化可的松琥珀酸钠针剂:150~300mg/d分2次静脉滴注,显效后逐渐减量,一般7~10天减量,总疗程为1~2个月。

（3）地塞米松针剂:10~20mg静脉滴注,可与前列腺素E_1 100~200μg合用,显效后改换泼尼松片口服并逐渐减量;前列腺素E_1与地塞米松联合静脉滴注可以明显减轻前列腺素E_1的不良反应,有助于提高肝衰竭的治疗效果。建议糖皮质激素类药物针剂加入葡萄糖注射液100~200ml中,每天静脉滴注,这样更利于糖皮质激素类药物在机体内分布及利用。

第六节　案例评析

案例1　溃疡性结肠炎患者长期使用糖皮质激素类药物,导致继发肠道感染

【案例简介】

患者,女,23岁,因腹痛1.5年、腹泻1年,加重3个月入院。患者入院前1.5年开始反复发作脐周疼痛,与进食无关。入院前1年腹痛较前加重,大便每天2~3次,呈黄色,成形,偶自觉发热。反复就诊,查血常规、粪便常规和腹部B超均正常,对症治疗后腹痛好转。入院前3个月,旅游后腹痛加重,伴黄色稀水便每天5~8次,偶有脓血,伴发热。查血常规正常,红细胞沉降率(ESR)67mm/h。结肠镜示回肠末端及全结肠黏膜充血、水肿、粗糙,有片状溃疡,表面有脓性分泌物附着,并有大量黄豆大的炎性息肉样改变。病理检查示回肠末端黏膜呈息肉样,间质充血水肿,大量淋巴细胞、浆细胞和中性粒细胞浸润,溃疡表面有炎性渗出及坏死组织。

诊断:重度溃疡性结肠炎。

治疗:给予柳氮磺吡啶(SASP)、泼尼松20mg,每天3次口服,并用氢化可的松琥珀酸钠灌肠治疗2个月后,大便每天2~4次,

无发热,ESR23mm/h。出院后继续泼尼松 20mg,每天 3 次治疗,患者因自觉治疗无效而停药,改用中药治疗,患者病情再次加重,再次入院。入院后体温最高 39℃,黏液稀便每天 3~6 次,有少量脓血,伴腹痛。查血常规:白细胞 12.2×10⁹/L,中性粒细胞百分比76.6%,血红蛋白 96g/L,血小板 346×10⁹/L;便常规:白细胞大量 /高倍视野,红细胞大量 / 高倍视野,潜血(+)。患者治疗效果不佳,主要考虑与治疗不正规、患者自行停药有关,患者长期大剂量应用糖皮质激素类药物治疗,胃肠道症状加重白细胞升高,考虑继发肠道感染。

【药师点评】

UC 是一种自身免疫病,糖皮质激素类药物对该疾病有明显的治疗效果。糖皮质激素类药物能抗炎及抑制自身免疫反应,明显减轻炎症部位的毛细血管扩张与渗出,并能缓解中毒症状,从而达到治疗 UC 的作用。但糖皮质激素类药物同样对机体有多种不良反应,长期服用将导致机体的免疫功能降低,包括第一防御在内的免疫系统都将受到影响,存在体内和皮肤的机会致病菌就有可能侵犯机体,导致感染,由于患者全身处于低抵抗状态,感染极易扩散且发展迅速。这类感染应早发现、早控制和早治疗,一旦严重后则不易控制,长期困扰患者。治疗一般是逐渐停用糖皮质激素类药物,消除感染灶,增强患者免疫力。

另外,用于治疗 UC 的糖皮质激素类药物的常用剂型包括口服制剂、静脉制剂和局部制剂,口服制剂包括泼尼松、泼尼松龙、布地奈德,静脉制剂包括甲泼尼龙、氢化可的松,局部制剂有栓剂、泡沫剂和灌肠剂,药物包括氢化可的松、倍他米松、布地奈德。

案例2　溃疡性结肠炎患者规范使用糖皮质激素类药物,应逐渐减量直至停药

【案例简介】

患者,男,39 岁,因"间断便血半年,加重并腹痛发热 2 周"入院。患者 5 年前有肺结核病史,经正规治疗后痊愈,目前经检查排

除结核活动期。入院查体：体温38.1℃,心率113次/min,腹软,脐周及左下腹压痛(+),肠鸣音稍亢,6次/min。

诊断：根据患者病史、临床症状及相关检查,诊断为溃疡性结肠炎(活动期)。

治疗：给予糖皮质激素类药物、抗炎、抗感染、补液、营养等对症支持治疗。该患者为UC中重度活动期,治疗上选择静脉用糖皮质激素类药物。选用氢化可的松静脉滴注,初始为100mg,每天1次,剂量偏小,后改为200mg,每天1次,同时局部使用地塞米松10mg灌肠辅助治疗,患者症状转好,腹泻次数减少,大便转黄,改为每晨口服泼尼松片50mg,出院后每2周减5mg,减至每天25mg后,每两周减2.5mg,直至停药。

【药师点评】

UC是一种慢性病程较长疾病,一般需要较长时间使用糖皮质激素类药物治疗,但长时间使用会产生较多不良反应,如溃疡加重、肾上腺功能亢进综合征、失眠、兴奋、食欲提高等。按时间药理学激素的服用方法为早餐后顿服,既符合人体激素生理变化,又可减轻消化道刺激。患者出院后按医嘱进食低钠高钾高蛋白饮食,适当补充钙剂和维生素D。同时,嘱咐逐渐减少糖皮质激素类药物的剂量,不可随意减量过快或突然停用,否则会出现停药反应或反跳现象,甚至可能危及生命。并建议自行在家监测体温、脉搏、血压、腹痛、大便状况等症状,如有腹痛加重、血便等特殊不适,应及时就诊。

案例3　克罗恩病患者使用糖皮质激素类药物与喹诺酮类药物导致抽搐

【案例简介】

患者,男,27岁,4年来反复发作中上腹痛,疼痛延及右下腹,以夜间为著,偶可及肠型,伴排便增多,每天3~5次,大便不成形或形状变细,排气、排便或饮食后,腹痛可缓解,无反酸、恶心、呕吐。结肠镜检查,示回盲部和升结肠近段不规则溃疡,升结肠多发性息

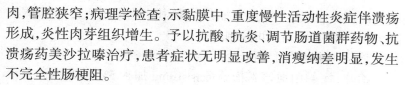

肉,管腔狭窄;病理学检查,示黏膜中、重度慢性活动性炎症伴溃疡形成,炎性肉芽组织增生。予以抗酸、抗炎、调节肠道菌群药物、抗溃疡药美沙拉嗪治疗,患者症状无明显改善,消瘦纳差明显,发生不完全性肠梗阻。

诊断:CD。

治疗:泼尼松龙磷酸钠注射液 40mg、盐酸环丙沙星注射液 0.2g,每天 2 次,静脉滴注,治疗肛周并发症,患者出现类似癫痫的抽搐症状,停用环丙沙星后抽搐症状消失。逐渐加用硫唑嘌呤每天 50mg,控制病情。泼尼松龙应用 1 个月后逐渐减量,直至停药。

【药师点评】

甲硝唑和喹诺酮类药物如环丙沙星等抗菌药物,常被用于治疗肛周疾病、瘘管、炎性肿块、狭窄部位细菌过度生长等 CD 并发症。患者出现抽搐症状可能原因如下:①喹诺酮类药物能抑制 GABA 与其受体结合诱发抽搐症状;②糖皮质激素类药物也有中枢兴奋作用;③环丙沙星对 CYP450 酶有一定的抑制作用,能够抑制泼尼松活性产物泼尼松龙的代谢,从而导致泼尼松龙血药浓度的升高,从而出现不良反应的叠加。另外,癫痫患者或精神异常患者均应慎用糖皮质激素类药物和喹诺酮类药物。CD 的治疗效果与疾病的严重程度及其病变部位有关,治疗目标主要是诱导和维持缓解,防治并发症和改善患者的生活质量。糖皮质激素类药物可显著抑制炎症,迅速缓解症状,但对维持缓解则无效。因此,在激素诱导缓解后,常使用硫唑嘌呤、6-巯基嘌呤等免疫抑制剂或生物制剂来维持治疗,以控制症状复发,并逐渐减少糖皮质激素类药物的用量。

案例 4 治疗嗜酸细胞性胃肠炎,使用糖皮质激素类药物有讲究

【案例简介】

患者,男,51 岁,腹痛、腹胀 5 天,伴恶心、食欲减退,测体温 37.7~38.1℃,大便每天 2 次,偏稀,偶见少许黏液,外院诊为急性胃肠炎,经对症治疗,症状改善不显著,就诊。查体:一般情况好,巩膜无黄染,浅表淋巴结未触及,心肺(−),腹平,腹肌稍紧,上腹、双下腹压痛及反跳痛(+)，腹水征(+)。既往有高血压病史，常规服用硝苯地平缓释片，血压可控制。

诊断：嗜酸细胞性胃肠炎。

治疗：注射用地塞米松磷酸钠 10mg 加入 5% 葡萄糖注射液 500ml 中，静脉滴注，每天 1 次。

1 周后症状明显减轻，体温正常，阳性体征消失，腹部 B 超示腹腔少量积液，复查有关实验室检查均正常，因腹水量少，未再穿刺。改服醋酸泼尼松片 15mg/d，2 周后逐渐减量，腹部 B 超显示腹水消失。随访 6 个月余，一切正常，未再复发。期间滴注地塞米松磷酸钠治疗，血压曾明显升高，后经临床药师会诊，加量硝苯地平缓释片后血压控制合理。

【药师点评】

地塞米松可使硝苯地平的血药浓度明显降低，从而导致血压升高。硝苯地平主要由药物代谢酶 CYP3A4 代谢，地塞米松能诱导 CYP3A4，使硝苯地平的代谢加快，从而导致硝苯地平血药浓度降低，使血压升高。

由于目前认为变态反应是 EG 的主要发病机制，治疗是以避免变应原采用抗组胺药及糖皮质激素类药物，并以后者为主。多数病例在糖皮质激素类药物用药后 1 周内症状明显改善，腹痛缓解、腹泻和腹水消失，外周血 EOS 降至正常水平。文献[10]报道，糖皮质激素类药物治疗有效的患者中，55% 的患者在停药后复发，尚无有效的解决方法。不过有人就此提出，小剂量、长期应用糖皮质激素类药物治疗 EG，或用硫唑嘌呤或色甘酸钠作为预防复发的用药，但缺乏循证医学证据。

案例 5　重症急性胰腺炎的治疗，应多措并举

【案例简介】

患者，男，48 岁，阵发性腹痛 3 天，伴恶心、呕吐，饭后症状加剧，蹲位或按压腹部，症状有所缓解。第 3 天深夜，患者突然出现中上腹部持续性绞痛，呈阵发性加重，与体位无明显关系，伴恶心，

反复呕吐 3 次,呕吐物为胃内容物,家属急送医院治疗。既往无饮酒嗜好,无胆、胰腺疾病,无高脂血症、尿毒症。入院查体:体温 37.8 ℃,血压 115/85mmHg,心率 89 次/min,呼吸 23 次/min,神志清楚。全身皮肤及巩膜无黄染,浅表淋巴结无肿大。双肺呼吸音清晰,未闻及干、湿啰音。心律齐,心音强,各瓣膜区未闻及病理性杂音。心电图检查显示窦性心律,正常心电图。上腹部腹肌紧张,无放射痛,有压痛、反跳痛,肠鸣音弱,肝脾肋下未触及。B超检查显示胰腺肿大,肝、胆、脾、双肾均未见异常。血常规:白细胞(WBC)16.8×10^9/L、红细胞(RBC)4.9×10^12/L、血红蛋白(Hb)130g/L、C 反应蛋白(CRP)72mg/L、中性粒细胞(N)0.91、淋巴细胞(L)0.18。Somogyi(苏木杰)法测定血清淀粉酶(AMY)1 227U/L、尿淀粉酶(UAMY)5 480U/L。进行腹部穿刺,抽出淡黄色腹水 60ml。

诊断:重症急性胰腺炎。

治疗:禁食、禁水、持续胃肠减压,纠正水、电解质及酸碱失衡,镇痛及对症治疗;注射用奥美拉唑钠 42.6mg 加 0.9% 氯化钠注射液 100ml,静脉滴注,1 天 2 次;注射用生长抑素 6mg 加 5% 葡萄糖注射液 500ml,静脉滴注,24 小时维持;注射用亚胺培南西司他丁钠 1g,加 0.9% 氯化钠注射液 100ml,静脉滴注,每天 4 次。注射用甲泼尼龙琥珀酸钠 40mg 加 5% 葡萄糖注射液 250ml,静脉滴注,每天 2 次。

治疗 3 天后,腹痛、腹胀症状好转,复查血清淀粉酶 736U/L、尿淀粉酶 2 150U/L。停用注射用奥美拉唑钠,改用奥美拉唑钠肠溶片 20mg,口服,每天 1 次;注射用生长抑素减量至 3mg,静脉滴注,24 小时维持;停用注射用亚胺培南西司他丁钠,改为 0.2% 左氧氟沙星葡萄糖注射液 100ml,静脉滴注,每天 2 次;0.2% 甲硝唑氯化钠注射液 100ml,静脉滴注,每天 3 次;停用注射用甲泼尼龙琥珀酸钠,改用醋酸泼尼松片 10mg,每天 3 次,口服。治疗 7 天后,腹痛、腹胀症状消失,B 超显示胰腺回声正常,血清淀粉酶、尿淀粉酶恢复正常,患者痊愈出院。

【药师点评】

SAP 的治疗关键,在于早期应用糖皮质激素类药物,有效地抑制炎性介质的过度释放,减少并发症和死亡率。甲泼尼龙琥珀酸钠作为新型介质拮抗剂,具有较强的抗炎作用,对产生的炎性因子起到抑制作用,有效地控制炎性反应的刺激,进而使细胞溶酶体膜受到保护。同时,还能使炎性反应介质的连锁反应遭到破坏,对单核巨噬细胞和淋巴细胞的活性大大减弱,降低细胞因子的释放能力,进而使毛细血管保持完整性,从而阻止炎症反应进一步扩大,快速清除炎症干扰,减轻胰腺水肿,缓解腹痛等症状,使各项指标较快恢复正常,减少住院时间,降低并发症的发生率,改善预后。

需要注意的是,甲泼尼龙琥珀酸钠等糖皮质激素类药物如应用时间过长,会降低机体免疫力,导致 SAP 后期感染的可能性加大,并且可引起药物相关并发症。大剂量应用 3~5 天后,应逐渐停药,较为安全。

在早期、短程应用糖皮质激素类药物的同时,还应禁食,胃肠减压,纠正水、电解质和酸碱平衡紊乱,静脉营养支持,应用质子泵抑制剂抑制胃酸,足量应用生长抑素。

除针对胰腺炎的治疗外,还应采取措施积极治疗感染并发症。对于伴有感染的 SAP,应常规使用抗菌药物。根据《中国急性胰腺炎诊治指南》推荐,选择可以透过血胰液屏障的抗菌药物,如亚胺培南、左氧氟沙星 + 甲硝唑等。

注意把握好患者饮食恢复时间及饮食种类,特别是嘱咐患者不要过早恢复脂肪类饮食,在恢复饮食时加用胰酶制剂。

案例6　糖皮质激素类药物可诱发急性胰腺炎

【案例简介】

患儿,男,6 岁,阵发性腹痛,伴恶心、呕吐,饭后症状加剧,蹲位或按腹部症状有所缓解近 20 天。5 天前腹痛加重,腹部逐渐膨隆,以腹痛待查收住儿科。实验室检查:血常规正常,腹部穿刺抽出淡黄色腹水 50ml,腹水:李凡他氏(Rivalta)试验阳性,腹水细菌培养阴性。

诊断:结核性腹膜炎。

治疗:在抗结核治疗的同时,地塞米松磷酸钠注射液 5mg 加 5% 葡萄糖注射液 250ml,静脉滴注,每天 2 次。6 天后,改为口服醋酸泼尼松片,20mg/d。

静脉滴注地塞米松磷酸钠注射液的第 5 天开始,患儿腹痛加剧,呈阵发性剧烈的绞痛,伴轻度的恶心、呕吐,无压痛、反跳痛和肌紧张,移动性浊音阳性,肠鸣音正常。给予对症治疗 2 天,效果欠佳,腹痛持续性加剧,血清淀粉酶 644U/L,尿淀粉酶 6 529U/L。CT 检查提示:急性胰腺炎,大量腹水,保守治疗 24 小时,腹痛无缓解,血清淀粉酶 728U/L,尿淀粉酶 11 392U/L。复查 CT 提示:急性坏死性胰腺炎,腹腔大量积液,胆囊结石。当晚在全身麻醉下剖腹探查,术中见胰腺肿胀,胰体和胰尾局灶性坏死、出血,胰腺周围血肿,大量的血性腹水,行胰腺被膜剪开,清除坏死组织,胰腺周围及腹腔引流术,术后胃肠减压、禁食,应用生长抑制素和抗菌药物,患儿逐渐恢复,第 24 天痊愈出院。

【药师点评】

糖皮质激素类药物诱发急性胰腺炎较罕见,糖皮质激素类药物可引起高脂血症、高淀粉酶血症、胰周脂肪坏死及胰腺细胞的损伤等,糖皮质激素类药物不能改变胰液总量的分泌和胰蛋白酶、碳酸氢盐的浓度,但使胰液分泌物的黏性增高,并在胰管系统形成干结的胰腺分泌物,使胰管堵塞并导致局部炎症,引起急性胰腺炎。在使用糖皮质激素类药物过程中,患儿出现腹胀、腹痛,应警惕本病的可能,应早期诊断和治疗,降低并发症和死亡率[11]。

案例 7 急性肝衰竭糖皮质激素类药物治疗后需调整剂量

【案例简介】

患者,男,55 岁,因纳差、恶心、厌油 2 周,尿黄 1 周入院。查肝功能异常,HBsAg(+)。查体:体温、脉搏、呼吸、血压均正常,神志清,皮肤、巩膜黄染,无肝掌及蜘蛛痣,心、肺正常,腹软,肝肋下

1cm,质中等,脾肋下刚及,无腹水征,入院第10天纳差、腹胀加剧。黄疸进行性加深、凝血酶原时间延长,胆红素定量153μmol/L、GPT 80U/L。

诊断:重型病毒性肝炎前期。

治疗:在综合治疗基础上加用泼尼松龙40mg/d,10天后黄疸下降,泼尼松龙逐渐减量,治疗30天后复查肝功能达正常范围内,临床症状基本消失,泼尼松龙5mg/d,再逐步减至2.5mg/d,直至出院,无并发症[12]。

【药师点评】

重型病毒性肝炎在早期控制和阻断病情发展方面至关重要,该患者病情发展迅速且无严重感染、出血等并发症,可以酌情使用糖皮质激素类药物。在给予初始治疗泼尼松龙40mg/d,症状缓解后开始逐渐减少剂量,每1~2周减少原剂量的10%,成人通常每次减5mg。

案例8　糖皮质激素类药物在急性肝衰竭治疗中具有双刃剑作用

【案例简介】

患者,女,51岁,于2010年5月初诊断为"原发性血小板减少性紫癜",给予泼尼松片30mg口服,逐渐减量,1月后减至10mg维持,但患者逐渐出现疲乏无力,皮肤黄染、尿黄。6月9日门诊化验肝功能提示:GPT 1 026U/L,GOT 894U/L,ALB 32g/L,GLB 33g/L,TBIL 63μmol/L,DBIL 41μmol/L,AKP 354U/L,GGT 243U/L,PT 16.6s,HBsAg、HBeAg和HBcAb阳性,HBV DNA7.8×10^{8}copies/ml,患者慢性HBsAg携带30年,未进行特殊治疗。

诊断:急性肝衰竭。

治疗:泼尼松减量为5mg,3天后停用。予以保肝、降酶、退黄和恩替卡韦抗病毒治疗,患者症状无明显改善。6月17日化验:GPT678U/L,GOT765U/L,ALB29g/L,GLB32g/L,TBIL206μmol/L,DBIL132μmol/L,AKP 345U/L,GGT 231U/L,PT 22.6s,为控制病情,遂予醋酸地塞米松5mg静脉注射,1次/d,连用3天后患者自觉症状明显改善,TBIL 下降至 75μmol/L,PT14s。将醋酸地塞米松改为泼尼松片 30mg 口服,每天 1 次,逐渐减量,病情逐渐恢复,共住院 18 天后痊愈出院。

【药师点评】

此案例充分体现了糖皮质激素类药物的双刃剑作用,慢性HBsAg 携带者因患有"原发性血小板减少性紫癜"而服用糖皮质激素类药物后诱发 HBV 复制、慢性肝炎再活动,在恩替卡韦抗病毒治疗过程中发生了急性肝功能衰竭,经过糖皮质激素类药物的再治疗而成功获救。糖皮质激素类药物应用范围广泛,同时也存在诸多不良反应,在使用前应综合评估患者的身体状况,权衡利弊,提前预防可能出现的严重不良反应。

参考文献:

[1] 中华医学会消化病学分会炎症性肠病学组 . 炎症性肠病诊断与治疗的共识意见:2018 年版[J]. 中华消化杂志,2018,38(5):292-311.

[2] 葛均波,徐永健,王辰 . 内科学[M].9 版 . 北京:人民卫生出版社,2018:373-377.

[3] BERNSTEIN C N,FRIED M,KRABSHUIS J H,et al.World Gastroenterology Organization Practice Guidelines for the diagnosis and management of IBDin2010 [J].Inflammatory Bowel Dis,2016,16(1):112-124.

[4] 赵俊章,王格,夏冰 . 克罗恩病的临床治疗策略[J]. 胃肠病学,2012,17(12):728-732

[5] 谢鹏雁 . 糖皮质激素类药物治疗常见消化疾病临床要点[J]. 中国实用内科杂志,2013,33(10):768-770.

[6] 弋东敏,陆小丹,李健 . 嗜酸性胃肠道疾病的研究进展[J]. 胃肠病学和肝病学杂志,2016,25(8):941-944.

[7] 金世柱,韩明子,赵晶 . 嗜酸细胞性胃肠炎的临床特点[J]. 胃肠病学和肝病学杂志,2007,16(2):201-203.

[8] 温小恒,佟建丽,孙钢,等 . 嗜酸细胞性胃肠炎的临床诊治[J]. 胃肠病学和肝病学杂志,2014,23(8):882-884.

[9] 涂传涛,陈朴,刘亚岚,等 . 嗜酸细胞性胃肠炎的临床特征分析[J]. 胃肠病学,2014,19(9):556-559.

［10］孙丰凯，王凯．重视肝衰竭糖皮质激素类药物的应用［J］.世界华人消化杂志，2015，23（29）：4611-4616.

［11］郭丽英，栾梅香．糖皮质激素类药物诱发小儿急性胰腺炎 2 例［J］.临床小儿外科杂志，2002，1（1）：77-78.

［12］吴瑶华，强的松龙治疗重型病毒性肝炎前期体会［J］.安徽医学，1992，13（5）：45-46.

第九章 糖皮质激素类药物在神经系统疾病中的合理应用

1. 什么是多发性硬化?
2. 多发性硬化的临床分型有哪些?
3. 什么是重症肌无力?
4. 重症肌无力的临床表现有哪些?
5. 什么是急性炎症性脱髓鞘性多发性神经病?
6. 急性炎症性脱髓鞘性多发性神经病的诊断要点有哪些?

第一节 多发性硬化

一、多发性硬化的概述、分型和临床表现[1-2]

多发性硬化（multiple sclerosis, MS）是一种免疫介导的中枢神经系统慢性炎症性脱髓鞘性疾病。最常累及的部位为脑室周围白质、视神经、脊髓、脑干和小脑。主要临床特点为病灶的空间多发性（dissemination of lesions in space, DIS）和时间多发性（dissemination of lesions in time, DIT）。DIS 是指病变部位的多发，DIT 是指缓解 - 复发的病程。

膀胱功能障碍是多发性硬化患者的主要痛苦之一，包括尿频、尿急、尿潴留、尿失禁,常与脊髓功能障碍合并出现。此外,男性多发性硬化患者还可出现原发性或继发性性功能障碍。MS 尚可伴有周围神经损害和多种其他自身免疫病,如风湿病、类风湿综合征、干燥综合征、重症肌无力等。

美国多发性硬化协会 1996 年根据病程将 MS 分为以下四种亚型:复发缓解型 MS(relapsing-remitting MS,RR-MS)、继发进展型 MS(secondary progressive MS,SP-MS)、原发进展型 MS(primary progressive MS,PP-MS)和进展复发型 MS(progressive-relapsing MS,PR-MS)。该分型与 MS 的治疗决策有关,见表 9-1。

表 9-1 多发性硬化的临床分型

临床分型	临床表现
复发缓解型	最常见,80%~85% 的 MS 患者最初表现为复发缓解病程,以神经系统症状急性加重、伴完全或不完全缓解为特征
继发进展型	大约50% 的 RR-MS 患者在发病约10年后,残疾持续进展,伴或不伴复发,不完全缓解
原发进展型	约占10%,发病时残疾持续进展,且持续至少1年,无复发
进展复发型	约占5%,发病时残疾持续进展,伴有复发和不完全缓解

二、多发性硬化的诊断要点与治疗原则

(一)诊断要点

多年来习惯采用的诊断标准完全基于临床资料:①从病史和神经系统检查,表明中枢神经系统白质内同时存在两处以上的病灶。②起病年龄在 10~50 岁。③有缓解与复发交替的病史,每次发作持续 24 小时以上;或呈缓慢进展方式而病程至少 1 年以上。④可排除其他病因。符合以上四项,诊断为"临床确诊的多发性硬化";如①、②中缺少一项,诊断为"临床可能的多发性硬化";如仅为一个发病部位,首次发作,诊断为"临床可疑的多发性硬化"。

目前,国内外 MS 的诊断多根据 2010 年 McDonald 诊断标准[3],见表 9-2。应注意不能根据任何单一症状或体征诊断 MS,应以提示中枢神经系统不同时间、不同部位病变的全部临床表现作为诊断依据。

表 9-2　McDonald 诊断标准

临床表现	附加证据
≥2 次临床发作[a]:客观临床证据提示 ≥2 个 CNS 不同部位的病灶或提示 1 个病灶并有 1 次先前发作的合理证据[b]	无[c]
≥2 次临床发作[a]:客观临床证据提示 1 个病灶	由以下 2 项证据的任何一项证实病灶的空间多发性(DIS):①MS 4 个 CNS 典型病灶区域(脑室周围、近皮质、幕下和脊髓[d]中至少 2 个区域有 ≥1 个 T2 病灶;②等待累及 CNS 不同部位的再次临床发作[a]
1 次临床发作[a]:客观临床证据提示 ≥2 个 CNS 不同部位的病灶	由以下 3 项证据的任何一项证实病灶的时间多发性(DIT):①任何时间 MRI 检查同时存在无症状的钆增强和非增强病灶;②随访 MRI 检查有新发 T2 病灶和/或钆增强病灶,不管与基线 MRI 扫描的间隔时间长短;③等待再次临床发作[a]
1 次临床发作[a]:客观临床证据提示 1 个病灶(临床孤立综合征)	由以下 2 项证据的任何一项证实病灶的空间多发性:①MS 4 个 CNS 典型病灶区域(脑室周围、近皮质、幕下和脊髓[d]中至少 2 个区域有 ≥1 个 T2 病灶;②等待累及 CNS 不同部位的再次临床发作[a]。由以下 3 项证据的任何一项证实病灶的时间多发性:①任何时间 MRI 检查同时存在无症状的钆增强和非增强病灶;②随访 MRI 检查有新发 T2 病灶和/或钆增强病灶,不管与基线 MRI 扫描的间隔时间长短;③等待再次临床发作[a]

临床表现	附加证据
提示 MS 神经功能障碍隐袭性进展（PP-MS）	回顾性或前瞻性调查表明疾病进展 1 年，并具备下列 3 项中的任何 2 项[d]：① MS 典型病灶（脑室周围、近皮质或幕下）有 ≥ 1 个 T2 病灶，以证实脑内病灶的空间多发性；②脊髓内有 ≥ 2 个 T2 病灶，以证实脊髓病灶的空间多发性；③ CSF 阳性结果（等电聚焦电泳证据有寡克隆带和 / 或 IgG 指数增高）

注：临床表现符合上述诊断标准且无其他更合理的解释，可明确诊断为 MS；当临床怀疑 MS，但不完全满足上述诊断标准时，诊断为"可能的 MS"；当用其他诊断能更合理地解释临床表现时，可排除 MS。

[a] 1 次发作（复发，加重）定义为：由患者报告的或客观观察到的，在没有发热或感染的情况下发生在当前或过去，持续 24 小时以上的一次典型的急性 CNS 脱髓鞘事件。发作应当由同时期的神经系统检查记录证实。在缺乏神经系统检查证据时，某些具有 MS 典型症状和演化特征的过去事件亦可为先前的脱髓鞘事件提供合理证据。发作性症状（既往或当时）应当是至少持续 24 小时的多次发作。在确诊 MS 时，需确定至少有一次发作必须由以下三种证据之一所证实：①神经系统检查的客观发现；②自诉先前有视力障碍患者的阳性视觉诱发电位（VEP）结果；③ MRI 检查发现的脱髓鞘病灶与既往神经系统症状所提示的 CNS 脱髓鞘区域一致。

[b] 根据 2 次发作的客观临床发现所作出的临床诊断最为可靠，在缺乏客观神经系统检查所发现的证据时，证实一次既往发作的合理证据包括具有典型症状和炎性脱髓鞘事件演化特征的过去事件。但至少有 1 次发作必须被客观发现所支持。

[c] 不需要客观证据。但基于这些标准对 MS 作出诊断时，仍需要影像学证据。当所进行的影像学检查或其他检查（如 CSF）结果为阴性时，诊断 MS 需格外谨慎，需要考虑其他诊断。对 MS 作出诊断前必须满足：临床表现无其他更合理的解释，且必须有客观证据来支持 MS 的诊断。

[d] 钆增强不作为诊断 DIS 的必需条件。对于脑干或脊髓综合征的患者，其责任病灶应被排除，不予计数。

（二）治疗原则

MS 的治疗包括急性发作期治疗、缓解期治疗即疾病调节治疗（disease-modifying therapies，DMTs）和对症治疗。急性期治疗以减轻症状、尽快减轻残疾程度为主。疾病调节治疗以减少复发、减少脑和脊髓病灶数、延缓残疾累积及提高生存质量为主。

1. 急性发作期治疗　大剂量甲泼尼龙冲击治疗是 MS 急性发作期的首选治疗方案,短期内能促进 MS 急性发作期患者的神经功能恢复。治疗的原则为大剂量、短疗程,不主张小剂量长时间应用。

2. 疾病调节治疗　疾病调节治疗主要针对不同时期的 MS 病理特点,应用疾病调节药物(disease-modifying drugs,DMDs)进行长期治疗。对复发型 MS 治疗,目标在于抑制和调节免疫,控制炎症,减少复发;对进展型 MS 治疗,一方面要控制复发,一方面神经保护和神经修复可能有效。

(1) 复发型 MS:一线 DMDs 包括 β- 干扰素和醋酸格拉替雷(glatiramer acetate,GA),对疾病活动性较高或对一线 DMDs 治疗效果不佳的患者,可选用二线 DMDs 治疗,包括那他珠单抗和米托蒽醌。芬戈莫德和特立氟胺是目前被美国 FDA 批准用于复发型 MS 患者的两种口服药物,口服 DMDs 能改善患者的依从性。其他药物包括硫唑嘌呤和静脉注射人免疫球蛋白。

(2) 继发进展型 MS:米托蒽醌为目前被美国 FDA 批准用于治疗 SP-MS 的唯一药物,能延缓残疾进程。其他药物如环孢素、甲氨蝶呤、环磷酰胺可能有效。对不伴复发的 SP-MS,目前治疗手段较少。

(3) 原发进展型 MS:目前尚无有效的治疗药物,主要是对症治疗和康复治疗。β- 干扰素及血浆置换治疗无效。环孢素、甲氨蝶呤、环磷酰胺可能有效。

3. 对症治疗

(1) 疲劳:药物治疗常用金刚烷胺或莫达非尼。用量均为 100~200mg/d,早晨服用。职业治疗、物理治疗、心理干预及睡眠调节可能有一定作用。

(2) 行走困难:中枢性钾通道阻滞剂达方吡啶是一种能阻断神经纤维表面钾离子通道的缓释制剂,2010 年被美国 FDA 批准用来改善各种类型 MS 患者的行走能力。

(3) 膀胱功能障碍:可使用抗胆碱药物解除尿道痉挛、改善储尿功能,如索利那新、托特罗定、非索罗定、奥昔布宁,此外,行为干预亦有一定效果。尿液排空功能障碍患者,可间断导尿,每天 3~4次,混合性膀胱功能障碍患者,除间断导尿外,可联合抗胆碱药物或抗痉挛药物治疗,如巴氯芬、多沙唑嗪、坦索罗辛等。

(4)疼痛:对急性疼痛,卡马西平或苯妥英钠可能有效。度洛西汀和普瑞巴林对神经病理性疼痛可能有效。对慢性疼痛如痉挛性疼痛,可选用巴氯芬或替扎尼定治疗。加巴喷丁和阿米替林对感觉异常,如烧灼感、紧束感、瘙痒感可能有效。配穿加压长袜或手套对缓解感觉异常可能也有一定效果。

(5)认知障碍:目前仍缺乏疗效肯定的治疗方法。可应用胆碱酯酶抑制剂如多奈哌齐,同时进行认知康复治疗。

(6)抑郁:可应用选择性 5- 羟色胺再摄取抑制剂(SSRI)。心理治疗也有一定效果。

(7)其他症状:如男性患者勃起功能障碍可选用西地那非治疗。眩晕症状可选择美克洛嗪、昂丹司琼或东莨菪碱治疗。

三、糖皮质激素类药物的合理应用[1,4]

MS 的急性期治疗以减轻恶化期症状、缩短病程、改善残疾程度和防治并发症为主要目标。糖皮质激素类药物是治疗 MS 急性发作和复发的主要治疗药物,具有抗炎及免疫调节作用,能缩短急性期和复发期病程。

不是所有复发均需处理。有客观神经缺损证据的功能残疾症状方需治疗,如视力下降、运动障碍和小脑 / 脑干症状等。轻微感觉症状无须治疗,一般休息或对症处理后可缓解。

大剂量甲泼尼龙冲击治疗,是 MS 急性发作期的首选治疗方案,短期内能促进急性发病 MS 患者的神经功能恢复。治疗的原则为大剂量、短疗程,不主张小剂量长时间应用。临床上常用两种方法:①对于病情较轻者,甲泼尼龙 1g/d 加入 0.9% 氯化钠注射液 500ml,静脉滴注 3~4 小时,共 3~5 天后停药,如临床神经功能缺损明显恢复可直接停用,如疾病仍进展则转为阶梯减量方法。②对于病情较严重者,成人从 1g/d 开始,静脉滴注 3~4 小时,共冲击 3~5 天,以后剂量阶梯依次减半,每个剂量使用 2~3 天,至 120mg 以下,可改为口服 60~80mg,每天 1 次,每个剂量 2~3 天,继续阶梯依次减半,直至减停,原则上总疗程不超过 3~4 周。若在糖皮质激素类药物减量过程中病情再次加重或出现新的体征和 / 或新的 MRI 病灶,可再次使用甲泼尼龙 1g/d 冲击治疗或改用二线治疗;儿童 20~30mg/(kg·d),静脉滴注 3~4 小时,每天 1 次,共 5 天,症状完全缓解者,可直接停用,否则可继续给予口服泼尼松,1mg/(kg·d),每 2 天减 5mg,直至停用。口服糖皮质激素类药物减量过程中,若出现新发症状,可再次甲泼尼龙冲击治疗或给予 1 个疗程静脉大剂量免疫球蛋白治疗。任何形式的延长糖皮质激素类药物用药对神经功能恢复无长期获益,并且可能导致严重不良反应。常见不良反应包括电解质紊乱,血糖、血压、血脂异常,上消化道出血,骨质疏松、股骨头坏死等。对糖皮质激素类药物治疗无效者和处于妊娠或产后阶段的患者,可选择血浆置换或静脉注射大剂量免疫球蛋白治疗,但疗效尚不明确。血浆置换对既往无残疾的急性重症 MS 患者有一定治疗效果。

第二节　重症肌无力

一、重症肌无力的概述、分型和临床表现

(一) 概述

重症肌无力(myastheia gravis,MG)是一种神经 - 肌肉接头传递功能障碍的获得性自身免疫性疾病,主要由神经 - 肌肉接头突触后膜上乙酰胆碱受体(AChR)受损引起。

本病可见于任何年龄,小至数月,大至 70~80 岁。发病年龄有两个高峰:20~40 岁发病者女性多于男性;40~60 岁发病者以男性多见,多合并胸腺瘤。起病隐匿,整个病程有波动,缓解与复发交替。晚期患者休息后不能完全恢复。多数病例迁延数

年至数十年,靠药物维持。少数病例可自然缓解。临床特征为部分或全身骨骼肌无力和极易疲劳,活动后症状加重,经休息和胆碱酯酶抑制剂(cholinesterase inhibitors,ChEI)治疗后症状减轻。

（二）改良 Osserman 分型

1. 成年型

Ⅰ眼肌型:病变仅限于眼外肌,出现上睑下垂和复视。

ⅡA 轻度全身型:可累及眼、面、四肢肌肉,生活多可自理,无明显咽喉肌受累。

ⅡB 中度全身型:四肢肌群受累明显,除伴有眼外肌麻痹外,还有较明显的咽喉肌无力症状,如说话含糊不清、吞咽困难、饮水呛咳、咀嚼无力,但呼吸肌受累不明显。

Ⅲ急性重症型:急性起病,常在数周内累及延髓肌、肢带肌、躯干肌和呼吸肌,肌无力严重,有重症肌无力危象,需做气管切开,死亡率较高。

Ⅳ迟发重症型:病程达 2 年以上,常由Ⅰ、ⅡA、ⅡB 型发展而来,症状同Ⅲ型,常合并胸腺瘤,预后较差。

Ⅴ肌萎缩型:少数患者肌无力伴肌萎缩。

2. 儿童型　大多数病例仅限于眼外肌麻痹,双眼睑下垂可交替出现,呈拉锯状。约 1/4 病例可自然缓解,仅少数病例累及全身骨骼肌。

（1）新生儿型:约有 10% 的 MG 妊娠期妇女可将乙酰胆碱受体抗体 IgG 经胎盘传给胎儿,患儿出生后即哭声低、吸吮无力、肌张力低、动作减少。经治疗多在1周至 3 个月缓解。

（2）先天性肌无力综合征:出生后短期内出现持续的眼外肌麻痹,常有阳性家族史,但其母亲未患 MG。

3. 少年型　多在 10 岁后发病,多为单纯眼外肌麻痹,部分伴吞咽困难及四肢无力。

（三）临床表现

某些特定的横纹肌群表现出具有波动性和易疲劳性的肌无

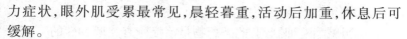

力症状,眼外肌受累最常见,晨轻暮重,活动后加重,休息后可缓解。

眼外肌无力所致非对称性上睑下垂和双眼复视是 MG 最常见的首发症状,可出现交替性上睑下垂、双侧上睑下垂、眼球活动障碍等,但瞳孔大小正常。面肌受累可致鼓腮漏气,眼睑闭合不全,鼻唇沟变浅,苦笑或呈面具样面容。咀嚼肌受累可致咀嚼困难,咽喉肌受累可以出现构音障碍、吞咽困难、鼻音、饮水呛咳及声音嘶哑等。颈部肌肉受累以屈肌为主,肢体各组肌群均可出现肌无力症状,以近端为主。呼吸肌无力可导致呼吸困难,皮肤、黏膜发绀等。

二、重症肌无力的诊断要点与治疗原则

(一) 诊断要点

MG 患者受累肌肉的分布,与某一运动神经受损后出现肌无力不相符合,临床特点为受累肌肉在活动后出现疲劳无力,经休息或胆碱酯酶抑制剂治疗可以缓解,肌无力表现为"晨轻暮重"的波动现象。结合药物试验、肌电图以及免疫学等检查的典型表现,可以作出诊断。另外,还应该行胸腺 CT、MRI 检查,确定有无胸腺增生或胸腺瘤,并根据病史、症状、体征和其他免疫学检查,明确是否合并其他自身免疫病。疲劳试验(Jolly 试验)和抗胆碱酯酶药物试验,有助于 MG 诊断。

(二) 治疗原则

1. 胸腺治疗

(1)胸腺切除:可去除患者自身免疫反应的始动抗原,减少参与自体免疫反应的 T 细胞、B 细胞和细胞因子。此法适用于伴有胸腺肥大和高 AChR 抗体效价者、伴胸腺瘤的各型 MG 患者、年轻女性全身型 MG 患者、对抗胆碱酯酶药治疗反应不满意者,约 70% 的患者术后症状缓解或治愈。

(2)胸腺放射治疗:对不适于做胸腺切除者,可行胸腺深部 ^{60}Co 放射治疗。

2. 药物治疗[5]

(1)胆碱酯酶抑制剂:此类药物是治疗所有类型 MG 的一线药物,用于改善临床症状,通过抑制胆碱酯酶,减少乙酰胆碱的水解,改善神经-肌肉接头间的传递,增加肌力。应从小剂量开始,逐步加量,以能维持日常起居为宜,一般应该配合其他免疫抑制剂联合治疗。常用药物有溴吡斯的明及溴新斯的明。不良反应为毒蕈碱样反应,可用阿托品对抗。辅助药如氯化钾、麻黄碱可加强胆碱酯酶抑制剂的作用。

(2)糖皮质激素类药物:此类药物是治疗 MG 的一线药物,可使 70%~80% 的 MG 患者症状得到显著改善,抑制自身免疫反应,减少 AChR 抗体的生成及促使运动终板再生和修复,改善神经-肌肉接头的传递功能,适用于各种类型的 MG。

(3)免疫抑制剂:用于对糖皮质激素类药物疗效不佳或不能耐受,或因有高血压、糖尿病、溃疡病而不能使用糖皮质激素类药物者。应注意药物不良反应如周围血白细胞、血小板减少,脱发等。常用药物有环磷酰胺、硫唑嘌呤、环孢素。

(4)禁用和慎用药物:氨基糖苷类抗菌药物、新霉素、多黏菌素、巴龙霉素等可加重神经-肌肉接头传递障碍;奎宁、奎尼丁等药物可以降低肌膜兴奋性;另外,吗啡、苯巴比妥、苯妥英钠、普萘洛尔等药物也应禁用或慎用。

3. 血浆置换 通过正常人血浆或血浆代用品置换患者血浆,能清除 MG 患者血浆中 AChR 抗体、补体及免疫复合物。起效快,但疗效持续时间短,仅维持 1 周至 2 个月,随抗体水平增高而症状复发且不良反应大,仅适用于 MG 危象和难治性重症肌无力。

4. 静脉注射用丙种球蛋白 主要用于病情急性进展、胸腺手术术前准备的 MG 患者,可与起效较慢的免疫抑制剂或可能诱发肌无力危象的大剂量糖皮质激素类药物联合使用。多于使用后 5~10 天起效,作用可持续 2 个月左右。使用方法为按体质量 400mg/(kg·d),静脉注射 5 天。

5. 危象的处理 MG 危象是指 MG 患者呼吸肌功能受累,导

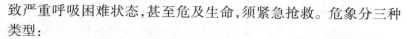

致严重呼吸困难状态,甚至危及生命,须紧急抢救。危象分三种类型:

(1)肌无力危象:是最常见的危象,疾病本身发展所致,多由于抗胆碱酯酶药量不足。如注射依酚氯铵或新斯的明后症状减轻,则可诊断。

(2)肌碱能危象:非常少见,由抗胆碱酯酶药物过量引起,患者肌无力加重,并且出现明显胆碱酯酶抑制剂的不良反应,如肌束颤动及毒蕈碱样反应。可静脉注射依酚氯铵 2mg,如症状加重则应立即停用抗胆碱酯酶药物,待药物排出后可重新调整剂量。

(3)反拗危象:由于对抗胆碱酯酶药物不敏感而出现严重的呼吸困难,依酚氯铵试验无反应,此时应停止抗胆碱酯酶药,对气管插管或切开的患者可采用大剂量糖皮质激素类药物治疗,待运动终板功能恢复后再重新调整抗胆碱酯酶药物剂量。

不论何种危象,均应注意确保呼吸道通畅,当经早期处理病情无好转时,应立即进行气管插管或气管切开,应用人工呼吸器辅助呼吸;停用抗胆碱酯酶药物,以减少气管内的分泌物;选用有效、足量和对神经-肌肉接头无阻滞作用的抗菌药物积极控制肺部感染;给予静脉药物治疗如糖皮质激素类药物或大剂量丙种球蛋白,必要时采用血浆置换。

三、糖皮质激素类药物的合理应用[6]

糖皮质激素类药物有强大的抗炎及免疫抑制作用,广泛应用于 MG 的治疗,是治疗 MG 的一线药物,可以使 70%~80% 的 MG 患者症状得到显著改善。

常用于治疗重症肌无力的糖皮质激素类药物,包括醋酸泼尼松、甲泼尼龙、地塞米松。使用方法:醋酸泼尼松 0.5~1mg/(kg·d)晨顿服,或 20mg/d 晨顿服(糖皮质激素类药物剂量换算关系为:5mg 醋酸泼尼松 =4mg 甲泼尼龙 =0.75mg 地塞米松),每 3 天增加醋酸泼尼松 5mg 直至足量 60~80mg。通常 2 周内起效,6~8 周效果最为显著。待症状稳定改善 4~5 天后,逐渐减量至隔天 5~15mg

维持数年。此法可避免用药初期病情加重。

如病情危重、已用气管插管或呼吸机者,在经良好医患沟通基础上并做好充分机械通气准备下,可用糖皮质激素类药物冲击治疗,其使用方法为甲泼尼龙 1 000mg/d,连续静脉滴注 3 天,然后改为 500mg/d,静脉滴注 2 天;或地塞米松 10~20mg/d,静脉滴注 1 周;冲击治疗后改为醋酸泼尼松或者甲泼尼龙,晨顿服。视病情变化调整药物剂量,醋酸泼尼松或甲泼尼龙剂量需要根据患者病情改善情况个体化减少,如病情稳定并趋好转,可维持 4~16 周后逐渐减量;一般情况下逐渐减少醋酸泼尼松用量,每 2~4 周减 5~10mg,至 20mg 左右后每 4~8 周减 5mg,酌情隔天服用最低有效剂量。过快减量可致病情反复、加剧。成年全身型 MG 和部分眼肌型 MG 患者,为避免部分 MG 患者糖皮质激素类药物减量过程中和糖皮质激素类药物维持阶段病情波动或加重,尽快减少糖皮质激素类药物的用量或停止使用,获得稳定而满意的疗效,减少激素副作用,应早期联合使用免疫抑制剂,如硫唑嘌呤、环孢素或他克莫司等。

MG 危象的处理:选用大剂量甲泼尼龙 500~2 000mg/d,或地塞米松 20mg/d 静脉滴注 3~5 天,再逐步递减。

甲泼尼龙与醋酸泼尼松相比较起效快,无须肝脏转化直接发挥抗炎作用。抗炎作用是醋酸泼尼松的 1.25 倍,可迅速改善 MG 临床症状;甲泼尼龙与受体亲和力高,免疫抑制作用是醋酸泼尼松的 18 倍;副作用较少,对肝功能不全及联合使用免疫抑制剂的 MG 患者比较安全,疗效可靠;药物清除率不会因时间延长而增加,从而药物在体内可维持恒定浓度,避免其在体内维持剂量不足而影响疗效。

使用糖皮质激素类药物期间须严密观察病情变化,40%~50%的 MG 患者肌无力症状在 4~10 天内一过性加重,并有可能促发肌无力危象,因此,对病情危重、有可能发生肌无力危象的 MG 患者,应慎用糖皮质激素类药物;同时应注意类固醇肌病,补充钙剂和双磷酸盐类药物预防骨质疏松,使用抗酸类药物预防胃肠道并发症。

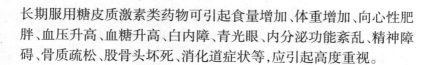

长期服用糖皮质激素类药物可引起食量增加、体重增加、向心性肥胖、血压升高、血糖升高、白内障、青光眼、内分泌功能紊乱、精神障碍、骨质疏松、股骨头坏死、消化道症状等,应引起高度重视。

第三节 急性炎症性脱髓鞘性多发性神经病

一、急性炎症性脱髓鞘性多发性神经病的概述和临床表现

(一) 概述

急性炎症性脱髓鞘性多发性神经炎(acute inflammatory demyelinating polyneuropathy,AIDP),又称急性炎症性脱髓鞘性多发性神经根神经炎、急性感染性多发性神经病,是吉兰 - 巴雷综合征(Guillain-Barré syndrome,GBS)的一种亚型。

AIDP 是神经系统由体液和细胞共同介导的单相性自身免疫性疾病。主要病变为神经根周围神经广泛的炎症性脱髓鞘,有时也累及脊膜、脊髓及脑部神经。临床特征以发展迅速的四肢对称性无力伴腱反射消失为主,症状多在 2 周左右达到高峰,表现为多发神经根及周围神经损害,常有脑脊液蛋白 - 细胞分离现象。病情严重者出现延髓和呼吸肌麻痹而危及生命。本病多发于青壮年及儿童,男性略多。

(二) 临床表现[7]

1. 典型表现为起病急,以运动损害为主的多神经病,常表现为四肢对称的、弛缓性的瘫痪,下肢重,远端重,重症患者可出现呼吸肌瘫痪,伴有缺氧症状。本病症状及体征进展迅速,约 50% 的患者在 2 周时达到高峰,90% 的患者在 4 周内达到高峰。

2. 颅神经麻痹症状,50% 出现双侧面神经麻痹,也可有舌咽、迷走神经麻痹,少数患者有眼肌瘫痪。

3. 多数患者有四肢远端麻木、疼痛及其他感觉异常的主诉,但客观检查可无感觉障碍;感觉缺失较少见,呈手套、袜套样分布;振动觉和关节运动觉障碍更少见,有腓肠肌深压痛。

4. 自主神经症状,常见皮肤潮红、出汗增多、手足肿胀及营养障碍,严重者可见窦性心动过速、体位性低血压、高血压和暂时性尿潴留。

二、急性炎症性脱髓鞘性多发性神经病的诊断要点与治疗原则

(一)诊断要点

1. 急性或亚急性起病,病前常有感染史,进行性加重,多在 2 周左右达高峰。

2. 对称性肢体和脑神经支配肌肉无力,重症者可有呼吸肌无力,四肢腱反射减弱或消失。

3. 可伴轻度感觉异常和自主神经功能障碍。

4. 多数脑脊液出现蛋白-细胞分离现象。

5. 电生理检查提示远端运动神经传导潜伏期延长、传导速度减慢、F 波异常、传导阻滞、异常波形离散等。

6. 病程有自限性。

(二)治疗

1. 一般治疗

(1)抗感染:考虑有胃肠道空肠弯曲杆菌感染者,可用大环内酯类抗菌药物治疗。

(2)呼吸道管理:重症患者应密切观察呼吸情况,定时行血气分析。当肺活量下降至正常的 25%~30%,血氧饱和度、血氧分压明显降低时,应尽早行气管插管或气管切开,机械辅助通气。加强气道护理,定时翻身、拍背,及时抽呼吸道分泌物,保持呼吸道通畅,预防感染。

(3)营养支持:足够的糖类、蛋白质、维生素 B 族及维生素 C 等。延髓支配肌肉麻痹者有吞咽困难和饮水呛咳,应给予鼻饲营养,保证每天足够营养,防止电解质紊乱。合并有消化道出血或胃肠道麻痹者,给予静脉营养支持。

(4)对症治疗及并发症的防治:重症患者窦性心动过速无须治疗。严重心脏阻滞及窦性停搏少见,发生时可立即植入临时性心

内起搏器。高血压用小剂量的 β 受体拮抗剂治疗,低血压可补充胶体液或调整患者体位。尿潴留可加压按摩下腹部,无效时导尿,便秘可给予缓泻剂和润肠剂。抗菌药物预防和控制坠积性肺炎、尿路感染。阿片类药物、卡马西平和加巴喷丁可用于神经痛的治疗。

2. 免疫治疗　能直接去除血浆中致病因子如抗体,推荐有条件者尽早应用。血浆置换和免疫球蛋白为 AIDP 的一线治疗方法,但联合治疗并不增加疗效,故推荐单一使用。目前,国内外对糖皮质激素类药物治疗 GBS 仍有争议。

3. 神经营养　应用维生素 B 族治疗,包括维生素 B_1、B_{12}、B_6 等。

4. 康复治疗　病情稳定后,早期进行正规的神经功能康复锻炼,包括被动或主动运动、理疗、针灸及按摩等,预防失用性肌萎缩和关节挛缩。

三、糖皮质激素类药物的合理应用[8]

国外多项临床试验结果均显示,单独应用糖皮质激素类药物治疗 GBS 无明确疗效,糖皮质激素类药物和免疫球蛋白联合治疗与单独应用免疫球蛋白治疗的效果也无显著差异。因此,国外的GBS 指南均不推荐应用糖皮质激素类药物治疗 GBS。但在我国,由于经济条件或医疗条件限制,有些患者无法接受免疫球蛋白或血浆置换治疗。目前,许多医院仍在应用糖皮质激素类药物治疗GBS,尤其在早期或重症患者中使用。对于无条件行血浆置换和免疫球蛋白治疗的患者可试用:

1. 甲泼尼龙　500~1 000mg/d 静脉滴注,连续 3~5 天后倍减,到 120mg/d 时,可改口服泼尼松 60mg/d,逐步减量至 30~50mg,隔天顿服,疗程在 1 个月左右。

2. 地塞米松　10~15mg/d 静脉滴注,连续 10~14 天,之后改口服泼尼松 60mg/d,逐步减量至 30~50mg,隔天顿服,疗程 1 个月左右。

第四节　案例评析

案例 1　地塞米松和甲泼尼龙常用来治疗多发性硬化

【案例简介】

选取 60 例某院接受治疗的 MS 患者,将患者分为 2 组。对照组 30 例患者中女患者 15 例,男患者 15 例,年龄 20~58 岁,平均年龄为(33.2±11.3)岁,病程 3 个月 ~8 年,平均病程(3.5±1.4)年;实验组 30 名患者中女患者 14 例,男患者 16 例,年龄 22~60 岁,平均年龄为(33.8±11.0)岁,病程 3 个月 ~6 年,平均病程(3.2±1.5)年;所有患者没有全身性疾病,也没有肝、心、肾等脏器损伤。2 组患者在年龄、性别、病情等方面均无显著差异,具有可比性。

诊断:多发性硬化。

治疗:对照组采用地塞米松治疗,地塞米松 10mg 加 0.9% 氯化钠注射液 250ml,静脉滴注,口服泼尼松 1mg/(kg·d),根据患者病情逐渐减量。治疗组则采用甲泼尼龙治疗,甲泼尼龙 1g/d,加入 5% 葡萄糖注射液 100ml 静脉滴注,3~5 天为 1 个疗程,然后口服泼尼松 1mg/(kg·d),治疗 4~6 周后逐渐减量。

【药师点评】

目前,多采用糖皮质激素类药物对 MS 患者进行治疗。采用地塞米松和甲泼尼龙等糖皮质激素类药物,治疗严重细菌感染和严重过敏性疾病、各种血小板减少性紫癜、粒细胞减少症、严重皮肤病、器官移植的免疫排斥反应、肿瘤治疗及对糖皮质激素类药物敏感的眼部炎症等,具有抗炎、抗过敏、抗风湿、免疫抑制作用。临床上多采用地塞米松治疗。甲泼尼龙是泼尼松的衍生物,作用和泼尼松基本相同,其盐皮质激素样作用较氢化可的松弱,而抗炎作用较强。

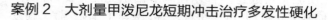

案例 2 大剂量甲泼尼龙短期冲击治疗多发性硬化

【案例简介】

患者,女,16 岁,因"突发找词困难 1.5 个月,四肢抽搐 13 天"入院。患者于 1.5 个月前出现找词困难,对熟悉的物体不能命名,但知道其用途,对事物的理解无异常;13 天前突发肢体抽搐,双上肢屈曲,双下肢伸直,伴意识丧失,持续 1~2 分钟完全缓解,此后大约间隔 2 小时再次抽搐发作,反复发作 4 次,每次抽搐 1~2 分钟,抽搐时伴有尿失禁。在当地医院诊治给予卡马西平片 0.1g,每天 3 次,口服,虽未再出现抽搐发作,可是找词困难逐渐加重,并出现言语困难,但能理解他人语言,且发现右侧肢体活动欠灵活,为求进一步诊治入院。

患者发病以来睡眠饮食正常,尿便正常,无消瘦。既往患者曾于 0.5 年前右眼出现视物模糊,给予糖皮质激素类药物治疗,7 天后症状完全好转,无高血压、糖尿病史,无手术、外伤、毒物接触史,否认肝炎、结核等传染病史。否认过敏史及药物不良反应史。患者为青年女性,亚急性起病,进展性病程。

诊断:根据入院检查及 8 个月甲流疫苗注射史,将患者半年前患病与本次起病看作一个连续的病程。根据诊断标准,结合患者 MRI 结果,病灶多发,症状反复,诊断为复发缓解型 MS。

治疗:给予七叶皂苷钠、川芎嗪改善脑循环,补充叶酸。给予糖皮质激素类药物治疗,初始给予注射用甲泼尼龙琥珀酸钠 500mg,每天 1 次,静脉滴注;5 天后改为醋酸泼尼松片 60mg,每天 1 次,口服;同时给予其他药物防止不良反应。激素冲击疗法后,患者症状明显改善。嘱患者出院后注意醋酸泼尼松片逐渐减量,即目前患者口服醋酸泼尼松片 60mg,每天 1 次,1 周后改为 30mg,每天 1 次,以后每 3 天减 10mg,直至停药,其他药物继续服用。

【药师点评】

对于 MS 新发或反复发作的治疗,循证医学Ⅰ级证据证明,A级推荐使用促肾上腺皮质激素及皮质类固醇作为首选。

　　肾上腺皮质激素可通过多种途径调节细胞免疫平衡,抑制体液免疫功能,抑制氧化反应,减少炎性浸润,诱导 T 细胞凋亡,修复血脑屏障,从而诱导多发性硬化趋于缓解。糖皮质激素类药物治疗的原则为大剂量,短疗程,不主张小剂量长时间应用。

　　在糖皮质激素类药物的选择方面,甲泼尼龙和泼尼松为中效激素,作用持续 13~36 小时,中效激素不但有一定的抗炎作用,而且对下丘脑-垂体-肾上腺轴的影响也不大,所以中效激素特别是甲泼尼龙在 MS 的应用逐渐增多。根据《临床诊疗指南:神经病学分册》,选择大剂量注射用甲泼尼龙琥珀酸钠短期冲击、泼尼松片后期治疗的方法,甲泼尼龙常用剂量为 500mg/d,每天 1 次,连用 3 天。在静脉注射结束后,可服用小剂量泼尼松片 2~3 周。

案例 3　单用胆碱酯酶抑制剂不能充分改善症状的重症肌无力应使用糖皮质激素类药物[9]

【案例简介】

　　患者,女,21 岁,因"饮水呛咳伴言语不清"3 个月入院。患者 3 个月前无明显诱因出现吞咽困难,饮水有呛咳,随后出现言语带有鼻音,以讲话较多时出现,数小时能自行好转,晨轻暮重,无肢体活动障碍,无咳嗽咳痰,无发热寒战,无耳鸣,无视物重影,无胸闷心慌,无晕厥抽搐,未予重视,3 月来,以上症状逐渐加重,偶有头痛,以双侧顶部阵发性隐痛为主,到当地医院进行喉镜检查后未见明显异常,遂至其他医院就诊。入院查体:体温 37.1℃,心率 94 次/min,呼吸 18 次/min,血压 118/74mmHg,神清,精神可,双侧瞳孔不等大,左侧瞳孔直径 3mm,右侧 3.5mm,言语带鼻音,对光反应灵敏,露齿时右侧鼻唇沟变浅,嘴角稍左偏,伸舌居中,悬雍垂居中,咽反射减弱,抬头困难,四肢肌力可,肌张力无亢进,二头肌、三头肌桡反射、膝反射减弱,双侧巴氏征阴性,双侧上肢远端腕关节以下感觉减退,左下肢踝关节及右足前半部感觉减退,克尼格征可疑阳性,疲劳试验阴性。两肺呼吸音清,未闻及干、湿啰音,心律齐,未闻及病理性杂音,腹软,无压痛、反跳痛,双下肢无浮肿。

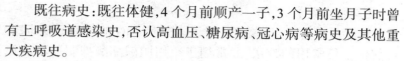

既往病史：既往体健，4 个月前顺产一子，3 个月前坐月子时曾有上呼吸道感染史，否认高血压、糖尿病、冠心病等病史及其他重大疾病史。

诊断：重症肌无力。

治疗：溴吡斯的明片 60mg，每天 3 次，口服，改善症状。入院第 4 天，患者仍有言语不清，根据肌电图显示及结合患者病史特点及相关检查，Osserman 分型为 Ⅱb 型（中度全身型），予加用丙种球蛋白 20g，每天 1 次，静脉滴注治疗。入院第 7 天，患者口齿较清晰，右翻鼻唇沟稍浅，口角稍左偏，伸舌尚居中，咽反射减弱，四肢肌力、肌张力正常，踝反射（++），余腱反射（+），纵隔 CT 增强，提示前上纵隔胸腺区软组织影。家属拒绝行胸腺切除术，治疗上加用注射用甲泼尼龙琥珀酸钠 500mg，每天 1 次，静脉滴注，同时予泮托拉唑护胃、氯化钾缓释片补钾、碳酸钙 D_3 片补钙等预防注射用甲泼尼龙琥珀酸钠的不良反应。入院第 8 天，患者讲话较前 2 天含糊，但较入院时仍明显好转，已应用免疫球蛋白 5 天，疗程结束，予以停用。患者讲话较前 2 天含糊，考虑为注射用甲泼尼龙琥珀酸钠导致的肌无力症状一过性加重，继续注射用甲泼尼龙琥珀酸钠治疗，密切关注患者病情变化。入院第 9 天，患者双手及背部瘙痒，可见散在皮疹。予西替利嗪片抗过敏，将注射用甲泼尼龙琥珀酸钠减量至 250mg 每天 1 次，静脉滴注。入院第 11 天，患者仍口齿稍含糊，咽反射稍弱，增加溴吡斯的明片剂量至 90mg，每天 3 次，改善症状，皮疹较前好转。入院第 12 天，患者反复出现吞咽困难，甲泼尼龙减量至 120mg/d。入院第 15 天，患者言语口齿较前好转，仍有鼻音，咽反射减弱，增加溴吡斯的明片 60mg，每天 3 次，口服，改善症状。入院第 16 天，患者言语口齿较前好转，一般情况可，目前病情稳定，予以带药出院，出院带留置胃管 1 根。出院带药为：溴吡斯的明片 90mg，每天 3 次，口服，睡前加服 60mg；泼尼松片 55mg，每天 1 次，口服；氯化钾缓释片 1g，每天 3 次，口服；碳酸钙 D_3 片 0.6g，每天 1 次，口服；泮托拉唑钠肠溶胶囊 40mg，每天 1 次，口服。

【药师点评】

糖皮质激素类药物是第一个用于治疗 MG 的免疫抑制药物，目前仍是最常用的疗法，通常用于单用胆碱酯酶抑制剂不能充分改善症状的患者。给予口服糖皮质激素类药物治疗 MG，可使70%~80% 的患者症状得到缓解或显著改善。作为一线选择药物的醋酸泼尼松使用方法为从 0.5~1mg/(kg·d) 晨顿服开始，视病情变化情况调整。如病情稳定并趋好转，可维持4~16 周后逐渐减量，每 2~4 周减 5~10mg，至 20mg 后每 4~8 周减 5mg，直至隔天服用最低有效剂量，如病情危重，可使用糖皮质激素类药物冲击治疗。患者言语不清、吞咽困难、饮水呛咳，入院已留置胃管，服用溴吡斯的明片 60mg，每天 3 次，症状改善不明显，且结合病史及肌电图异常，Osserman 分型为Ⅱb 型（中度全身型），鉴于患者病情较重给予激素冲击疗法。但是糖皮质激素类药物治疗的 4~10 天内，可导致肌无力症状一过性加重并有可能促发肌无力危象，而患者已有言语不清、吞咽困难，累及口咽肌，一旦症状加重，口咽肌无力易引起危象。有报道，口咽肌或呼吸肌受累者，可于泼尼松治疗前接受血浆交换疗法或丙种球蛋白治疗，以阻断或减缓加重期进展并使药物快速起效。丙种球蛋白与血浆交换疗法疗效相当，但不良反应更少、更轻，应优先选用，因此应先给予患者丙种球蛋白防止恶化。

患者在进行激素冲击治疗前，给予丙种球蛋白20g，每天 1 次，静脉滴注，疗程为 5 天。激素冲击治疗后，密切关注有无口齿不清及吞咽困难加重，有无胸闷气急、呼吸困难等情况出现。于激素冲击治疗后第 2 天患者讲话较前 2 天含糊，考虑为糖皮质激素类药物导致的肌无力症状一过性加重，但讲话仍比入院时明显好转，继续糖皮质激素类药物治疗；第 4 天时患者饮水无呛咳，吞咽功能改善，拔除了胃管，但第 6 天时出现吞咽困难，及时给予留置胃管，防止误吸引发肺部感染。至患者出院时病情稳定，但仍有饮水呛咳情况，故未拔除胃管，叮嘱患者防止意外拖出，待进食饮水无呛咳后可至当地医院予以拔除。

因给予大剂量激素冲击治疗，故须警惕其不良反应。由于糖皮质激素类药物可致严重骨质疏松,诱发或加重胃、十二指肠溃疡,影响水电解质代谢,给予泮托拉唑防止胃溃疡、碳酸钙 D_3 片补充钙剂、氯化钾缓释片补钾等预防糖皮质激素类药物不良反应。在糖皮质激素类药物治疗过程中,密切监测血常规、电解质、肝肾功能等指标,无明显异常。但患者在糖皮质激素类药物应用的第2 天,双手及背部瘙痒,可见散在皮疹。回顾患者用药,除糖皮质激素类药物外,丙种球蛋白亦可引起皮疹,但患者出现皮疹时丙种球蛋白已停用,不排除是糖皮质激素类药物所致。虽然一般认为一旦出现药疹应停用可疑药物,但患者病情需要激素冲击治疗,不宜停用,故先给予抗过敏药物,观察病情变化。

案例 4 重症肌无力的治疗首选糖皮质激素类药物[10]

【案例简介】

收治的重症肌无力患者 20 例,男性患者 12 例,女性患者 8 例,年龄 20~60 岁,平均年龄 50 岁,经检查显示患者均有骨骼肌无力、四肢肌无力征象。

诊断:重症肌无力。

治疗:首选抗胆碱酯酶药物新斯的明或溴吡斯的明,如果疗效不满意,不能阻止病情的发展,及早联用或单用糖皮质激素类药物。

【药师点评】

糖皮质激素类药物使大多数重症肌无力患者的症状得到改善,是一线药物。对轻症者,尤其是仅眼肌受累者,只用抗胆碱酯酶药即可。对更严重者,糖皮质激素类药物可使此病缓解数周至数月,在老年轻度患者、体弱不能承受胸腺切除术者及行胸腺切除术后患者都是有帮助的。由于隔天 1 次以 100mg 开始给药后几天内常可出现肌无力加重明显,故患者应住院治疗。为避免这一点,开始治疗时可隔天给药 10mg,并以每周增加 10mg 的剂量递增,直到达到治疗全量。一旦缓解,则应缓慢减量,直至维持量。这种隔天给药方式既有效又能显著减轻副作用。而必须每天给药时,其副作用较严重,最后有可能导致停止全部用药的治疗。

糖皮质激素类药物对 40 岁以上及合并胸腺瘤患者疗效较好，疗效与病程无关。通常 2 周内起效，6~8 周效果最为显著[11]。应用糖皮质激素类药物治疗早期有可能致病情加重，最好在有辅助呼吸器的条件下才行糖皮质激素类药物疗法，长期用药应注意可能发生的不良反应，待症状改善后改为口服。一般需维持大剂量用药 8~12 周，至症状改善后，缓慢减量、停药。

案例 5　糖皮质激素类药物结合免疫球蛋白和血浆置换疗法治疗急性炎症性脱髓鞘性多发性神经病[11]

【案例简介】

48 例急性炎症性脱髓鞘性多发性神经病患者，其中，男 26 例，女 22 例，年龄 16~70 岁，病程最长者 30 天，最短者 2 天。病前 4 周内感染史，四肢弛缓性瘫痪，可有手套、袜子样感觉障碍、可有脑神经损害。

呼吸肌受累出现呼吸困难时，应行气管插管或气管切开，及早使用呼吸机辅助呼吸。使用糖皮质激素类药物后仍病情严重或进展者，应尽早使用静脉注射免疫球蛋白，成人 0.4g/(kg·d)，静脉滴注，连续使用 5 天，过敏者或存在 IgA 型抗体者、肾功能不全及心力衰竭的患者禁用。体质情况较好的成人及大龄儿童采用血浆置换疗法，血浆置换量每次 30~40ml/kg，3~5 次为 1 个疗程。

【药师点评】

48 例患者经治疗，临床表现改善明显。85% 患者在 1~3 年完全恢复，约 10% 患者留有长期后遗症，治愈 28 例，好转 16 例，死亡 2 例，自动出院 2 例，总有效率为 91.66%。常见死因为严重全身性感染、肺栓塞、心肌梗死、心力衰竭与心律失常、成人呼吸窘迫症等。

保持呼吸道通畅、预防继发感染是治疗的关键。应保持呼吸道通畅，定期翻身拍背，促进呼吸道分泌物排出，预防肺不张与肺炎等并发症。密切监护呼吸困难的程度、肺活量、血气改变，如果有缺氧症状、肺活量低于 20~25ml/kg、血氧饱和度降低、动脉氧分

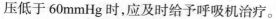

压低于 60mmHg 时,应及时给予呼吸机治疗。

免疫球蛋白疗法:大剂量短疗程静脉滴注免疫球蛋白治疗 GBS,已证实是有效的,应在出现呼吸肌麻痹前尽早实施。

血浆置换疗法:疗效已得到广泛认可,可以缩短疗程和减轻疾病的程度,常见副作用为血液传播疾病。

对于糖皮质激素类药物效果差的重症 GBS,可用环磷酰胺治疗。但环磷酰胺细胞毒性大,一般不作为首选药。硫唑嘌呤为作用较为缓和的免疫抑制剂,主要抑制 T 淋巴细胞,起效相对慢,在急性期其他药物效果不佳或有用药禁忌的情况下可试用,但其细胞毒性不能忽视。呼吸肌麻痹是本病最主要的危险,经鼻给氧且清理呼吸道后,短时间内仍无改善者、血气分析动脉氧分压低于 70mmHg 者应行气管插管或气管切开术,给予机械通气。如果患者合并Ⅸ、Ⅹ对脑神经麻痹,应更早考虑行气管插管或气管切开术。支持和对症治疗包括维持水、电解质与酸碱平衡,可应用神经生长因子促进神经修复。预防与治疗坠积性或吸入性肺炎,预防下肢深静脉血栓形成和由此引发的肺栓塞,重视康复治疗。

参考文献:

[1] 贾建平,陈生第.神经病学[M].7 版.北京:人民卫生出版社,2013:259-266.

[2] 赵维纳,孙丽,杨印东,等.多发性硬化患者的临床表现特点探析[J].中国药物经济学,2014,9(1):293-294.

[3] 胡学强,常艳宇.我国多发性硬化诊治现状与进展[J].重庆医科大学学报,2017,42(6):669-671.

[4] 中华医学会神经病学分会神经免疫学组,中国免疫学会神经免疫学分会.多发性硬化诊断和治疗中国专家共识[J].中华神经科杂志,2015,48(5):362-367.

[5] 中国免疫学会神经免疫学分会,中华医学会神经病学分会神经免疫学组.重症肌无力诊断和治疗中国专家共识[J].中国神经免疫学和神经病学杂志,2012,19(6):401-408.

[6] 中华医学会神经病学分会神经免疫学组,中国免疫学会神经免疫学分

会.中国重症肌无力诊断和治疗指南[J].中华神经科杂志,2015,48(11):934-940.

[7] 中华医学会神经病学分会神经肌肉病学组,中华医学会神经病学分会肌电图及临床神经电生理学组,中华医学会神经病学分会神经免疫学组.中国吉兰-巴雷综合征诊治指南[J].中华神经科杂志,2010,43(8):583-586.

[8] 宋雷凤,靳美,曹利,等.急性炎症性脱髓鞘性多发性神经病临床治疗体会[J].中国现代药物应用,2012,6(9):32-33.

[9] 常辰.临床药师对1例重症肌无力患者的药学监护[J].医药前沿,2014,9(26):245-246.

[10] 孙永刚.对重症肌无力患者的临床用药分析[J].中国卫生标准管理,2014,5(8):110-112.

[11] 中华医学会神经病学分会神经免疫学组,中国免疫学会神经免疫学分会.中国重症肌无力诊断和治疗指南2015[J].中华神经科杂志,2015,48(11):934-940.

[12] 李双英,付家和,宋宁,等.急性炎症性脱髓鞘性多发性神经病的诊治分析[J].世界最新医学信息文摘,2017,17(13):58.

第十章　糖皮质激素类药物在眼科疾病中的合理应用

1. 急性或亚急性细菌性结膜炎如何应用糖皮质激素类药物？

2. 速发型过敏性结膜炎的治疗方法有哪些？

3. 史 - 约综合征的治疗方法有哪些？

4. 细菌性角膜炎如何用药？

5. 单纯疱疹性角膜炎如何应用糖皮质激素类药物？

6. 蚕食性角膜溃疡如何用药？

7. 干燥性角膜结膜炎如何使用糖皮质激素类药物？

8. 巩膜外层炎应该如何用药？

9. 巩膜炎应该如何使用糖皮质激素类药物？

10. 福格特 - 小柳 - 原田综合征应如何用药？

11. 视网膜血管炎如何使用糖皮质激素类药物？

12. 视神经炎应用糖皮质激素类药物应遵循什么原则？

13. 外伤性视神经病变如何使用糖皮质激素类药物治疗？

14. 角膜移植术后免疫排斥反应如何使用糖皮质激素类药物？

15. 青光眼术后并发症如何应用糖皮质激素类药物？

16. 白内障术后并发症如何使用糖皮质激素类药物？

17. 玻璃体术后并发症如何使用糖皮质激素类药物？

第一节 急性或亚急性细菌性结膜炎

一、急性或亚急性细菌性结膜炎的概述与临床表现

（一）概述

急性或亚急性细菌性结膜炎又称"急性卡他性结膜炎"，俗称"红眼病"，传染性强，多见于春秋季节，可散发感染，也可流行于学校、工厂等集体生活场所，通常有自限性，病程在 2 周左右，局部有效治疗可以减少发病率和疾病持续时间，给予敏感抗菌药物治疗后，在几天内痊愈。病原体可来自于眼睑、泪道及角膜，也可通过手 - 眼接触、性传播及接触镜等感染。成人常见致病菌为金黄色葡萄球菌、肺炎链球菌、草绿色链球菌及 Koch-Weeks 杆菌，儿童最常见的致病菌为流感嗜血杆菌、金黄色葡萄球菌、肺炎链球菌。

（二）临床表现

1. 炎症潜伏期一般为 1~3 天，两眼同时或相隔 1~2 天发病。

2. 急性起病，症状重。

3. 结膜明显充血。

4. 结膜囊常有大量脓性和黏脓性分泌物。

5. 重症患者结膜有假膜形成，或伴有全身症状如发热、不适等。

6. 耳前淋巴结肿大者比较少见。

二、急性或亚急性细菌性结膜炎的诊断要点与治疗原则

（一）诊断要点

1. 根据临床表现、分泌物涂片或结膜刮片等检查，可以诊断。

2. 结膜刮片和分泌物涂片通过革兰氏染色和吉姆萨染色，可在显微镜下发现大量多形核白细胞和细菌。

3. 对于伴有大量脓性分泌物者、结膜炎严重的儿童和婴儿及治疗无效者，应进行细菌培养和药敏试验，有全身症状的还应进行

血培养。

（二）治疗原则

1. 去除病因,抗感染治疗,在等待实验室结果时,应开始局部使用广谱抗菌药物,确定致病菌后,给予敏感抗菌药物。

2. 当患眼分泌物多时,可用无刺激性的冲洗剂如 3% 硼酸溶液或生理盐水冲洗结膜囊,并以局部用药为主,首选广谱、强效抗菌药物滴眼液和眼膏。急性期采用频繁点药的方法,每 1~2 小时1 次,连续滴用 24~48 小时后,视病情减少次数。

3. 切勿包扎患眼,但可配戴太阳镜,以减少光线的刺激。

4. 成人急性或亚急性细菌性结膜炎一般选择滴眼液,儿童则选择眼膏,避免滴眼液随哭泣时的眼泪排出,而且眼膏作用时间更长。

5. 波及角膜时,按角膜炎治疗原则处理。

6. 革兰氏阳性菌所致者可局部使用:15% 磺胺醋酰钠、0.1%利福平、0.25% 氯霉素等滴眼液和杆菌肽、红霉素等抗菌药物眼膏;革兰氏阴性菌所致者可选用氨基糖苷类或喹诺酮类药物,如 4万 U/8ml 硫酸庆大霉素、0.3% 妥布霉素、0.3% 环丙沙星、0.3% 氧氟沙星滴眼液或眼膏。特殊情况下,可使用合成抗菌药物滴眼液。

7. 流感嗜血杆菌感染而致的急性细菌性结膜炎患者局部用药的同时,应口服头孢类抗菌药物或利福平。

三、糖皮质激素类药物的合理应用

1. 急性和亚急性细菌性结膜炎如果病变未累及角膜,在使用足量抗菌药物的前提下,可局部联合使用糖皮质激素类药物以减轻炎症反应及并发症。

2. 症状明显改善后立即停用糖皮质激素类药物,使用时间一般不超过 1 周。

3. 在糖皮质激素类药物的使用过程中密切观察病情,如发现结膜炎症迅速扩散或炎症波及角膜,应立即停用糖皮质激素类药物,加大抗菌药物用量。

第二节　流行性角膜结膜炎

一、流行性角膜结膜炎的概述与临床表现

（一）概述

流行性角膜结膜炎又称为流行性红眼病，是眼科临床常见传染性疾病之一，由腺病毒 8、19、29 和 37 型腺病毒（人腺病毒 D 亚组）引起，可散在或流行性发病。起病急、症状重，双眼发病。潜伏期为 5~7 天。

（二）临床表现

1. 主要症状有充血、疼痛、畏光、伴有水样分泌物。

2. 急性期眼睑水肿，结膜充血水肿，48 小时内出现滤泡和结膜下出血，色鲜红，量多时呈暗红色。假膜形成后导致扁平瘢痕和睑球粘连。

3. 极少有结膜下出血，常出现耳前淋巴结肿大和压痛。

4. 常见有角膜上皮及上皮下点状混浊和浸润。

5. 儿童患者常伴有全身症状，如发热、咽痛、乏力、腹泻、中耳炎等。

二、流行性角膜结膜炎的诊断要点与治疗原则

（一）诊断要点

1. 急性起病。

2. 角膜上皮及上皮下浸润混浊。

3. 明显的结膜充血、水肿，耳前淋巴结肿大。

4. 结膜刮片见大量单核细胞，有假膜形成时，中性粒细胞数量增加。

5. 病毒培养、PCR 检测、血清学检查可协助病原学诊断。

（二）治疗原则

1. 必须采取措施减少感染传播。感染者接触物品要清洗、消毒。避免接触患眼及其分泌物，常洗手。尽量避免与患者直接接触。

2. 目前尚无明确有效的治疗药物，局部冷敷和使用血管收缩

剂可减轻症状。

3. 急性期可使用抗病毒药物,如重组人干扰素 α-2b 滴眼液滴入结膜囊内,每次 1~2 滴,每天 6 次,0.1% 碘苷滴眼液滴入结膜囊内,每次 1~2 滴,每 1~2 小时 1 次,0.1% 利巴韦林滴眼液滴入结膜囊内,每次 1~2 滴,1 小时 1 次,好转后改为每 2 小时 1 次。

4. 应用人工泪液及促进角膜上皮愈合的药物。

5. 合并感染时,加用抗菌药物治疗。

三、糖皮质激素类药物的合理应用

出现严重的膜或假膜、上皮或上皮下角膜炎引起视力下降时,可考虑局部使用糖皮质激素类药物滴眼液,病情控制后应减少糖皮质激素类药物滴眼液的滴眼频度至每天 1 次或隔天 1 次。应用中要注意逐渐减药,不要突然停药,以免复发;另外,还要注意糖皮质激素类药物的副作用。

第三节　流行性出血性角膜结膜炎

一、流行性出血性角膜结膜炎的概述与临床表现

(一)概述

流行性出血性角膜结膜炎,是由 70 型肠道病毒(偶由 A24 型柯萨奇病毒)引起的一种暴发流行的自限性眼部传染病。

(二)临床表现

1. 发病急,传染性强,潜伏期短,约在 24 小时内发病,多为双眼,一般持续 10 天左右或更短。

2. 常见症状有眼痛、畏光、异物感、流泪、眼红等。

3. 眼睑充血水肿,睑、球结膜重度充血,常伴有结膜下点状或片状出血。

4. 睑结膜多有滤泡形成,可有假膜形成。

5. 中、重度患者可出现角膜上皮点状病变。

6. 多数患者有耳前淋巴结或颌下淋巴结肿大、触痛。

7. 少数患者出现前葡萄膜炎以及发热不适及肌肉痛等全身症状。个别病例出现类似小儿麻痹样下肢运动障碍。

二、流行性出血性角膜结膜炎的诊断要点与治疗原则

(一) 诊断要点

有急性滤泡性结膜炎的症状,同时有显著的结膜下出血,耳前淋巴结肿大等为诊断依据。

(二) 治疗原则

本病属接触传染,且传染性极强,易流行,发现本病时,应及时向当地疾病控制中心报告,并对患者适当隔离。以局部治疗为主,主要为支持治疗,无特效药物,常用抗病毒滴眼液。因不常合并细菌感染,故一般无须使用抗菌药物。

三、糖皮质激素类药物的合理应用

无角膜病变者,可在抗病毒治疗的同时,局部低剂量使用糖皮质激素类药物,症状明显缓解后及时停药。

第四节 速发型过敏性结膜炎

一、速发型过敏性结膜炎的概述与临床表现

(一) 概述

速发型过敏性结膜炎是由于眼部组织对变应原产生 I 型超敏反应所引起的炎症。引起速发型的致敏原有花粉、角膜接触镜及其清洗液等。

(二) 临床表现

接触致敏物质数分钟后,迅速发生 I 型超敏反应,表现为眼部瘙痒、眼睑水肿和肿胀、结膜充血及水肿,极少数患者可表现为系统性过敏症状。

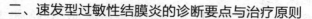

二、速发型过敏性结膜炎的诊断要点与治疗原则

（一）诊断要点

根据有较明显变应原接触史，脱离接触后症状迅速消退，结膜囊分泌物涂片发现嗜酸性粒细胞增多等，可以诊断。

（二）治疗原则

1. 查找变应原，消除过敏因素。

2. 眼部滴用抗过敏药滴眼液。

3. 局部滴用糖皮质激素类药物滴眼液，如 0.1% 氟米龙滴眼液，伴有睑皮肤红肿、丘疹者，可用 2%~3% 硼酸溶液湿敷。近年来研制的几种新型药物，如非甾体抗炎药 0.5% 酮咯酸氨丁三醇、抗组胺药 0.05% 富马酸依美斯汀以及细胞膜稳定剂萘多罗米钠局部滴眼，可明显减轻症状。

4. 病情严重者，可加用全身抗过敏药物，如氯苯那敏、阿司咪唑等抗组胺药或糖皮质激素类药物等。

三、糖皮质激素类药物的合理应用

重症患者可使用糖皮质激素类药物，其原则为大剂量、短疗程，轻症患者不需要使用。因反复发作而长期使用糖皮质激素类药物者，要密切观察其不良反应，尤其是眼压升高。

第五节 史 - 约综合征

一、史 - 约综合征的概述与临床表现

（一）概述

史 - 约综合征（Stevens-Johnson syndrome），又称为黏膜 - 皮肤 - 眼综合征，属重症大疱性皮肤黏膜反应，组织病理表现为广泛的角质形成细胞坏死。本病常伴有全身中毒症状。患者多为青年人，女性多于男性，大部分有药物或感染等诱发因素。

（二）临床表现

1. 起病迅速，常有服用抗菌药物、抗炎药物，或感染肺炎支原体及单纯疱疹病毒病史，多伴有全身症状。

2. 肢体甚至躯干皮肤出现对称性红斑、水疱甚至大疱形成，部分愈合后形成瘢痕。

3. 黏膜溃疡形成和皮肤的多形性红斑。

4. 眼结膜受累，最初表现为黏液脓性结膜炎和浅层角膜炎，晚期瘢痕形成导致结膜皱缩、倒睫和泪液缺乏。

二、史 - 约综合征的诊断要点与治疗原则

（一）诊断要点

根据病史、皮肤、黏膜及眼部的典型表现诊断，组织病理学检查有助于诊断。

（二）治疗原则

1. 糖皮质激素类药物全身使用可延缓病情，局部使用对眼部损害治疗无效，还可能致角膜溶解、穿孔。

2. 结膜炎分泌物清除后，可给予人工泪液。

3. 出现倒睫和睑内翻，需要手术矫正。

三、糖皮质激素类药物的合理应用

有全身症状者，可口服或静脉滴注糖皮质激素类药物，需要合并使用抗菌药物预防感染。长期、反复使用糖皮质激素类药物者，要注意其不良反应。

第六节　细菌性角膜炎

一、细菌性角膜炎的概述与临床表现

（一）概述

细菌性角膜炎是由细菌感染引起的，角膜上皮缺损及缺损区

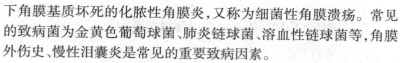

下角膜基质坏死的化脓性角膜炎，又称为细菌性角膜溃疡。常见的致病菌为金黄色葡萄球菌、肺炎链球菌、溶血性链球菌等，角膜外伤史、慢性泪囊炎是常见的重要致病因素。

（二）临床表现

1. 起病急促，常有角膜创伤或戴角膜接触镜史。淋病奈瑟菌感染多为经产道分娩新生儿。

2. 患眼有畏光、流泪、疼痛、视力障碍、眼睑痉挛等症状。

3. 眼睑、球结膜水肿，睫状或混合性充血，病变早期角膜上出现界限清楚的上皮溃疡，溃疡下有边界模糊、致密的浸润灶，周围组织水肿。浸润灶迅速扩大形成溃疡，溃疡表面和结膜囊多有脓性分泌物。如出现多个化脓性浸润灶常提示有混合感染，前房可有不同程度积脓。

4. 革兰氏阳性球菌角膜感染常发生于已受损的角膜，表现为圆形或椭圆形局灶性脓肿病灶，伴有边界明显的灰白基质浸润。金黄色葡萄球菌可导致严重的基质脓肿和角膜穿孔。肺炎链球菌引起的角膜炎，表现为椭圆形、带匐行性边缘、较深的中央基质溃疡，其后弹力膜有放射性皱褶，常伴前房积脓及角膜后纤维素沉着，也可导致角膜穿孔。

5. 革兰氏阴性菌角膜感染，多表现为快速发展的角膜液化性坏死。铜绿假单胞菌引起的感染具有特征性。起病迅速、发展迅猛，患者眼痛明显，严重的睫状充血或混合性充血，甚至球结膜水肿。感染如未控制可导致角膜坏死穿孔、眼内容物脱出或全眼球炎。

6. 其他的革兰氏阴性杆菌引起的角膜感染缺乏特别体征，一般前房炎症反应轻微。

7. 奈瑟菌属的淋病奈瑟球菌或脑膜炎球菌感染所致的角膜炎来势凶猛，发展迅速。表现为眼睑高度水肿、球结膜水肿和大量脓性分泌物，伴有角膜基质浸润及角膜上皮溃疡。新生儿患者常致角膜穿孔。

二、细菌性角膜炎的诊断要点与治疗原则

（一）诊断要点

1. 起病急，常有角膜外伤或戴角膜接触镜史、角膜异物剔除史或慢性泪囊炎史。

2. 根据角膜溃疡部位、形态、面积大小、受侵犯深度、角结膜脓性分泌物形状、角膜后沉着物及前房反应程度等形态学特征，可初步作出诊断。

3. 革兰氏阳性菌感染者，角膜病灶呈脓肿状浸润坏死；革兰氏阴性菌感染者，角膜病灶呈液化样坏死，溶解变薄。

4. 药物治疗前，从浸润灶刮取坏死组织，涂片染色找到细菌，结合临床特征可作出初步诊断。病原学诊断需要进行细菌培养，同时进行药敏试验筛选敏感抗菌药物指导治疗。

（二）治疗原则

1. 对疑似细菌性角膜炎患者给予积极治疗。

2. 初诊的细菌性角膜炎患者可以根据临床表现、溃疡严重程度给予广谱抗菌药物治疗，然后再根据细菌培养＋药敏试验，调整使用敏感抗菌药物。

3. 局部使用抗菌药物是治疗细菌性角膜炎最有效的途径。急性期用强化的局部抗菌药物给药模式，即高浓度的抗菌药物滴眼液每 15~30 分钟滴眼 1 次，严重病例，可在开始 30 分钟内，每 5 分钟滴药 1 次，使角膜基质很快达到抗菌药物治疗浓度，然后在 24~36 小时内，维持每 30 分钟 1 次的滴眼频度。

4. 结膜下注射药物可提高角膜和前房的药物浓度，但存在局部刺激性，多次注射易造成结膜下出血、瘢痕化。

5. 如果存在以下情况：巩膜化脓、溃疡穿孔、有眼内或全身播散可能的严重角膜炎，继发于角膜或巩膜贯通，或无法给予理想的局部用药，应在局部点眼的同时全身应用抗菌药物。

6. 并发虹膜睫状体炎者，给予 1% 硫酸阿托品滴眼液或眼膏散瞳。

7. 局部使用胶原酶抑制剂如依地酸钠、乙酰半胱氨酸等,抑制溃疡发展。

8. 口服大剂量维生素 C、维生素 B,有助于溃疡愈合。

9. 药物治疗无效、病情急剧发展,可能或已经导致溃疡穿孔、眼内容物脱出者,可考虑行治疗性角膜移植。

10. 住院患者应该采取隔离措施,预防院内交叉感染。

三、糖皮质激素类药物的合理应用

一般不使用糖皮质激素类药物,如病情得到控制,在足量有效抗菌药物治疗下,可局部小剂量应用糖皮质激素类药物,以减轻症状及抑制炎症反应。

第七节　单纯疱疹性角膜炎

一、单纯疱疹性角膜炎的概述与临床表现

(一)概述

由单纯疱疹病毒(HSV)引起的角膜感染,称为单纯疱疹性角膜炎(HSK),其发病率和致盲率均占角膜病首位。HSV是一种感染人的 DNA 病毒,分为两个血清型:Ⅰ型和Ⅱ型(HSV-1 和 HSV-2)。此病多为 HSV-1 型感染,但 HSV-2 型也可引起本病。

(二)临床表现

1. 原发单纯疱疹病毒感染　常见于幼儿,全身发热,耳前淋巴结肿大,表现为急性滤泡性结膜炎、假膜性结膜炎、眼睑皮肤疱疹、点状或树枝状角膜炎。少部分患者发生角膜基质炎和葡萄膜炎。

2. 复发单纯疱疹病毒感染　发热、疲劳、紫外线照射、外伤、精神压力、月经及一些免疫缺陷病,可使单纯疱疹病毒感染复发。多为单侧,表现为树枝状和地图状角膜炎,非坏死性和坏死性角膜

基质炎和葡萄膜炎等。常见症状有畏光、流泪、眼睑痉挛等。

近年来,有学者对 HSK 进行重新分类,根据角膜病变累及部位和病理生理特点分为 4 类,有助于更好地理解病变特点,进行针对性治疗,见表 10-1。

表 10-1　HSK 的新分类

不同类型的 HSK	发病机制	基质损害特点	其他病变
上皮型角膜炎	病毒在上皮细胞内活化复制	继发于上皮损害的基质瘢痕	树枝状、地图状边缘性角膜溃疡
神经营养性角膜病变	角膜神经功能异常基质浸润、药物毒性	溃疡引起的瘢痕	持续性上皮缺损
基质型角膜炎	病毒侵袭伴免疫炎症反应	组织浸润坏死伴新生血管	角膜变薄,可继发上皮角膜炎
内皮型角膜炎	病毒引起的免疫反应	内皮功能受损慢性水肿引起基质混浊	盘状、线状弥漫性角膜内皮炎

二、单纯疱疹性角膜炎的诊断要点与治疗原则

(一)诊断要点

1. 根据病史,角膜树枝状、地图状溃疡灶,或盘状角膜基质炎等体征可诊断。

2. 实验室检查有助于病原学诊断,如角膜上皮刮片发现多核巨细胞,角膜病灶分离到单纯疱疹病毒,单克隆抗体组织化学染色发现病毒抗原。PCR 技术可检测角膜、房水、玻璃体内及泪液中的病毒 DNA。

(二)治疗原则

1. 使用抗病毒药物,抑制病毒在角膜内的复制,可减轻炎症

反应引起的角膜损害。

2. 树枝状角膜炎，可以行清创性刮除病灶区上皮的治疗。上皮去除后加压包扎，联合抗病毒药加速上皮愈合。

3. 药物治疗

(1) 常用的抗病毒药物有阿昔洛韦(滴眼液为 0.1%、眼膏为 3%)，1% 三氟胸腺嘧啶核苷，安西他滨(滴眼液为 0.05%、眼膏为 0.1%)，碘苷(滴眼液为 0.1%、眼膏为 0.5%)，利巴韦林(滴眼液为 0.1% 及 0.5%、眼膏为 0.5%)。急性期每 1~2 小时滴眼 1 次，晚上涂抗病毒药眼膏。

(2) 完全由免疫反应引起的盘状角膜基质炎，一般临床上可使用糖皮质激素类药物治疗。但也有观点认为免疫功能正常者不需使用糖皮质激素类药物，以免引起严重并发症。只有存在强烈炎症反应的病灶，才使用糖皮质激素类药物冲击治疗，且必须联用抗病毒药物。

(3) 有虹膜睫状体炎时，及时使用阿托品滴眼液或眼膏散瞳。

(4) 已穿孔的病例，可进行治疗性穿透性角膜移植。术后局部使用糖皮质激素类药物，同时应全身使用抗病毒药物。

(5) 单纯疱疹角膜炎容易复发，1/3 患者在原发感染 2 年内出现复发。口服阿昔洛韦片 400mg，每天 2 次，持续 1 年，可减少 HSK 复发率。控制诱发因素对于降低复发率也很重要。

三、糖皮质激素类药物的合理应用

1. 有角膜溃疡者，禁用糖皮质激素类药物。

2. 如角膜无溃疡并同时有基质水肿者，可局部使用糖皮质激素类药物。

3. 角膜基质炎或内皮炎，可局部大剂量使用糖皮质激素类药物，但水肿控制后即停药。

4. 免疫抑制剂环孢素，可用于角膜基质内皮炎。

第八节 蚕食性角膜溃疡

一、蚕食性角膜溃疡的概述与临床表现

（一）概述

蚕食性角膜溃疡是一种自发性、慢性、边缘性、进行性、疼痛性角膜溃疡。确切病因不清，可能的因素有外伤、手术或感染（寄生虫感染、带状疱疹、梅毒、结核、丙型肝炎等）。最近有研究表明，该病可能是以体液免疫为主、细胞免疫为辅的自身免疫病。

（二）临床表现

1. 多发于成年人，单眼蚕食性角膜溃疡常见于老年人。男女比例相似，病情进展缓慢。双眼发病者，进展迅速，常伴有寄生虫血病。

2. 患者症状有剧烈眼痛、畏光、流泪及视力下降。

3. 发病初期，周边角膜浅表基层浸润，几周内出现角膜上皮缺损，形成环状溃疡，浸润缘呈潜掘状，略隆起，累及全角膜；溃疡向深层发展会引起角膜穿孔；溃疡向中央进展时，导致角膜瘢痕化、血管化。

二、蚕食性角膜溃疡的诊断要点与治疗原则

（一）诊断要点

1. 多发生于中年或老年，常单眼发病，也见有两眼先后发病。

2. 起病前可无明显诱因，病程长，疼痛剧烈，夜间更甚。

3. 角膜有特征性改变。

4. 应排除其他可引起周边部角膜溃疡、角膜溶解性病变的胶原血管性疾病如类风湿关节炎、韦格纳肉芽肿病等疾病，方能诊断此病。

（二）治疗原则

1. 本病治疗困难。局部使用糖皮质激素类药物滴眼，或胶原

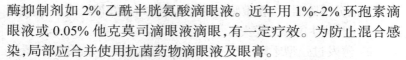

酶抑制剂如 2% 乙酰半胱氨酸滴眼液。近年用 1%~2% 环孢素滴眼液或 0.05% 他克莫司滴眼液滴眼,有一定疗效。为防止混合感染,局部应合并使用抗菌药物滴眼液及眼膏。

2. 适当补充维生素类药物。

3. 全身应用免疫抑制剂如环磷酰胺、甲氨蝶呤和环孢素,有一定疗效。

4. 病灶位于周边并较局限时,可行病灶区相邻结膜切除,联合角巩膜病灶浅层清除术,可控制病变。如病变已侵犯瞳孔区或溃疡深有穿破危险者,可根据病变范围,采用新月形、指环形或全板层角膜移植,移植片均应带有角膜缘(干细胞)组织。如角膜已穿破,可行双板层角膜移植或部分穿透性角膜移植。术后继续使用环孢素油剂滴眼液或 0.05% 他克莫司滴眼液滴眼,对于预防角膜病变复发有一定疗效。

三、糖皮质激素类药物的合理应用

可局部大剂量、短疗程使用糖皮质激素类药物,症状控制后停药。如长时间或反复使用,应注意其不良反应。

第九节　眼干燥症

一、眼干燥症的概述、分型与临床表现

(一)概述

眼干燥症曾称干眼症,是常见的眼科疾病之一,是指任何原因引起的泪液质和量异常或动力学异常导致的泪膜稳定性下降,并伴有眼部不适,导致眼表组织病变为特征的多种疾病的总称。

(二)分型

1995 年,美国国立眼科研究所提出,将干眼分为泪液缺乏型和蒸发过强型两种:

1. 泪液缺乏型干眼　非 Sjögren 综合征、泪腺疾病(原发或继

发)、泪液分泌障碍、角膜敏感性降低,其他如多发神经瘤、Sjögren综合征(干燥性角膜结膜炎)。

2. 蒸发过强型干眼　与睑缘炎有关的睑板腺分泌障碍、瞬目异常睑裂异常和睑球配合异常。

按照病因分类,眼干燥症可大致分为水样液缺乏性干眼、黏蛋白缺乏性干眼、脂质缺乏性干眼和泪液动力学(分布)异常所致干眼四种类型。眼干燥症的分类常常交叉,同时存在。

(三) 临床表现

1. 最常见症状为眼睛疲劳、异物感、干涩感,其他症状有烧灼感、眼胀感、眼痛、畏光、眼红等。

2. 眼干燥症的体征包括球结膜血管扩张、球结膜失去光泽、增厚水肿、皱褶,泪道变窄或中断,偶在下穹窿见微黄色黏丝状分泌物和睑裂区角膜上皮点状脱落。

3. 早期轻度影响视力,病情发展可出现丝状角膜炎,晚期出现角膜溃疡、角膜变薄、穿孔,偶有继发细菌感染。角膜瘢痕形成后,严重影响视力。

二、眼干燥症的诊断要点与治疗原则

(一) 诊断要点

1. 根据临床症状,仔细询问病史,寻找可能导致眼干燥症的病因。对于严重的眼干,应询问是否伴有口干、关节痛,以排除Sjögren综合征。

2. 眼干燥症的主要检查方法包括泪液分泌试验、泪膜破裂时间、泪液渗透压、乳铁蛋白、泪液蕨类试验、虎红染色、丽丝胺绿染色、荧光素染色、泪液溶菌酶含量、干眼问卷评分、泪河弯曲面的曲率半径、泪液清除率检查、活检及印迹细胞学检查、角膜地形图检查、血清学检查等。

3. 眼干燥症的检查可以为临床诊断提供客观指标,但不能确诊,应将病史和几项诊断性检查加以结合。通常根据以下四个方面:症状、泪膜不稳定、眼表面上皮细胞的损害、泪液的渗透压增加,对绝大多数眼干燥症患者作出诊断。

（二）治疗原则

首先明确眼干燥症的类型,以便针对病因采取措施。多数需要长期治疗,使患者树立坚持治疗的信心。

1. 根据眼干燥症的严重程度,可采取以下治疗原则:

(1)轻度眼干燥症:无防腐剂的人工泪液或自体血清每天4次,睡前用润滑作用的眼膏,热敷加眼睑按摩。

(2)中度眼干燥症:无防腐剂的人工泪液或自体血清每天4次至每小时1次,睡前用润滑作用的眼膏,可逆性封闭下泪小点。

(3)重度眼干燥症:上述治疗措施联合,上、下泪小点封闭,置入泪液缓释剂,局部使用免疫抑制剂环孢素、他克莫司,保持眼部湿润环境,减少蒸发(少用角膜接触镜),睑缘缝合或颌下腺移植。

2. 水样液缺乏性眼干燥症的治疗

(1)消除诱因:尽量避免长时间使用电脑,少接触空调及烟尘环境等眼干燥症诱因。

(2)泪液成分的替代治疗:最佳的是自体血清,但来源受限。人工泪液仍是主要药物,常用的有透明质酸、聚乙烯醇、羟丙基甲基纤维素等,严重患者尽量使用不含防腐剂的人工泪液。

(3)延迟泪液在眼表的停留时间:方法有配戴硅胶眼罩、湿房镜或潜水镜;重症眼干燥症,不宜配戴治疗性角膜接触镜。泪小点栓子在中重度眼干燥症治疗中,可以暂时或永久性地减少泪液的引流。较严重的眼干燥症患者,可考虑行永久性的泪小点封闭术。眼睑位置异常的睑内翻和外翻患者,可以考虑睑缘缝合。

(4)促进泪液分泌:口服溴苄环己胺、毛果芸香碱、新斯的明等以促进泪液的分泌,但疗效尚不肯定。全身应用糖皮质激素类药物或雄激素,能抑制免疫介导的Sjögren综合征,提高泪腺分泌功能。

(5)手术:对重症眼干燥症患者行自体游离颌下腺移植。

（6）其他：局部用 0.05%~0.1% 的环孢素滴眼液滴眼，每天 2 次，维持 6 个月，能明显改善泪液分泌功能。治疗因水样液缺乏性眼干燥症引发的伴有严重眼干燥症的丝状角膜病变，2% 乙酰半胱氨酸滴眼液滴眼很有帮助。

（7）避免服用加重眼干燥症的药物：某些全身用药可以抑制泪液分泌，加重干眼症状，因此水样液缺乏性眼干燥症患者应尽量避免服用这些药物，如降压药（普萘洛尔、利舍平）、抗抑郁药、抗精神病药、抗心律失常药、阿托品类似物、抗组胺药、麻醉药等。

3. 蒸发过强型眼干燥症的治疗

（1）眼睑的物理清洁：注意眼睑卫生。热敷、按摩睑缘，排除分泌物。用无刺激性的香波或专用药液清洗局部眼睑。

（2）口服抗菌药物：四环素片 250mg，口服，每天 4 次；或多西环素片 50mg，口服，每天 2 次。用药需维持数月。8 岁以下儿童、妊娠期及哺乳期妇女慎用。小儿或者对四环素过敏者可以用红霉素，但在治疗睑板腺功能障碍方面的效果还不确定。

（3）局部药物的应用：治疗睑缘炎的抗菌药物类滴眼液、短效糖皮质激素类药物滴眼液、不含防腐剂的人工泪液和免疫抑制剂环孢素、他克莫司等。

4. 视屏终端性眼病导致眼干燥症的治疗　治疗措施以预防为主。嘱患者使用电脑 1~2 小时后，休息 10~15 分钟，眺望远方的景色休息眼睛。屈光不正者应配戴合适度数的眼镜。保持正确的操作姿势。出现干眼症状后，可用人工泪液润滑眼表，或配戴硅胶眼罩、湿房镜、潜水镜等。

三、糖皮质激素类药物的合理应用

1. 轻度眼干燥症无须使用糖皮质激素类药物。

2. 中、重度眼干燥症并伴有眼表炎症的患者，可局部小剂量使用糖皮质激素类药物，炎症控制后即停药。

3. 对于慢性睑板腺炎引起的眼干燥症，需要进行物理治疗，在使用抗菌药物的同时可联合局部使用糖皮质激素类药物。

第十节 巩膜外层炎

一、巩膜外层炎的概述、分类与临床表现

（一）概述[1]

巩膜外层炎，即为巩膜表面的薄层血管结缔组织的炎症反应，具有自限性，多见于 40~50 岁的中年人，2/3 患者单眼受累，容易复发。病因不明，1/3 患者有局部或全身疾病，如酒渣鼻、痛风、感染、血管胶原性疾病。

（二）分类

巩膜外层炎可分为单纯性巩膜外层炎（周期性巩膜外层炎）和结节性巩膜外层炎两种类型，见表 10-2。

表 10-2　巩膜外层炎的分类

巩膜外层炎的种类	特点	临床表现
单纯性巩膜外层炎（周期性巩膜外层炎）	约占 70% 急性起病、周期性发作 每次持续 1 天至数天 间隔 1~3 个月 妇女月经期发作多见	病变部位表层巩膜和球结膜弥漫性充血水肿 伴有神经血管性眼睑水肿
结节性巩膜外层炎	约占 30% 起病隐匿 症状更重 病程更长 13% 为双眼起病	急性发生，2~3mm 大小局限性结节样隆起，最大可达 6mm，可单发或多发，2~3 天内逐渐增大，持续 2 个月左右，平均 4~5 周，可自行消退，多有复发。结节不坏死

（三）临床表现

患者主诉为无痛性眼红，24~72 小时后自然缓解，视力一般不

受影响。

1. 病变常位于睑裂区即角膜缘至直肌附着线之间的区域,复发时可在同一部位,也可在其他部位。约有 1/3 患者双眼同时或先后发病。

2. 少数患者出现畏光及伴有水样分泌物。

3. 局限性结膜充血、触痛、刺痛,可有不同程度的畏光、流泪,在球结膜下呈现一鲜红的斑点(单纯性巩膜外层炎),也可呈现为充血的、水肿的、隆起的小结节(结节性巩膜外层炎)。睑结膜正常。

二、巩膜外层炎的诊断要点与治疗原则

(一)诊断要点

根据临床表现,一般可作出诊断。巩膜外层炎与结膜炎、巩膜炎的鉴别,见表 10-3。

表 10-3　巩膜外层炎与结膜炎、巩膜炎的鉴别

种类	特点
巩膜外层炎	1. 下巩膜没有炎症和水肿,结节可移动 2. 自然光线下为鲜红色充血
结膜炎	1. 无局限性 2. 充血性质由角膜缘向穹窿部逐渐明显 3. 睑结膜受累
巩膜炎	1. 深层血管丛扩张 2. 自然光线下为紫红色充血 3. 血管走行迂曲,不能被棉签移动

(二)治疗原则

本病具有自限性,1~2 周内自愈,一般无须特殊治疗。局部或口服非甾体抗炎药吲哚美辛片 75mg,每天 2 次,或氟比洛芬片 100mg,每天 3 次,可减轻患者的疼痛。冷敷、血管收缩剂、人工泪液可减轻眼红症状。

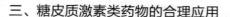

三、糖皮质激素类药物的合理应用

疾病初期或者自限期尽可能局部少用糖皮质激素类药物,炎症严重或频繁发作者,可用 0.5% 可的松或 0.1% 地塞米松滴眼液短期滴眼治疗,必要时可全身应用糖皮质激素类药物。

第十一节 巩 膜 炎

一、巩膜炎的概述、分类与临床表现

(一) 概述

巩膜炎是病理特征为细胞浸润、胶原破坏、血管重建的巩膜基质层炎症,较巩膜外层炎严重。巩膜炎由免疫介导的血管炎引起,通常与系统性免疫性疾病有关,多发生于中、青年人,女性多于男性,半数以上累及双眼,常导致严重的疼痛和眼球结构的破坏。

(二) 分类

临床上,常按巩膜炎受累部位分前巩膜炎和后巩膜炎,见表10-4。巩膜炎的分类有助于确定疾病的严重程度及选择合适的治疗方案。

表 10-4　巩膜炎的类型和百分比

类型	百分比 /%
前巩膜炎	98
弥漫性前巩膜炎	40
结节性前巩膜炎	44
坏死性前巩膜炎,其中伴有炎症占 10%,不伴炎症(巩膜软化穿孔)占 4%	14
后巩膜炎	2

（三）临床表现

1. 发病缓慢，几天内病情发展。

2. 多数患者出现眼部不适或疼痛，夜间加重。眼痛常引起同侧的头疼或面部疼痛。视力下降，眼压升高。

3. 深层血管丛扩张，自然光下巩膜充血呈紫红色，巩膜血管充血扭曲，贴附于巩膜表面，不能被棉签移动。

4. 裂隙灯检查可见巩膜水肿。

5. 各类型巩膜炎临床特征

（1）前巩膜炎

1）前巩膜炎病变位于赤道前，呈进展性，沿受累的区域环形发展。

2）结节性前巩膜炎：病程缓慢，病变区巩膜单个或多个暗红色或紫红色充血肿胀的炎症性结节样隆起，质硬，有压痛，不能推动。病变区域的巩膜透明但不穿孔。部分患者合并有系统性疾病，类风湿关节炎最常见。

3）弥漫性前巩膜炎：症状最轻。巩膜弥漫性紫色、蓝色或者橙红色充血，严重时球结膜严重水肿。部分患者合并系统性疾病。

4）坏死性前巩膜炎：较少见，最具破坏性。发病时眼痛明显，进展迅速，局部表现为巩膜炎症性斑块，边缘重。得不到治疗者可并发角膜溃疡、葡萄膜炎和青光眼。严重者发生巩膜变薄、软化、坏死、葡萄肿形成。一般不引起眼球穿孔，部分患者合并严重的结缔组织疾病或血管炎，最常见的是韦格纳肉芽肿病，类风湿关节炎和复发性多软骨炎。炎性征象不明显的坏死性巩膜炎也称为穿孔性巩膜软化症，没有任何症状，进行性巩膜变薄、软化。

（2）后巩膜炎

1）临床少见，发生于赤道后方的肉芽肿性炎症。

2）可单独或与前巩膜炎同时出现。

3）多单眼发病，可出现眼痛、眼球突出、视力下降、偶有眼球运

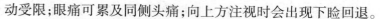

动受限;眼痛可累及同侧头痛;向上方注视时会出现下睑回退。

4) 如发生葡萄膜炎、渗出性视网膜脱离等并发症,视力会明显下降。

5) 彩超、CT 和 MRI 检测显示后巩膜和脉络膜增厚。

6) 大多数后巩膜炎患者不伴有系统性疾病,但可以出现眼眶炎性假瘤。

二、巩膜炎的诊断要点与治疗原则

(一) 诊断要点

根据临床表现,一般可以诊断。除了检查眼部体征外,还要进行详细的全身体检,特别是关节、皮肤、心血管和呼吸道,通常与风湿科和内科共同诊断治疗。根据外眼和裂隙灯检查和病史,能鉴别巩膜炎与巩膜外层炎。B 超、CT 显示后巩膜和脉络膜增厚,有助于诊断后巩膜炎。后巩膜炎的眼球突出没有眶蜂窝织炎明显,但球结膜水肿比其严重。

(二) 治疗原则

1. 针对病因治疗,加强营养,改善全身情况。

2. 局部使用糖皮质激素类药物滴眼液减轻炎症反应。口服非甾体抗炎药如吲哚美辛片 25~50mg,每天 2~3 次,减轻炎症和疼痛,若 1~2 周内无效,则加服醋酸泼尼松片 0.5~1.5mg/(kg·d)。

3. 严重病例需要肌内注射甲泼尼龙,也可全身应用免疫抑制剂如抗代谢药甲氨蝶呤、免疫调节剂环孢素或细胞毒制剂环磷酰胺。

4. 合并感染者加用抗菌药物治疗,巩膜、角膜穿孔时需要手术治疗,术后局部或全身应用免疫抑制剂。

5. 巩膜炎出现并发症时,按相应的治疗原则进行。

三、糖皮质激素类药物的合理应用

1. 口服泼尼松,0.5~1.5mg/(kg·d),病情稳定 1 个月后可减量。

2. 后巩膜炎病情严重者,可采用静脉大剂量甲泼尼龙冲击疗法,剂量每天 1g,一般不超 3 天,后改为口服泼尼松 1~2mg/(kg·d)。

第十二节　白塞综合征

一、白塞综合征的概述与临床表现

(一)概述

白塞综合征又称眼 - 口 - 生殖器综合征,1937 年由 Hulusi Behcet 首先报道,故而以其名字命名,是一种影响全身多种器官的慢性迁延性疾病,主要病理改变是闭塞性血管炎,临床上以葡萄膜炎、口腔溃疡、皮肤损害及阴部溃疡为其特征。本病患者常有多种自身抗体出现,有可能是一种自身免疫病,或是由病毒感染诱发的自身免疫反应疾病。

(二)临床表现

1. 眼部病变

(1)表现为非肉芽肿性反复发作的全葡萄膜炎。

(2)患者有畏光、流泪、疼痛、视力下降等症状。

(3)眼前部检查可见睫状充血、角膜后沉着物、房水混浊,或有积脓、虹膜后粘连等改变。

(4)眼后部检查可有玻璃体混浊、视网膜脉络膜渗出灶、血管迂曲并有出血等,后期多出现视网膜血管闭塞。

(5)常见的并发症有并发性白内障、继发性青光眼、增殖性视网膜病变和视神经萎缩。

2. 全身病变

(1)可合并多发性反复发作的口腔溃疡、皮肤结节性红斑、痤疮样皮疹等。

(2)针刺处出现结节和疱疹(皮肤过敏反应阳性),是此病的特征性改变,还有关节红肿、血栓性静脉炎、神经系统损害、消化道溃疡、生殖器溃疡等。

二、白塞综合征的诊断要点与治疗原则

（一）诊断要点

主要根据眼部特征及全身并发症的表现进行诊断。国际葡萄膜炎研究组推荐以下诊断标准：复发性口腔溃疡1年内至少复发3次。以下4项中出现2项，即可确诊：①复发性生殖器溃疡或瘢痕；②眼葡萄膜炎改变；③皮肤结节性红斑、假毛囊炎或脓丘疹、非发育期的痤疮样结节；④皮肤过敏反应试验阳性。

（二）治疗原则

遵循一般葡萄膜炎的治疗常规：散大瞳孔、拮抗炎症、消除病因。

1. 睫状肌麻痹剂　眼前段炎症明显的要行散瞳治疗。

2. 糖皮质激素类药物　对眼前段受累、全身病情不太严重的，可给予糖皮质激素类药物滴眼剂治疗。眼后部受累，病情严重，又可能造成视功能损害者，可大剂量短期局部或全身使用糖皮质激素类药物，病情缓解后递减渐停。若伴有全身，特别是神经系统损害时，主要全身应用糖皮质激素类药物，病情缓解后，可改维持量。

3. 免疫抑制剂　环孢素 $3\sim5mg/(kg \cdot d)$，待病情稳定后逐渐减量，一般治疗时间在1年以上。此外，尚可选用秋水仙碱片0.5mg，每天2次；硫唑嘌呤片 $1\sim2mg/(kg \cdot d)$；苯丁酸氮芥片 $0.1mg/(kg \cdot d)$；环磷酰胺片 $50\sim100mg/d$。在治疗过程中，应每2周行肝肾功能、血常规和血糖等检查，如发现异常应减药或停药。

4. 联合治疗　一般认为，糖皮质激素类药物与免疫抑制剂联合应用可以增强疗效，同时又能缩减各自用药量，减少不良反应。

5. 并发症治疗　出现并发性白内障、青光眼时，应在炎症完全控制后考虑手术。在炎症未完全控制时，手术易诱使葡萄膜炎复发。

三、糖皮质激素类药物的合理应用

1. 糖皮质激素类药物可以控制急性炎症，但是不能防止葡萄

膜炎的复发。严重威胁视功能的炎症急性发作时可以考虑应用糖皮质激素类药物大剂量冲击疗法。口服给药时,对于青壮年患者,泼尼松起始量 50~60mg/d,根据炎症缓解情况逐渐减量。当存在眼前部炎症时,需要同时局部应用糖皮质激素类药物。

2. 建议同时口服免疫抑制剂,如硫唑嘌呤、环孢素、环磷酰胺、苯丁酸氮芥等。

3. 不论是短时间服药还是必须长期服药,都必须严格注意逐渐减少给药量。

第十三节 福格特-小柳-原田综合征

一、福格特-小柳-原田综合征的概述与临床表现

(一) 概述

福格特-小柳-原田综合征(Vogt-Koyanagi-Harada syndrome,VKH)又称特发性葡萄膜大脑炎、双眼弥漫性渗出性葡萄膜炎,伴有全身性的脑膜刺激征、听力障碍、白癜风、毛发变白或脱落等病症,病理表现为慢性弥漫性肉芽肿性葡萄膜炎。以前部炎症为主者称 Vogt-Koyanagi(VK)病,以后部炎症为主者称 Harada(H)病。本病由自身免疫反应所致,并与免疫遗传因素有关,其 HLA-BW54 明显增高。

(二) 临床表现

1. 急性发作开始,继而病程迁延反复。

2. 发病前可有感冒样前驱症状,出现头痛、头晕、发热、耳鸣、听力下降、颈项强直、颅内压增高等。

3. 3~5 天后出现葡萄膜炎,双眼视力突然下降。

4. 眼部检查,VK 型可见有结膜睫状充血、灰白色乃至羊脂状角膜后沉着物(KP)、Tyndall 阳性、瞳孔缩小、虹膜后粘连等。H 型可见有玻璃体混浊、视盘充血境界不清、视网膜水肿、渗出、静脉充盈迂曲,甚至浆液性视网膜脱离。

5. 如果炎症未得到及时有效的控制,可向眼前段蔓延形成全葡萄膜炎。疾病后期出现皮肤、毛发脱色素表现,眼底呈典型的"晚霞样"和 Dalen-Fuchs 结节。

6. FFA 检查,早期出现特征性的多发性细小荧光素渗漏点,以后扩大融合形成片状多灶性荧光素渗漏区。

7. 在疾病的不同时期,可出现脱发、毛发变白、白癜风等眼外改变。

8. 常见的并发症有并发性白内障、继发性青光眼和渗出性视网膜脱离。

二、福格特 - 小柳 - 原田综合征的诊断要点与治疗原则

（一）诊断要点

1. 根据病史及临床表现,结合全身状况,诊断一般不困难。

2. 眼底荧光造影急性炎症期表现出色素上皮损害、多发性点状高荧光特征。

3. Dalen-Fuchs 结节是福格特 - 小柳 - 原田综合征和交感性眼炎的典型改变,如能排除眼外伤和内眼手术史可基本作出诊断。

4. 实验室检查示脑脊液淋巴细胞增多。

（二）治疗原则

1. 应遵循一般葡萄膜炎的治疗常规　对初发者主要给予糖皮质激素类药物治疗,一般选用醋酸泼尼松片口服,开始剂量为 1~1.2mg/（kg·d）,于 10~14 天开始减量,维持剂量为 15~20mg/d（成人剂量）,治疗多需 8 个月以上。

2. 睫状肌麻痹剂　根据炎症的严重程度和虹膜后粘连的情况选用睫状肌麻痹剂。严重的急性炎症宜选用 1%~2% 阿托品滴眼液或眼膏,轻度炎症宜选用托吡卡胺滴眼液。

3. 免疫抑制剂　对炎症严重及复发的患者,糖皮质激素类药物难以奏效时,在免疫指标确切的情况下可考虑应用免疫抑制剂,但注意其副作用和毒性。

4. 并发症治疗　对于并发症应给予相应的药物和手术治疗。

三、糖皮质激素类药物的合理应用

福格特-小柳-原田综合征有自愈的病例,但由于难以事先察觉是否是迁延性病例,因此,除难以全身给药的情况外,对所有病例均给予糖皮质激素类药物。

对于首次发病的病例而言,预防疾病迁延是主要目标。需要在发病初期彻底抑制炎症反应。因此,从发病起 1 个月以内采取泼尼松龙大剂量疗法或冲击疗法,治疗过程中糖皮质激素类药物逐渐减量,但是较早或过快减少剂量可能会造成炎症复发或迁延。

1. 大剂量疗法 口服泼尼松龙初始量 $1\sim1.2mg/(kg\cdot d)$,根据炎症缓解情况每 $1\sim2$ 周减量 1 次,开始每次减量 $5\sim10mg$,当泼尼松龙减至 $30\sim35mg/d$ 时,每次减量 $2.5mg$,维持剂量 $15\sim20mg/d$,最后隔天给药,有助于炎症稳定缓解及下丘脑-垂体-肾上腺轴的功能恢复。

2. 脉冲冲击疗法 对于重症病例,如双眼广泛渗出性视网膜脱离,可考虑首先采用甲泼尼龙 $1g$ 静脉滴注,连用 3 天后,改为口服泼尼松龙,采用 $1mg/(kg\cdot d)$ 或 $40mg/d$ 泼尼松龙的维持疗法。维持疗法持续 $1\sim2$ 周后,如果病情良好则逐渐开始降低服药量,但此时仍不可以迅速降低给药量。

对于糖皮质激素类药物不敏感的病例,要联合应用免疫抑制剂,如环孢素、环磷酰胺、苯丁酸氮芥等。对于迁延病例,往往需要联合应用糖皮质激素类药物及免疫抑制剂。

第十四节 视网膜血管炎

一、视网膜血管炎的概述、分类与临床表现

(一)概述

视网膜血管炎,是一大类累及视网膜血管的炎症性疾病。典

型的表现为眼底灰白色血管鞘、渗出、出血、视网膜水肿等改变,仅侵犯动脉或静脉较少见,多数是两者均受累。除了感染和肿瘤等原因所致的视网膜血管炎以外,不管是特发性视网膜血管炎,还是全身性疾病所引起的视网膜血管炎,基本上认为是由自身免疫反应所致。

（二）分类

视网膜血管炎可分为动脉炎、静脉炎、毛细血管炎 3 种类型。常伴有视网膜血管炎的眼部或系统性疾病有中间型葡萄膜炎、病毒性视网膜炎、系统性红斑狼疮、多发性大动脉炎、结节病等。

（三）临床表现

1. 视网膜静脉炎和视网膜静脉周围炎　视网膜静脉炎和视网膜静脉周围炎,是视网膜血管炎中常见的类型。临床上主要表现为视网膜血管扩张,围绕血管有黄白色炎性渗出或白鞘。从视盘至周边视网膜的任何视网膜静脉均可受累,可呈节段性受累,也可是全程受累。如炎症持续存在,则出现继发性改变如血管的玻璃样变性、管腔狭窄或闭塞、血栓形成,血管壁坏死甚至破裂,导致视网膜出血、水肿、渗出、毛细血管扩张、微动脉瘤视网膜新生血管膜形成等改变。如视网膜血管出血或新生血管出血,可导致增殖性玻璃体视网膜病变,增殖性病变的牵引可导致视网膜脱离。

2. 视网膜动脉炎　视网膜动脉炎的表现在临床上有很大变异。免疫复合物沉积于毛细血管前小动脉,引起微梗死,出现棉絮斑。此种改变可见于系统性红斑狼疮、皮肌炎和一些感染因素所引起的视网膜动脉炎。小动脉分支的炎症可以表现为围绕血管腔的结节性白斑,但不会超出动脉壁,此种类型见于眼弓形虫病和梅毒、结核、带状疱疹病毒性视网膜病变,此种斑块状改变消退缓慢,可不留任何痕迹也可留下轻微的瘢痕。动脉炎可导致动脉的不规则白鞘,白鞘可是节段性的,也可是全程性的。严重的动脉炎可使血管血流完全中断引起大片状视网膜坏死和出血,此种严重视网膜动脉炎可见于结节性动脉炎、韦格纳肉芽肿病、Churg-Strauss 综合征、巨细胞动脉炎、Takayasu 病、单纯疱疹病毒和带状疱疹病毒所引起的视网膜炎或急性视网膜坏死综合征。

3. 视网膜毛细血管炎 患者多有视物模糊、视物变形、眼前黑影等症状,视力下降一般不明显,但在黄斑受累时可有明显的视力下降。患者视网膜无明显的出血渗出、血管鞘、新生血管等改变,但患者可有轻度视网膜水肿、黄斑囊样水肿,长期的慢性炎症患者也可出现增殖性改变。荧光素眼底血管造影检查发现有广泛的视网膜微血管渗漏。

二、视网膜血管炎的诊断要点与治疗原则

(一)诊断要点

1. 视网膜血管炎的诊断主要根据病史、眼部表现、荧光素眼底血管造影检查和一定的实验室检查。

2. 对一些可疑的患者,进行相应的实验室检查和辅助检查将有助于确定特异性诊断。

3. 注意与急性视网膜坏死综合征(ARN)相鉴别。急性视网膜坏死综合征是由带状疱疹病毒或单纯疱疹病毒等引起的一种坏死性视网膜炎,可发生于正常人,也可发生于免疫功能受抑制的患者。典型表现为周边部全层坏死性视网膜炎,以闭塞性动脉炎为主的视网膜血管炎,中等程度以上的玻璃体混浊和炎症反应。

(二)治疗原则

1. 应该首先排除感染所致的视网膜血管炎,如梅毒、结核等。对于非感染性视网膜血管炎,给予口服糖皮质激素类药物,如果炎症迁延不愈,可考虑联合应用硫唑嘌呤等免疫抑制剂。

2. 对糖皮质激素类药物有禁忌证者,可改用口服环磷酰胺或硫唑嘌呤等免疫抑制剂。

3. 如有大面积无灌注区出现,应予光凝。

三、糖皮质激素类药物的合理应用

1. 可以采用醋酸泼尼松片,一般口服 1mg/(kg·d)。

2. 疗程至少 3~6 个月,病情顽固的要持续 1 年或 1 年以上。

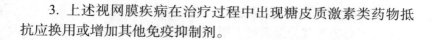

3. 上述视网膜疾病在治疗过程中出现糖皮质激素类药物抵抗应换用或增加其他免疫抑制剂。

第十五节　视神经炎

一、视神经炎的概述、分型与临床表现

（一）概述与分型

视神经炎又称视神经乳头炎，是视神经任何部位发炎的总称，泛指视神经的炎性脱髓鞘、感染、非特异性炎症等疾病。目前，国际上较为通用的分型方法，是根据病因分型，见表 10-5，该分型有利于选择针对性的治疗措施。

表 10-5　视神经炎病因及分型

病因	分型
特发性视神经炎	1. 特发性脱髓鞘性视神经炎（也称经典多发性硬化相关性视神经炎） 2. 视神经脊髓炎相关性视神经炎 3. 其他中枢神经系统脱髓鞘疾病相关性视神经炎
感染	感染性和感染相关性视神经炎
自身免疫	自身免疫性视神经病
其他	其他无法归类的视神经炎

（二）临床表现

1. 特发性视神经炎

（1）特发性脱髓鞘性视神经炎[2]

1）是最常见的视神经炎类型，20~50 岁多见，男女患病比例约为 1 : 3。

2）多急性或亚急性起病，可有各种前驱因素。

3）典型表现有单眼视力下降，功能损害相对较轻者以色觉障

碍及对比敏感度降低为主要表现。

4）部分患者部分患者可有眼痛或眼球转动痛。

5）视野损害，表现为各种形式的神经纤维束型视野缺损。

6）VEP检查表现为潜伏期延长或波幅降低。

7）单侧或两次以上发作后，双侧病变程度不对称的患者，可见相对性传入性瞳孔功能障碍。

8）约1/3的患者有视盘水肿，2/3患者为球后视神经炎，有自愈性。

（2）视神经脊髓炎相关性视神经炎

1）双眼同时或相继（相隔数小时、数天甚至数周）出现迅速而严重的视力下降，眼痛相对少见。

2）部分患者有视盘水肿、视网膜静脉迂曲、扩张及视盘周围渗出。

3）视功能恢复较差，多数患者遗留双眼或至少一眼的严重视力障碍，最终视力低于0.1。

4）复发性视神经脊髓炎相关性视神经炎，多为单眼发病，易复发，视功能损害重且难恢复。

5）视神经脊髓炎的急性脊髓损害，可于视力下降之前、之后甚至同时发生，可间隔数天、数周、数月或数年，表现为截瘫、感觉及括约肌功能障碍，重者可致呼吸肌麻痹。

（3）其他中枢神经系统脱髓鞘疾病相关性视神经炎：通常双眼同时发生，伴有较明显的视盘水肿，视功能损害程度不一，但经糖皮质激素类药物治疗后恢复较好。

2. 感染性和感染相关性视神经炎

（1）相关病原体包括梅毒螺旋体、伯氏疏螺旋体（Borrelia burgdorferi，BB）、结核杆菌、汉赛巴尔通体、布鲁氏菌等，以及肝炎病毒、人类免疫缺陷病毒1型、水痘-带状疱疹病毒等。

（2）病因有局部感染如眼内、眶内、鼻窦、乳突、口腔和颅内感染等，以及全身性感染。

（3）可单眼或双眼急性、亚急性起病。

（4）表现为视盘炎、球后视神经炎、视神经网膜炎或视神经周围炎。

3. 自身免疫性视神经病

（1）多见于中青年女性，单眼或双眼均可累及。

（2）视力损害程度较严重，恢复差。

（3）多数有视盘水肿，部分伴有小片状盘周出血。

（4）合并多个系统和器官损害及自身免疫抗体阳性。

（5）易复发，部分患者有糖皮质激素类药物依赖性。

二、视神经炎的诊断要点与治疗原则

（一）诊断要点

1. 各型视神经炎根据发病年龄、方式、症状体征、病程演变等进行临床诊断，见表 10-6。

表 10-6　不同类型视神经炎诊断标准

疾病名称	诊断标准
视神经炎（ON）	1. 急性视力下降，伴或不伴眼痛及视盘水肿
	2. 视神经损害相关性视野异常
	3. 存在相对性传入性瞳孔功能障碍、VEP 异常 2 项中至少 1 项
	4. 排除其他视神经疾病：如缺血性、压迫性及浸润性、外伤性、中毒性及营养代谢性、遗传性视神经病等
	5. 排除视交叉及交叉后的视路和视中枢病变
	6. 排除其他眼科疾病：如眼前节病变、视网膜病变、黄斑病变、屈光不正、青光眼等
	7. 排除非器质性视力下降
特发性脱髓鞘性视神经炎（IDON 或 MS-ON）	1. 符合上述 ON 的诊断条件，并具备 MS-ON 的临床特点
	2. 排除感染性视神经炎或自身免疫性视神经病
	3. 可作为中枢神经系统脱髓鞘疾病（MS）的首发表现，或在 MS 病程中发生的 ON

疾病名称	诊断标准
视神经脊髓炎相关性视神经炎（NMO-ON）	1. 符合上述 ON 诊断条件,并具备 NMO-ON 的临床特点 2. 排除感染性视神经炎或自身免疫性视神经病 3. 可作为 NMO 的首发表现,或在 NMO 病程中发生的 ON
感染性视神经炎	1. 符合上述 ON 诊断条件 2. 具有明确的感染性疾病的临床及实验室(血清和/或脑脊液)证据,如梅毒、结核、莱姆病、HIV 等
自身免疫性视神经病	1. 符合上述 ON 诊断条件 2. 已合并系统性自身免疫病,或至少一项自身免疫性抗体阳性 3. 排除感染性视神经炎

2. 鉴别诊断

(1)需要与其他类型的视神经疾病鉴别,包括非动脉炎性缺血性视神经病以及压迫性及浸润性、外伤性、中毒性及营养代谢性、遗传性视神经病等。

(2)掌握不同视神经病变的临床特点,详尽的病史采集以及正确选择相应的辅助检查,对于鉴别诊断非常重要。

(3)严格结合病史、体征和相应的辅助检查,作出准确的诊断。

(二)治疗原则

1. 针对病因治疗,挽救视功能,防止或减轻、延缓神经系统损害。

2. 发现相关病症及时转诊至相关专科治疗。

3. 糖皮质激素类药物治疗,常用泼尼松、甲泼尼龙、地塞米松、氢化可的松等,是非感染性视神经炎急性期治疗的首选用药。常用给药途径为静脉滴注、口服。

(1)特发性脱髓鞘性视神经炎:尽管部分患者有自愈性,但应用糖皮质激素类药物可以加快视功能恢复,降低复发率。推荐使用甲泼尼龙静脉滴注,1g/d(或 250mg/6h),共 3 天,随后给予泼尼松 1mg/(kg·d),口服 11 天;之后减量,在第 15 天给予泼尼松 20mg/d,第 16 天和第 18 天给予 10mg/d。

(2)视神经脊髓炎相关性视神经炎:建议治疗方案首选甲泼尼龙静脉滴注,1g/d,3 天后改为口服泼尼松 1mg/(kg·d),逐渐减量,口服序贯治疗不少于 4~6 个月;若视功能损害严重且合并水通道蛋白 4 抗体阳性,或者反复发作、呈现激素依赖现象,可给予甲泼尼龙静脉滴注,1g/d,3~5 天后酌情将剂量阶梯性依次减半,改为口服泼尼松片每天 1mg/kg,并逐渐缓慢减量,维持总疗程不少于 6~12 个月。

(3)自身免疫性视神经病:建议参照视神经脊髓炎相关性视神经炎的治疗方案。部分自身免疫性视神经病患者有糖皮质激素类药物依赖性,口服此类药应小剂量维持 1~2 年以上。

4. 免疫抑制剂适用于视神经脊髓炎相关性视神经炎以及自身免疫性视神经病患者的恢复期及慢性期的治疗,建议与口服糖皮质激素类药物有 2~3 个月叠加期。常用药有硫唑嘌呤、环孢素、环磷酰胺、甲氨蝶呤、吗替麦考酚酯、利妥昔单抗等。

5. 多发性硬化疾病修正药物主要用于治疗多发性硬化,推荐用于颅脑 MRI 中可见脱髓鞘病灶的典型特发性脱髓鞘性视神经炎患者。常用药物有干扰素 γ、醋酸格拉替雷等。米托蒽醌、那他珠单抗等也有研究应用报告。

6. 其他

(1)血浆置换:可以用于重症视神经炎而且恢复不佳患者的急性期,包括 NMO-ON 以及自身免疫性视神经病,特别是水通道蛋白 4 抗体阳性或者反复发作者。参考用法为血浆置换量 40ml/kg,按病情轻重,每周 2~4 次,连用 1~2 周。

(2)免疫球蛋白:可以作为特发性脱髓鞘性视神经炎或者视神经脊髓炎相关性视神经炎急性期的治疗,但疗效尚不确切。参考用法为每天 0.2~0.4g/kg,静脉滴注,连用 3~5 天。

(3)抗菌药物:明确感染后,根据感染的病原体种类,尽早给予正规、足量、足够疗程的相应抗菌药物治疗。

(4)中医药:在免疫治疗的基础上配合中医药,对于降低复发、减少糖皮质激素类药物的不良反应和促进视功能恢复,有一定的作用。

(5)营养神经药物:维生素 B 族如甲钴胺、神经生长因子、神经节苷脂等,具有辅助作用。

三、糖皮质激素类药物的合理应用

糖皮质激素类药物的治疗时机,要求在发病 8 天内治疗。不同类型的视神经炎,应选择不同的治疗方案。不推荐球后或球周注射的给药方式。开始时全身给予大剂量糖皮质激素类药物,以后逐渐减量,给予足够疗程。有感染者应合并应用抗菌药物。应用时注意糖皮质激素类药物的副作用。治疗过程中监测血糖、血压及电解质,同时补充钾、钙制剂,口服保护胃黏膜的药物。

第十六节　外伤性视神经病变

一、外伤性视神经病变的概述与临床表现

(一)概述

临床上将视神经挫伤称为外伤性视神经病变,视神经挫伤是眼外伤直接殃及视神经,或是头部或眶部受伤间接引起视神经受伤。后者也称为视神经间接损伤,特点是没有外部或最初眼底镜下眼球或视神经损伤的表现,但是视力严重丧失。视神经挫伤是严重致盲的病症之一。

(二)临床表现

外伤性视神经病变因原因不同、位置不同,临床表现各有不同。

1. 眼内段挫伤　受伤多为眶缘附近外伤。伤后视力下降,眼底见视盘水肿,周围有弓状或深层出血。

2. 眶内段挫伤　受伤位置为眼球受到挤压伤。球后视神经扭转,瞳孔散大,对光反射消失,视力急剧下降甚至丧失。

3. 管内段挫伤　最常见受伤位置为头颅的额叶区及额颞区外伤。多数患者受伤后视力立即丧失,少数可在伤后数小时迅速下降。

4. 颅内段挫伤　多由颅底骨折造成,可伴有蛛网膜下腔出血,轻者阵发性头痛,重者昏迷。眼底检查见视盘水肿、玻璃体积血及视网膜下腔出血。

二、外伤性视神经病变的诊断要点与治疗原则

(一)诊断要点[3]

外伤性视神经病变多有典型的外伤病史,交通事故伤居多,一般伴有严重的颅脑外伤,同时有视力的丧失和瞳孔对光反射的异常。入院后常规询问病史,对于昏迷无法提供详细病史的患者,只能依靠体格检查和辅助检查明确诊断。

(二)治疗原则

1. 视神经损伤的处理原则

(1)头部外伤所致的骨管部视神经损伤:注重时效,尽快处理。

(2)头部外伤多伴有颅脑或其他脏器损伤:及时确认生命体征,联合各相关科室进行详细检查、综合治疗。

(3)完善检查:检查眼底有无视盘水肿、出血,扫描视神经管及周围有无骨折,眶部其他部位有无骨折、血肿,视神经有无变形。

(4)个体化治疗:根据视神经损伤的情况,充分考虑个体因素,进行合理处置。

2. 药物治疗　药物治疗方案有综合治疗和大剂量糖皮质激素类药物冲击疗法。

(1)综合治疗:主要药物有糖皮质激素类药物、脱水剂、改善微循环和扩血管剂、维生素类、能量合剂和神经营养剂等。

(2)冲击疗法:有临床试验发现,伤后 8 小时内静脉滴注大剂量甲泼尼龙 15~30mg/kg,对急性脊髓损伤疗效显著。一般认为,

应用糖皮质激素类药物治疗开始时间越早越好,受伤超过 48 小时基本无效。

(3)进行眼内科治疗的适应证:外伤后即刻失明者;伤后意识不清或合并有颅脑损伤但无手术指征者;CT 扫描视神经管无明显骨折、无视神经压迫征象者;因其他疾病不能耐受手术者。

3. 手术治疗

(1)手术目的:去除视神经管及其周围的骨折碎片、解除对视神经的压迫或刺伤,改善局部血液循环。

(2)手术方式:颅内视神经管减压术、经鼻外筛蝶窦视神经管减压术、内镜下经鼻内筛蝶窦视神经管减压术、经上颌窦开放筛窦视神经管减压术以及经眶内蝶筛窦视神经管减压术等。

(3)手术指征:外伤后尚有一定的视力或外伤后视力逐渐下降者;对内科治疗视力有恢复迹象者;用大剂量激素冲击疗法治疗 48 小时视力仍无改善者;CT 扫描眼眶及视神经管有骨折、血肿、视神经有受压征象者。

三、糖皮质激素类药物的合理应用

各种原因所致眼外伤,包括机械性、物理性等,均可使用糖皮质激素类药物治疗,方法可参照葡萄膜炎的治疗。

1. 方案

(1)静脉大剂量滴注糖皮质激素类药物:①于伤后 3 天内启用治疗的患者,首次甲泼尼龙 30mg/kg,静脉滴注 8 小时,以后 5.4mg/(kg·d),静脉滴注,用药至 23 小时;24~48 小时内用 250mg/6h 静脉滴注,第 3 天起改口服 50mg/d,逐渐减量至第 14 天。②伤后 3 天以后开始治疗的患者,首次甲泼尼龙 1g 静脉滴注,然后改为 500mg 静脉滴注,2 次/d,滴注 2 天,后改为口服 50mg/d,逐渐减量至第 14 天。

(2)口服泼尼松:1mg/(kg·d),分 2 次口服,共 3 天,继续口服 7.5mg/d,逐渐减量,用药 14 天。

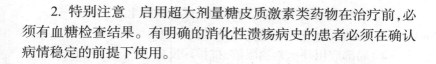

2. 特别注意 启用超大剂量糖皮质激素类药物在治疗前,必须有血糖检查结果。有明确的消化性溃疡病史的患者必须在确认病情稳定的前提下使用。

第十七节 角膜移植术后免疫排斥反应

一、角膜移植术后免疫排斥反应的概述与临床表现

(一)概述

角膜移植术后免疫排斥反应是一个复杂且有多因素参与的过程,其发生机制目前仍不十分清楚,但众多的研究显示,同种异体角膜移植术后免疫排斥是以 T 淋巴细胞介导为主的迟发型超敏反应。预防和治疗角膜移植术后排斥反应,是保证角膜移植手术成功的关键因素之一。目前,角膜移植术后最常应用的抗排斥药物仍首选糖皮质激素类药物。

(二)临床表现

1. 角膜移植术后患眼突然充血,视力下降。

2. 移植片出现上皮排斥线、上皮下浸润、基质浸润或内皮排斥线及角膜后沉着物。

二、角膜移植术后免疫排斥反应的诊断要点与治疗原则

(一)诊断要点

1. 患眼刺激症状突然加重,如眼痛、畏光、异物感和视力下降。

2. 睫状充血、角膜后沉着物,房水闪光阳性。

3. 反应限于移植片,常始于靠近新生血管处。

4. 角膜移植片各层次排斥反应可先后或同时发生。

5. 常伴眼压升高。

(二)治疗原则

1. 局部予以抗菌药物滴眼。

2. 局部应用人工泪液等润滑剂,促进角膜上皮生长。

3. 局部及全身应用糖皮质激素类药物。

4. 局部应用环孢素滴眼液,抗排斥反应。

三、糖皮质激素类药物的合理应用

1. 静脉给药　常在术后 1~3 天应用短效糖皮质激素类药物,如氢化可的松注射液 100mg 或者 2mg/(kg·d)静脉滴注。

2. 口服给药　静脉滴注氢化可的松注射液后,改为口服中效糖皮质激素类药物,如醋酸泼尼松片于术后 1 周内,按 1mg/(kg·d),每天 8:00 口服。7~10 天减量,每周减 10mg,至 15~20mg 维持量(儿童除外)。原则上,1.5~2 个月内停用口服醋酸泼尼松片。

3. 局部给药　术后 2 周内,使用 1% 的糖皮质激素类药物滴眼液,每天 4~6 次,眼膏每晚用;2 周后改为低浓度糖皮质激素类药物滴眼液,如 0.02% 氟米龙滴眼液,每天 4 次维持,视病情至术后 2~3 个月停用,眼膏可间隔 2~3 天用 1 次,无排斥迹象可术后 2 个月停用。

4. 注意事项

(1)眼部的不良反应:尤应注意诱发糖皮质激素类药物型青光眼,对于术前基础眼压高的患者,术后在用糖皮质激素类药物时,应经常测量眼压,因为这部分患者易发生青光眼,而及时发现类固醇性青光眼,只需停药,眼压可逐渐恢复正常。对术后盲目用药,造成类固醇青光眼致视力不能挽救的病例屡见不鲜,因此,用药期间严密观察眼压十分必要。此外,糖皮质激素类药物的长期应用还可增加白内障的发病率。

(2)诱发和加重感染:糖皮质激素类药物可减弱机体防御疾病的能力,有利于细菌、真菌的繁殖及扩散,所以严重感染的角膜移植术后在使用糖皮质激素类药物的同时,应联合应用强有力的抗菌药物。对于严重细菌感染,角膜移植术后慎用糖皮质激素类药物,真菌感染角膜炎和棘阿米巴角膜炎角膜移植术后 2 周内禁止应用糖皮质激素类药物。

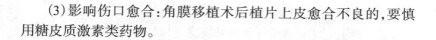

（3）影响伤口愈合：角膜移植术后植片上皮愈合不良的，要慎用糖皮质激素类药物。

第十八节 青光眼术后并发症

一、青光眼术后并发症的概述、分类与临床表现

（一）概述

青光眼是因眼压增高而对视功能产生严重危害的眼病。虽然近年来研制出不少治疗青光眼的药物，特别是前列腺素类衍生物的出现为治疗青光眼提供了更多选择，但青光眼手术仍然是治疗青光眼（特别是闭角型青光眼）的主要手段。青光眼手术主要以滤过手术（小梁切除术）和周边虹膜切除术为主。该手术方式经过改良，其安全性和有效性大为提高，但术中及术后并发症的发生率仍然较高，影响着术后眼压的控制。

（二）分类与临床表现

青光眼术后并发症分为术后早期并发症和术后后期并发症。

1. 术后早期并发症

（1）低眼压性浅前房

1）结膜缺损渗漏

a. 原因：①术中发现并经修补的结膜撕裂缝合欠佳或愈合不良；②术中忽略了的结膜纽扣孔；③结膜伤口对合欠佳、眼球筋膜嵌顿或愈合不良，联合应用抗代谢药物。

b. 表现：低眼压、浅前房、滤过泡扁平、荧光素染色试验（+）。

c. 预防：避免损伤球结膜瓣，分层缝合球结膜伤口。①小的结膜裂孔或估计难以缝合的结膜缺损应及时给予抗炎、散瞳、减少房水生成、加压包扎等治疗手段；②较大的结膜裂孔或经上述处理后仍无好转的菲薄结膜裂孔：巩膜罩、氰丙烯酸盐组织黏合剂、胶原盾；③手术修复：结膜渗漏位于角膜缘或结膜瓣伤口处，保守治疗 3~7 天无效后进行手术修复。

2）滤过泡功能过盛

a. 原因：过大的瘘口（全层巩膜滤过术），巩膜瓣薄而小或边缘对合不良甚至破损，巩膜瓣缝线数目少而松弛甚至没有缝合，过早松解或拆除巩膜瓣缝线，抗代谢药物应用不适当，手术指征和手术滤过量的判断失误。

b. 表现：低眼压、浅前房和异常隆起而弥漫的大滤过泡。

c. 预防：灼瘘口的填压式外表褥式缝线，巩膜瓣可拆除缝合，术后激光断线或外表缝线拆除。

d. 处理：①加压包扎；②手术治疗。

3）脉络膜脱离：低眼压（<0.67kPa），是脉络膜脱离机制的主要原因。

a. 表现：特征性周边部眼底光滑球形隆起和浅棕色质地稍硬的外貌，伴有低眼压和浅前房。

b. 药物治疗：浅前房合并低眼压的同时需要配合全身和局部的药物治疗。局部及全身应用糖皮质激素类药物，帮助减轻血管渗漏、促进脉络膜上腔渗液吸收。应用短效睫状肌麻痹剂如复方托吡卡胺滴眼液每天 4 次，使睫状肌处于舒张状态，而避免虹膜后粘连，使晶状体 - 虹膜隔后移，有助于前房的恢复。首次应用短效散瞳剂可连续点 3 次，确认瞳孔是否能够散大，前房是否有所加深，否则应加用 1% 阿托品滴眼液。

c. 手术治疗：扁平部巩膜切开引流＋前房形成术。

4）房水生成减少（低分泌）

a. 原因：眼压持续性过低（<0.67kPa），睫状体水肿或脱离、睫状体部炎症，术前长期应用房水生成抑制剂或抗代谢药物也可引起房水生成减少。

b. 表现：术后早期眼压持续下降、扁平前房进行性发展和滤过泡扁平。

c. 治疗：局部采用散瞳 - 睫状肌麻痹药、局部或全身应用糖皮质激素类药物。

（2）高眼压性浅前房

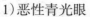

1）恶性青光眼

a. 表现：中央和周边前房普遍性变浅或消失，眼压升高，缩瞳治疗无反应甚至恶化而睫状肌麻痹散瞳治疗常可缓解。

b. 发病机制：睫状环阻滞，房水往后逆流（房水迷流）。

c. 预防：恶性青光眼倾向，小眼球、晶体相对位置前移（Lowe系数低）、前房极浅、持续高眼压和房角闭合以及缩瞳药治疗呈逆药性者术前充分降低眼压，术中巩膜瓣牢固缝合或可松解拆除缝合，虹膜周切口要够宽，术中以黏弹性剂保持前房，术毕立即使用睫状肌麻痹散瞳剂和高渗剂。

d. 药物治疗（5 天疗法）：① 1% 阿托品和 5% 去氧肾上腺素滴眼液滴眼，每天 3~4 次或应用 β 肾上腺素受体拮抗药；②糖皮质激素类药物滴眼液滴眼，全身使用糖皮质激素类药物；③乙酰唑胺片 250mg，每天 2~3 次，口服；50% 甘油氯化钠溶液，每天 1~2 次，每次 100~200ml，口服；或 20% 甘露醇注射液 250ml，静脉滴注，每天 1~2 次。

e. 手术治疗：① Chandle 手术；②晶状体摘除术；③玻璃体切割术。

2）瞳孔阻滞性青光眼

a. 原因：①不完全的虹膜切除（色素上皮层残留）；②术中未作周边虹膜切除（青光眼白内障联合手术）；③术后虹膜周边孔和瞳孔缘完全后粘连闭合或膜闭。

b. 表现：眼压升高，浅前房（Ⅰ~Ⅱ级），虹膜周切口缺如，周边虹膜向前膨隆，而前房轴深仅呈轻~中变浅。

c. 处理：钇铝石榴石晶体（Nd∶YAG）激光切开残留的色素上皮层或作另一新的周边虹膜切除。

3）迟发性脉络膜上腔出血

a. 表现：术后数小时或数日突然发生剧烈眼红痛、头痛、恶心呕吐和视力急剧下降，眼压升高伴前房变浅或消失，眼底呈现典型改变。

b. 处理：①症状轻、眼压不太高、前房仍存在的局限脉络膜出血可采用药物治疗；②症状显著、持续高眼压、前房消失和累及黄斑区的巨大脱离，应通过扁平部后巩膜切口迅速排除脉络膜上腔积血并重建前房。

（3）高眼压和深前房

1）瘘口内部阻塞

a. 原因：内瘘口被虹膜、睫状突、血凝块、遗留的底层角膜缘组织或后弹力膜、晶体赤道部囊膜或玻璃体等阻塞。

b. 处理：①如为虹膜或睫状突组织阻塞瘘口，可用低能量氩激光治疗；②如为非色素性膜样组织阻塞，用 Nd：YAG 激光治疗；③如为晶体或玻璃体阻塞，早期可用高渗脱水剂治疗；④上述处理失败，则需重新应用抗青光眼药物以控制高眼压，必要时需待炎症稳定后（3 个月后）重做滤过性手术。

2）早期滤过泡失败

a. 原因：①内瘘口阻塞导致房水排流中断；②巩膜瓣过早愈合；③结膜瓣与其下浅层巩膜瘢痕愈合（滤过泡平坦）和包裹囊状泡形成。

b. 滤过泡平坦的处理：拆除或激光松解巩膜瓣缝线，滤过泡旁指压按摩，抗代谢药物如 5- 氟尿嘧啶、高三尖杉酯碱结膜下注射，联合应用 5- 氟尿嘧啶的滤泡针刺修复术，滤过泡手术探查修复。

c. 包裹囊状泡：长期应用抗青光眼药物（如肾上腺素 β 受体拮抗药）、氩激光小梁成型术、糖皮质激素类药物、再手术眼、人工晶体植入眼、以角膜缘为基底的结膜瓣，一眼发生他眼的可能性大。发生在术后 1~3 周，早期眼压即升高，具有典型高隆圆顶状"囊肿"外观。处理方法包括：①抗青光眼药物治疗，皮质类固醇局部点眼及滤泡指压按摩；②针刺分离术，结膜下注射 5- 氟尿嘧啶；③手术切除，行囊壁切除术。

2. 术后后期并发症

（1）后期滤过泡失败。

（2）渗漏滤过泡和低眼压：通过荧光素钠染色压迫试验证实。

保守治疗为组织黏合剂、绷带加压包扎，或胶原盾、自体血清滤过泡内注射。手术治疗方法为滤过泡加固术。

(3)滤过泡感染和眼内炎：多见于全层巩膜滤过术或联合应用抗代谢药物的滤过性手术后具有渗漏的薄壁微囊状泡者。

1)保守治疗：组织黏合剂、绷带加压包扎，或胶原盾、自体血清滤过泡内注射。

2)药物治疗：除常规局部抗炎、散瞳治疗，需加用全身抗炎药物，包括糖皮质激素类药物和非甾体抗炎药。

3)手术治疗：滤过泡加固术。如术后炎症反应致周切口膜闭、无前房，可用 Nd：YAG 激光将渗出膜打开，重新沟通前后房和玻璃体前界膜。

二、青光眼术后并发症的治疗原则与方法

（一）治疗原则

1. 局部滴用抗菌药物和糖皮质激素类药物抗炎、抗瘢痕化治疗。

2. 如果出现术后前房变浅、眼压升高等恶性青光眼症候，应及时予以抗炎、散瞳、降压处理。

3. 观察眼压与滤过泡情况，如果出现眼压升高，可以眼球按摩；如果滤过过盛、眼压太低，可以加压包扎。

4. 观察术后眼底情况，如有黄斑水肿，对症处理。

（二）常用的手术治疗方法

手术治疗方法有前房形成术、Chandle 手术、滤过泡加固术。

三、糖皮质激素类药物的合理应用

1. 常规局部滴用糖皮质激素类药物滴眼液、眼膏 4 周左右，以抑制炎症和瘢痕化。

2. 如果前房反应较重，或出现浅前房、恶性青光眼、脉络膜脱离等并发症，除局部应用糖皮质激素类药物滴眼液外，也可选择球旁注射糖皮质激素类药物，如曲安奈德 40mg。

第十九节　白内障术后并发症

一、白内障术后并发症的概述、临床表现及处理

（一）概述

白内障是常见的致盲性眼病,凡是各种原因如老化、遗传、免疫与代谢异常、外伤、辐射、中毒和局部营养不良等,都能引起晶状体代谢紊乱,导致晶状体蛋白发生变性而产生混浊,称为白内障。此时,光线被混浊晶状体阻扰,无法投射在视网膜上,导致视物模糊,多见于 40 岁以上人群,且随着年龄增长而发病率增加。白内障可分为先天性和后天性。白内障手术是眼科最富有成效的手术,但无论手术过程如何,都可能发生术后并发症。

（二）临床表现及处理

白内障术后可出现多个并发症,必须根据各个并发症的原因作对症处理。

1. 对于切口渗漏引起的浅前房多主张重新缝合切口。如果程度较轻,可通过加压包扎术眼,有时浅前房可以恢复。如果脉络膜脱离伴有切口渗漏时应重新缝合切口,形成前房;如果脉络膜脱离范围较大,脱离区后巩膜切开引流可加速眼压的恢复和脉络膜脱离复位;如脱离范围较小,无明显的切口渗漏,可加强抗炎,加压包扎数天后脱离多能逐渐消失。

2. 在瞳孔阻滞的早期可用强的散瞳剂、局部应用糖皮质激素类药物减轻炎症或全身用高渗剂。然而,最根本的措施是重新沟通前后房的交通,虹膜切开术可达到此目的,Nd:YAG 激光进行周边虹膜切开则更为简便。

3. 由于角膜内皮的损害是不可逆的,一旦发生了持续性角膜水肿,角膜光学性恢复有赖于部分穿透性角膜移植术;对于不便行角膜移植的患者,局部可通过高渗剂、配角膜接触镜或去除病变区的上皮细胞层后用结膜瓣遮盖来缓解症状。术中应避免器械和人

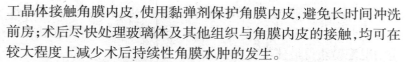

工晶体接触角膜内皮,使用黏弹剂保护角膜内皮,避免长时间冲洗前房;术后尽快处理玻璃体及其他组织与角膜内皮的接触,均可在较大程度上减少术后持续性角膜水肿的发生。

4. 少量前房积血一般数天内自然吸收,积血充满前房伴高眼压则应立即进行前房冲洗。玻璃体积血少量时多能吸收,大量时应进行后段玻璃体切除术。

5. 上皮植入前房的治疗效果不好,预后较差,一经诊断,应立即切除病变区切口附近的深层巩膜,并冷冻受累区角膜后面的增生上皮组织,切除受累的虹膜,冷冻或切除受累的睫状体,为确保玻璃体不与角膜粘连还应进行前段玻璃体切除。

6. 术后的葡萄膜炎一般应用糖皮质激素类药物、前列腺素抑制剂及散瞳剂等药物且多能控制,但需要同时寻找病因,进行病因治疗。白内障术后一旦怀疑眼内炎,应立即抽吸房水及玻璃体进行细菌或真菌培养以及药物敏感试验。用玻璃体切割器切除受累的玻璃体,并向玻璃体腔、静脉和球结膜下注射抗菌药物。

7. 术后青光眼的治疗应局部和全身进行降压处理,同时进行病因治疗。

8. 人工晶状体位置异常、保守治疗无效时一般均采取手术复位,必要时将人工晶状体取出或更换人工晶状体。

9. Nd:YAG 激光囊膜切开术是治疗后囊膜混浊最简单有效的方法,如已植入人工晶体,激光切开时应避免损伤人工晶体;此外,也可用穿刺刀从睫状体平坦部进入眼内,将混浊及增厚的中央部后囊膜切开。

10. 对视网膜并发症,如黄斑囊样水肿可应用吲哚美辛、糖皮质激素类药物。

11. 而视网膜脱离者应当手术治疗。

二、白内障术后并发症的治疗原则

1. 白内障患者术后应定期复诊,可在术后 1 天、1 周、1 个月以及 3 个月进行复诊,观察角膜、人工晶状体、眼底等眼内情况,并行视力、眼压、角膜内皮计数等检查,排除术后并发症及其他眼部病变,明确术后屈光状态。术后 1~3 个月可根据患者屈光状态稳定情况配镜获得最佳矫正远、近视力。

2. 白内障术后使用抗菌药物及糖皮质激素类药物滴眼液滴眼,预防性抗感染、抗炎。

3. 部分患者术后出现后发性白内障,可行 Nd∶YAG 激光后囊膜切开术。

三、糖皮质激素类药物的合理应用

1. 局部使用糖皮质激素类药物滴眼液 4 周左右,以降低手术炎症反应。炎症消失的患者可缩短点药时间。常用的药物包括 0.5% 氯替泼诺滴眼液、0.1% 地塞米松滴眼液、0.1% 氟米龙滴眼液等[2]。

2. 亦可联合使用非甾体抗炎药类滴眼液加强抗炎效果,在术后 2~4 周将糖皮质激素类药物逐渐减量。

3. 使用糖皮质激素类药物滴眼液过程中,应常规随访患者,监测其不良反应如高眼压,尤其是特殊病例,如高度近视患者,可适当缩短用药时间。

第二十节　视网膜扣带术后并发症

一、视网膜扣带术后并发症的概述、临床表现及处理

(一) 概述

孔源性视网膜脱离的发病取决于 3 个因素,即视网膜裂孔,玻璃体液化及有一足够的拉力使视网膜与色素上皮分开。漏水的裂孔是视网膜脱离的原因,因此,对孔源性视网膜脱离的治疗原则是封闭裂孔。治疗孔源性视网膜脱离的方法很多,其中巩膜扣带术是应用较多的一种术式。巩膜扣带术目的是减轻玻璃体对视网膜的牵引。巩膜扣带术分为巩膜环扎术和巩膜外加压术,两种术式

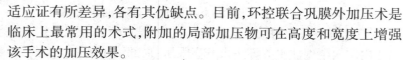

适应证有所差异,各有其优缺点。目前,环控联合巩膜外加压术是临床上最常用的术式,附加的局部加压物可在高度和宽度上增强该手术的加压效果。

（二）临床表现及处理

1. 巩膜损伤

（1）缝线进针过深,穿透脉络膜甚至视网膜。如果穿透处视网膜脱离高,可见视网膜下液溢出,眼球变软;如果此处无视网膜脱离,可见玻璃体小珠嵌出;若缝针触及血管,在穿透口处有出血。

处理:间接检眼镜下查看,如有视网膜裂孔,冷冻裂孔;如果有出血,为避免出血进入黄斑区,应调整体位和头位,使此处位于最低位。拆除原缝线,离穿透点外 1~2mm 处重新进行褥式缝线,使穿透点位于巩膜嵴上。

（2）巩膜破裂。常发生于二次手术、外伤、高度近视的患者,由于过度电凝、冷冻,导致巩膜坏死,以及外伤、高度近视后葡萄膜处巩膜变薄,在分离结膜、结扎缝线等手术操作中易造成巩膜破裂,玻璃体脱出,甚至大量外溢,眼压降低,眼球塌陷。

处理:小的巩膜破口,剪除脱出的玻璃体,直接行板层缝合,局部冷冻,外加压。大的巩膜破口,需进行异体巩膜移植,改行玻璃体手术。

2. 角膜水肿混浊

（1）原因:①手术视野消毒时,酒精进入眼内,灼伤角膜;②表面麻醉药使用过多;③角膜暴露时间过长,上皮干燥混浊;④手术器械划伤以及肌肉牵引线在眼球转动时损伤角膜;⑤长时间高眼压致角膜上皮水肿;⑥持续性低眼压角膜后弹力层发生皱褶。

（2）处理:避免术中不当操作。角膜水肿时,调整眼压至正常范围,角膜上皮水肿,可用棉棒水平方向轻碾或局部滴消毒甘油、高渗葡萄糖溶液,可暂缓角膜上皮水肿。必要时,用钝器小心刮除瞳孔区上皮,但需保留角膜缘一周的上皮,以利修复。

3. 瞳孔缩小

（1）原因为①操作过多:反复压迫巩膜检查眼底或冷冻裂孔;

②持续性低眼压：放过多视网膜下积液而未能及时恢复眼压。

（2）处理：通过结扎缝线、收紧环扎带、结膜囊内放置棉棒或玻璃体内注入生理盐水等方法来升高眼压；局部滴用快速扩瞳药，必要时结膜下注射肾上腺素 0.3ml。

4. 葡萄膜炎反应

（1）原因：①手术操作多而粗暴；②广泛过量的冷冻；③术前存在葡萄膜炎。

（2）表现：轻者结膜水肿充血，房水闪光阳性；重者眼部刺激症状明显，前房纤维素性渗出，膜形成，眼底模糊不清。

（3）处理：局部点用扩瞳剂、糖皮质激素类药物及抗菌药物，必要时结膜下注射。

5. 高眼压

（1）原因：①环扎带过紧；②环扎带靠前，使晶状体 - 虹膜隔前移，房角关闭；③膨胀气体量注入过多；④严重的葡萄膜炎反应；⑤严重的玻璃体积血，暴发性脉络膜上腔出血；⑥原发性青光眼患者；⑦眼外伤伴房角后退者。

（2）表现：主诉眼部胀痛，视力下降。检查可见结膜混合充血，角膜水肿，前房有时可见房水闪光或浮游细胞，眼底模糊，眼压升高，重者有发生视网膜中央动脉阻塞的危险。

（3）处理：局部及全身用降眼压药物。同时查找原因，环扎带过紧者，松解环扎带；气体注入过多者，适当放出部分气体；有明显葡萄膜炎反应者，局部给予扩瞳剂及糖皮质激素类药物。

6. 脉络膜脱离

（1）原因：①环扎带或外加压带位置靠后，压迫涡静脉，影响静脉回流；②术中放液不当；③与年龄有关，随年龄增长而发生率增高。

（2）表现：眼压降低，房水闪光阳性，虹膜晶状体震颤，眼底脉络膜褐色实性隆起，边界清楚，呈环形或小叶状，严重者脉络膜隆起遮盖视盘、黄斑，甚至相接触而发生视网膜粘连。

（3）处理：局部或全身使用糖皮质激素类药物、高渗脱水剂后

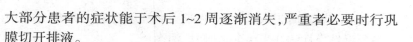

大部分患者的症状能于术后 1~2 周逐渐消失,严重者必要时行巩膜切开排液。

7. 渗出性视网膜脱离

(1)原因:术中冷冻过量。

(2)表现:术后 48~72 小时出现视网膜下积液聚积,液体混浊,随体位而改变,常位于后极部与巩膜嵴之间,不与裂孔相连。

(3)处理:应用糖皮质激素类药物,短期内液体能逐渐吸收。

8. 眼前段缺血

(1)原因:①环扎带过紧过宽;②环扎带靠后,压迫多条涡静脉;③术中切断两条以上直肌,损伤睫状前动脉;④睫状后长动脉区域内的过度冷冻;⑤术前存在视网膜血管异常者易患,如镰状细胞贫血、血管炎等。

(2)表现:主诉眼痛伴头痛,视力下降。角膜水肿,内皮皱褶,房水闪光阳性,可见浮游细胞,虹膜水肿纹理不清,晶状体表面色素沉着,玻璃体混浊,眼底模糊,有时可见高而宽的环扎嵴。早期眼压升高,晚期眼压降低,虹膜呈节段性或全部萎缩,白内障形成,严重者眼球萎缩。

(3)处理:局部或全身给予糖皮质激素类药物,滴用睫状肌麻痹剂,减轻前节反应;静脉滴注低分子右旋糖酐或口服扩血管药物,改善眼部微循环;环扎带过紧或位置偏后者,要松解并重新调整环扎带。

9. 眼肌运动障碍

(1)原因:①术中断直肌;②眼肌下放置过大的外加压物;③二次手术在分离粘连的组织时损伤直肌;④长时间的局部麻醉。

(2)表现:术后出现眼球运动受限、复视、斜视。

(3)处理:应用神经营养剂或局部理疗,多数患者于术后两周症状消失。长期复视者可通过三棱镜矫正或术后 6 个月采取眼肌手术治疗。

10. 眼内感染

(1)原因:①巩膜加压物、手术器械、缝线等污染导致;②穿刺放视网膜下积液时带入病菌;③玻璃体腔注射时带入病菌;④术前存在急慢性炎性病灶未治愈,如慢性泪囊炎。

(2)表现:多在术后1周内发生,患者主诉眼痛,视力下降。患者眼睑水肿,结膜充血,分泌物增多,前房纤维素性渗出,玻璃体混浊,眼底模糊。随病情进展,玻璃体渗出加重,甚至积脓,瞳孔区见黄白色反光,眼痛加剧,光感可消失。真菌性眼内炎发病较晚,进展缓慢,症状与体征不符,应引起注意。

(3)处理:立即局部或全身使用广谱抗菌药物。及时行前房和玻璃体腔穿刺取样进行细菌学检查、培养和药物敏感试验,同时向玻璃体腔内注药,常用万古霉素1mg、地塞米松400μg。依据化验结果,选用敏感药物,病情加重无好转者,应及时行玻璃体手术。

11. 黑矇

(1)原因:①环扎或玻璃体腔内注入过量气体,引起急进性高眼压,导致视网膜中央动脉阻塞,光感消失;②术中操作不当,直接损伤视神经;③裂孔靠后,外加压物压迫神经。

(2)处理:对症治疗,如降眼压,用血管扩张药和神经营养药治疗等。

(3)预防:重在预防,术中发现高眼压,要及时松解环扎带,前房穿刺放液;术毕时要检查眼压恢复正常,有光感方可结束手术。

12. 植入物脱出与感染

(1)原因:①植入物位置偏前;②植入物感染,硅海绵发生感染和脱出的比率高于硅胶;③可能与排异反应有关。

(2)表现:结膜水肿充血,分泌物增多,植入物外露,严重者环扎带可突破直肌止端和球结膜脱于结膜外。

(3)处理:早期植入物外露未合并感染者,可采用结膜瓣遮盖法;如果视网膜复位良好,孔周已有色素形成,可拆除植入物,局部用2.5%碘酊烧灼后缝合球结膜,取植入物做细菌、真菌培养,依据化验结果选择敏感药物滴眼。

13. 巩膜坏死

(1)原因:①过度电凝、冷冻致巩膜软化坏死;②局部加压太紧,巩膜缺血坏死。

(2)表现:局部巩膜呈紫黑色变薄坏死,有时可见色素外露。

(3)处理:再次手术时,拆除外加压物,坏死范围广而严重者,用异体巩膜修补。

14. 复视和斜视

(1)原因:①多次手术使眼外肌与眼球周围组织广泛粘连,限制眼球运动;②直肌离断重新附着后,位置发生改变;③外加压物长期机械压迫,致使眼外肌萎缩、纤维化。

(2)处理:轻度复视,可配戴三棱镜矫正;斜视度数大不能用三棱镜矫正者,需行斜视手术治疗。

15. 继发性黄斑前膜

(1)原因:①术前存在增殖性玻璃体视网膜病变(PVR);②术中裂孔处过度冷冻,大量色素细胞游离进入玻璃体腔,尤以颞上方大裂孔者好发;③术后采取平卧位,重力作用使游离的色素细胞沉积于黄斑部。

(2)表现:术后好转的视力再次出现下降,视物变形。眼底黄斑部视网膜金箔样反光,表面薄膜样组织附着,牵拉周围小血管变形。

(3)处理:早期用糖皮质激素类药物可限制膜的发展,如果视力小于 0.2 或视物变形明显,可选择玻璃体手术治疗。

16. PVR 发展

(1)原因:①术前存在的 PVR 有继续发展的趋势;②术中冷冻、电凝、放液等机械、化学刺激,进一步促进 PVR 发展;③玻璃体腔内注射气体、液体等填充物。

(2)表现:视网膜前或视网膜下出现增生膜或增生线条,视网膜皱褶形成,原裂孔受牵拉可重新裂开或新裂孔形成,视网膜脱离复发。

(3)处理:采用玻璃体切除手术治疗。

17. 屈光改变

(1)原因:①褥式缝线跨距过宽,使巩膜压陷过深;②放射性外加压物过于靠前或靠后接近黄斑;③环扎带位置各象限不在同一纬度。

(2)表现:眼球构象发生改变,眼轴变长或缩短,角膜曲率改变,可加重近视和出现不规则散光。

(3)处理:术后 6 个月验光配镜矫正。

二、视网膜扣带术后并发症的治疗原则

1. 葡萄膜炎反应处理 局部滴用扩瞳剂、糖皮质激素类药物及抗菌药物,必要时结膜下注射。

2. 高眼压处理 局部及全身用降眼压药物。有明显葡萄膜炎反应者,局部给予扩瞳剂及糖皮质激素类药物。

3. 脉络膜脱离处理 局部或全身使用糖皮质激素类药物、高渗脱水剂后大部分患者的症状能于术后 1~2 周逐渐消失,严重者必要时行巩膜切开排液。

4. 渗出性视网膜脱离处理 应用糖皮质激素类药物,短期内液体能逐渐吸收。

5. 眼前段缺血处理 局部或全身给予糖皮质激素类药物,滴用睫状肌麻痹剂,减轻前节反应;静脉滴注低分子右旋糖酐,或口服扩血管药物,改善眼部微循环。

6. 局部应用糖皮质激素类药物 局部应用糖皮质激素类药物滴眼,逐渐降低浓度,逐渐减量,逐渐减少滴眼频次。

7. 根据术后炎症反应情况决定应用扩瞳剂滴眼的次数。

三、糖皮质激素类药物的合理应用

视网膜扣带手术结膜伤口大、分离结膜和结膜下组织的操作多,术中冷凝对结膜可能造成损伤,术后可以用糖皮质激素类药物促进结膜水肿的吸收。

1. 手术结束后行半球后 1 次注射地塞米松 2.5mg,或曲安奈

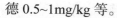

德 0.5~1mg/kg 等。

2. 术后 2~4 周内,应用低浓度糖皮质激素类药物滴眼液,如 0.5% 氯替泼诺滴眼液、0.1% 地塞米松滴眼液、0.1% 氟米龙滴眼液等[2]。

3. 用药期间监测眼压,眼压高时应停药或使用其他药物。

第二十一节　玻璃体术后并发症

一、玻璃体术后并发症的概述、临床表现及处理

(一) 概述

玻璃体切割术是 20 世纪 70 年代初发展起来的高水准现代显微眼科手术,它的出现被认为是眼科治疗史的一大革命,打破了很多以前不能治疗的手术禁区,给无数眼疾患者带去了光明。在发达国家的眼科治疗中心,玻璃体手术仅次于白内障摘除、人工晶体植入术,目前已成为眼科治疗的常规手段。玻璃体切割术的适应证日益扩大,手术范围除角膜、巩膜外几乎遍及整个眼球。

(二) 临床表现及处理

1. 结膜的并发症

(1)原因:①术中长时间机械刺激、过度冷冻,导致术后结膜水肿、脱垂,严重者裸露组织发生坏死;②缝线刺激、结膜长期慢性充血,肉芽肿形成;③手术结束时未冲洗净结膜下残存的硅油或因巩膜切口裂开硅油进入结膜下,形成结膜囊肿。

(2)处理:局部冷敷,滴人工泪液等润滑剂、抗菌药物和糖皮质激素类药物,一般结膜水肿、脱垂的症状可于 1 周左右逐渐消退。肉芽肿形成者可手术切除;结膜囊肿者,若无自觉症状无须处理。

2. 角膜的并发症

(1)原因:①角膜水肿——术中、术后高眼压;②角膜混浊——术中机械损伤、长期高眼压角膜失代偿、无晶状体眼大量重水残

留、硅油术后角膜带状变性;③上皮缺损或延迟愈合。

(2)处理:保持眼压平稳,避免器械直接损伤,做好伤眼的一期修复以减少外伤所造成的眼部并发症。

3. 白内障

(1)原因:①术中直接碰伤晶状体;②手术时间过长或灌注液引起;③膨胀气体填充术后不适当体位;④硅油填充术后晶状体代谢障碍。

(2)处理:明显影响视力和眼底观察者可行超声乳化术摘除晶状体,有硅油存留者,可待取硅油时联合晶状体摘除。

4. 青光眼

(1)原因:①注入过量的膨胀气体或硅油;②术中机械刺激,睫状体水肿,房水分泌增加;③术后扩瞳、俯卧位,导致原青光眼发作;④环扎带过宽过前,使晶状体-虹膜隔前移;⑤长期滴用糖皮质激素类药物滴眼剂,发生激素性青光眼;⑥眼内出血引起瞳孔阻滞、血影细胞青光眼、溶血性青光眼;⑦下方6点虹膜周切口闭塞,前后房不交通;⑧乳化的硅油滴阻塞小梁网。

(2)处理:查找原因,解除原发病灶,同时用降眼压药物治疗。当药物治疗失败时,可考虑手术治疗,前房穿刺放房水或玻璃体腔穿刺放出过多的气体或硅油;大量玻璃体腔出血者,可考虑玻璃体腔灌洗术;无出血但眼压持续不降者,可行睫状体光凝术或小梁滤过手术。

5. 玻璃体积血

(1)原因:术后早期出血,常见于术中止血不充分或残余在周边部的红细胞释放;后期出血多见于纤维增生,新生血管复发或虹膜新生血管。

(2)处理:口服或肌内注射止血药,双眼包盖,半卧位;查明出血原因,对出血病灶补充视网膜光凝或视网膜冷冻;若出血不止伴高眼压不退,可行玻璃体腔灌洗术。

6. 视网膜脱离和视网膜再脱离

(1)原因:①术前无视网膜脱离,术中切割头牵拉玻璃体或器

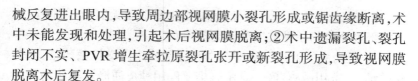

械反复进出眼内,导致周边部视网膜小裂孔形成或锯齿缘断离,术中未能发现和处理,引起术后视网膜脱离;②术中遗漏裂孔、裂孔封闭不实、PVR增生牵拉原裂孔张开或新裂孔形成,导致视网膜脱离术后复发。

(2)处理:根据视网膜脱离的范围,裂孔的大小、部位,视网膜增生的情况,选择行巩膜扣带术或玻璃体手术。

7. 低眼压

(1)原因:①广泛的前PVR使睫状体表面膜形成,膜收缩导致睫状体上皮破坏,房水生成减少;②术中视网膜大范围切开、切除,脉络膜大面积裸露,房水排出增加;③术中及术后睫状体脉络膜脱离;④长时间手术以及晶状体切除等前部手术操作频繁,机械刺激睫状体,手术中过度光凝、冷冻累及睫状体上皮。

(2)处理:对于此种慢性低眼压无有效治疗方法。可局部及全身给予糖皮质激素类药物;对于基底部增生膜牵拉睫状体,可行前部增生性玻璃体视网膜病变切除术;硅油填充术后低眼压者,延长硅油取出时间。

8. 眼内炎

(1)原因:①术前手术眼存在急、慢性炎性病灶未治愈;②术前结膜囊未充分清洁;③术中手术器械、缝线、灌注液、手术室环境等受污染。

(2)处理:立即全身和局部使用广谱抗菌药物,及时行前房和玻璃体腔穿刺取样进行细菌学检查及细菌、真菌培养和药敏试验,同时向玻璃体腔内注药,依据化验结果,选用敏感药物,真菌感染要停用糖皮质激素类药物和抗菌药物,病情加重无好转者,应及时行玻璃体手术。

二、玻璃体术后并发症的治疗原则

1. 结膜的并发症处理　局部冷敷,滴人工泪液等润滑剂、抗菌药物和糖皮质激素类药物,一般结膜水肿、脱垂的症状可于1周左右逐渐消退。

2. 低眼压的处理　对于此种慢性低眼压无有效治疗方法。可局部及全身给予糖皮质激素类药物。

3. 眼内炎的处理　立即全身和局部使用广谱抗菌药物,依据化验结果,选用敏感药物,真菌感染要停用糖皮质激素类药物和抗菌药物,病情加重无好转者,应及时行玻璃体手术。

4. 局部应用糖皮质激素类药物　局部应用糖皮质激素类药物滴眼时,逐渐降低浓度,逐渐减量,逐渐减少滴眼频次。

5. 根据术后炎症反应情况,决定应用散瞳剂滴眼的次数。

三、糖皮质激素类药物的合理应用

1. 玻璃体手术由于在睫状体部贯通,手术结束时给予球旁注射地塞米松 2.5mg 或曲安奈德 0.5~1mg/kg。

2. 玻璃体手术未使用冷凝,术后结膜水肿不显著和前房炎性反应较轻,可选择低浓度糖皮质激素类药物滴眼液,如 0.5% 氯替泼诺滴眼液、0.1% 地塞米松滴眼液、0.1% 氟米龙滴眼液等。

3. 玻璃体手术后结膜水肿明显,或前房浮游细胞多,或出现渗出膜可选用浓度高的糖皮质激素类药物滴眼液,如 1% 醋酸泼尼松龙滴眼液、0.1% 地塞米松滴眼液等。

第二十二节　案例评析

案例 1　睑缘炎相关角结膜病,用妥布霉素地塞米松滴眼液疗效好

【案例简介】

患儿,男,6 岁。主诉:双眼反复红痛伴异物感 6 个月。眼部体征:双眼视力 0.5,矫正无助。双眼睫毛见鳞屑,睫毛根部睑缘处粗糙,球结膜充血,周边角膜见灰白色浸润灶,局部角膜水肿,周边表层新生血管长入。荧光素染色(+)。

诊断:睑缘炎相关角结膜病(BKC)(中期)。

治疗：给予妥布霉素地塞米松滴眼液冲击治疗，每天4次，连续使用7天，随后改为每天2次，使用2周，期间妥布霉素地塞米松眼膏睑缘涂抹3周，每天2次，之后改为低浓度氟米龙滴眼液，每天1次，期间辅以物理治疗及人工泪液，并进行眼压监测。治疗后患者眼部炎症很快达到稳定，不适感缓解，结膜充血消失，表层新生血管消退，角膜周边浸润灶色淡，荧光素染色(−)。

【药师点评】

BKC是常见的眼表疾病，但病因复杂，包含多种因素，针对性的激素冲击治疗会让患者症状迅速缓解，并辅以物理治疗、人工泪液干预、抗菌药物抑菌等。物理治疗是获得满意持久的治疗效果的前提和基础，局部抑菌和抗炎治疗是BKC治疗的核心。由于BKC发病有睑缘细菌繁殖参与，并且睑缘也存在炎症，所以，抗菌药物和糖皮质激素类药物的复方制剂妥布霉素地塞米松滴眼液，在BKC的治疗中凸显了独特的治疗优势。

案例2　病毒性角膜内皮炎的治疗，应使用抗病毒药、糖皮质激素类药物、免疫抑制剂三管齐下[5]

【案例简介】

患者，女，9岁4个月。主诉：左眼红、眼痛、视物模糊20天。眼部体征：视力为右眼1.0，左眼0.12，矫正不提高；左眼结膜混合充血(++)，角膜弥漫性水肿(++)、混浊(++)，周边角膜可见免疫环，内皮弥漫性角膜后沉着(KP)(+++)，前房深度正常，瞳孔圆，直径约3mm，晶体及眼底情况窥不清。眼球运动正常，眼压正常，右眼检查未见明显异常。各项化验检查未见明显异常。入院后行左眼角膜共聚焦显微镜检查，未查见真菌菌丝。行左眼角膜内皮镜检查，见内皮细胞肿胀、形态不清，粗测内皮细胞计数2 828个/mm^2。

诊断：病毒性角膜内皮炎(左)。

治疗：局部给予妥布霉素滴眼液、更昔洛韦凝胶滴眼，阿托品眼膏散瞳，地塞米松2mg左眼结膜下注射，全身给予阿昔洛韦静脉滴注，给予高渗葡萄糖以及复方氨基酸营养支持治疗。治疗6

天后,角膜水肿混浊及免疫环明显减轻,角膜内皮 KP 明显减少、致密程度减轻。继续治疗 3 天后,加用妥布霉素地塞米松滴眼液、眼膏及环孢素滴眼液,地塞米松 2mg 隔天结膜下注射,角膜水肿及免疫环逐渐减轻至消失,内皮 KP 逐渐减少至残存少许点状 KP,角膜完全恢复透明。复查角膜内皮镜,见内皮细胞清晰、形态规则,细胞计数 3 513 个 /mm^2。患者痊愈出院,出院时左眼视力 –1.00 DS + 小孔镜 = 1.0,结膜充血(+),角膜透明、无水肿,内皮仅存少许点状 KP,前房深度正常,瞳孔圆、直径约 8mm(药物性散大),晶体透明,眼底检查未见异常。随访至今未再复发。

【药师点评】

病毒性角膜内皮炎是一种原发于角膜内皮的炎症,1982 年由 Khodadoust 等首次报道,常由单纯疱疹病毒或带状疱疹病毒感染引起,临床表现为睫状或混合充血,角膜上皮和基质水肿,角膜水肿的部位伴有羊脂状 KP 的存在和虹膜睫状体炎,当合并小梁网炎时可有眼压升高。该病治疗的关键是正确合理地使用抗病毒药和糖皮质激素类药物。糖皮质激素类药物应用的时机、浓度和频度要根据患者的病情而定,但基本原则是在足量应用全身和局部抗病毒药的基础上选择生物利用率高的糖皮质激素类药物,将炎症迅速控制后逐渐减量,缓慢停药。本例患者入院后首先局部及全身给予足量抗病毒药物,角膜炎症明显改善后给予糖皮质激素类药物及免疫抑制剂滴眼液,角膜逐渐恢复透明,视力恢复正常。

案例 3　曲安奈德球结膜下注射治疗前部非坏死性巩膜炎[6]

【案例简介】

患者,女,27 岁。主诉:右眼疼痛伴视物模糊 3 天。视力右眼 0.8,左眼 1.0。眼压右眼 21mmHg,左眼 17mmHg。眼部体征:右眼球结膜混合性充血,结膜血管推之不动,赤道部巩膜表层及巩膜水肿,按压疼痛,余查体及左眼未见明显异常。

诊断:前巩膜炎。

治疗：给予曲安奈德 4~8mg，加入利多卡因 0.2~0.5ml，行病灶中心处的结膜下注射。病灶小于二象限者行 1 点注射 4~6mg，大于二象限者给予 2 点注射 8mg。适当多加利多卡因可使药物弥散一些。注射后停用其他糖皮质激素类药物。药物注射后很快显现效果，自觉疼痛不适症状好转，结膜充血减轻、眼部疼痛症状减轻。

【药师点评】

曲安奈德是长效激素类药物，已经应用于很多眼科疾病的治疗。方法有球内及球后注射等。临床实践证明它是一种安全有效的药物。曲安奈德结膜下注射治疗非坏死性前巩膜炎，国外已有报道，而国内尚无详细报道。采用曲安奈德小剂量病灶部位结膜下注射，就是利用药物长效这一特点。这种方法之所以有效，其机理应该主要是药物直接作用在病灶处，可充分发挥药物作用；另外，就是药物的长效性避免了药物半衰期的弊病，使药物能够持续发挥作用。此方法的一个最大优点是用药量小，而且注射后无须再滴糖皮质激素类药物滴眼液，这样就可以减少因使用糖皮质激素类药物过量而产生的并发症。药物注射后沉积在结膜下呈白色结晶，可以维持 3 周以上。行结膜注射时要注意，要将曲安奈德药瓶沉淀的药物摇匀，要想使药物弥散些可适当多加利多卡因，操作时要避免刺穿巩膜。需要注意的是眼部并发症，主要是监测眼压及巩膜变化情况，观察全身不良反应。

案例 4 糖皮质激素类药物治疗福格特 - 小柳 - 原田综合征初发病例[7]

【案例简介】

患者，男，36 岁。主诉：双眼视力急剧下降 5 天。发病前后伴有头痛、头晕、耳鸣、颈项强直、恶心症状。眼部体征：视力双眼0.08，矫正无助。双眼前节未见明显异常。眼底见双眼视盘鼻侧充血、边界模糊，视网膜静脉轻度扩张，后极部及盘周视网膜浅脱离。双眼荧光素眼底血管造影示：视网膜色素上皮多发点状荧光，并呈不同程度湖状渗漏。

诊断:福格特-小柳-原田综合征。

治疗:在无全身糖皮质激素类药物应用禁忌证的基础上,给予患者口服泼尼松 120~140mg/d,即 2mg/kg,晨起顿服;每 3~5 天依据病情好转情况减量 20mg;减至 80mg/d 时,每 5 天减量 10mg;减至 60mg/d 时,每周减量 5mg;减至 15mg/d 后维持 1~2 个月,以后每周减量 5mg 至停药;总剂量大于 3 000mg,疗程大于 6 个月,并辅以全身神经营养药物及改善血管通透性药物治疗。随诊时间12~36 个月,随诊期间定期检测血压、血糖、血钾、血钙等以监测糖皮质激素类药物并发症情况,并依据全身情况及时行辅助治疗。

经口服泼尼松治疗后,第 2 天头痛症状消失,视力有所改善;治疗后第 3 天,双眼视力均达 0.3,眼底视网膜脱离情况明显好转;治疗后第 7 天,视力为右眼 0.5,左眼 0.8,眼底视网膜脱离消失,黄斑区视网膜呈放射状皱褶,右眼明显。1 个月后,患者视力恢复至发病前最好水平,黄斑区视网膜皱褶消失。随诊观察 12~36 个月,未复发,未见视力下降,无白发、皮肤改变及晚霞样眼底发生。

【药师点评】

对于首次发病的病例而言,预防疾病迁延是主要目标。为此需要在发病初期彻底抑制炎症反应。本病例早期应用大剂量泼尼松口服治疗,迅速控制全身及局部炎症反应后早期快速减量,减至中间量后慢速减量,后期低量维持,总剂量大于 3 000mg,疗程大于 6 个月;在未使用免疫抑制剂的情况下取得了良好的临床效果,避免了全身应用免疫抑制剂所带来的毒副作用。同时,口服用药也避免了输液反应等静脉输液的风险。

案例 5　糖皮质激素类药物治疗特发性视网膜血管炎[8]

【案例简介】

患者,男,30 岁。主诉:3 天前突感右眼视力下降。患者诉 2个月前曾出现左眼突然视力下降,发病前无明显诱因,后就诊于当地某医院,经静脉滴注等(具体药物不详)治疗后,上述症状好转,目前左眼视力为 1.0。眼部体征:右眼视力 0.02,眼压 13.6mmHg,

角膜透明,前房深度正常,房水清,房水闪光(-),瞳孔圆,居中,直径约3mm,对光反射灵敏。晶状体及玻璃体透明,散瞳查眼底见视盘水肿明显,边界不清,血管下方可见节段性阻塞,部分可见白鞘,视网膜下方可见片状、节段样及点状出血;左眼视力1.0,眼压14.3mmHg,眼前节正常,晶状体及玻璃体透明,散瞳查眼底见视盘边界清,色淡,血管颞下方静脉部分白线,视网膜视盘颞下方可见片状出血及散在点状出血点。右眼黄斑区光学相干断层成像(OCT)示:右眼黄斑出血、水肿。患者荧光素钠过敏,无法行眼底荧光血管造影检查,故初步诊断为双眼视网膜血管炎(RV)。入院后积极查患者血常规、肝肾功能、凝血及传染病4项,结果显示均无异常。嘱其口服马栗种子提取物片及和血明目片以改善微循环,同时予患者复方樟柳碱注射液右眼颞浅动脉旁注射,治疗2天后,患者诉右眼视力有所好转。入院后行胸部X线检查,结果显示无结核感染等异常症状。

诊断:特发性视网膜血管炎。

治疗:本病例无感染指征,故予患者甲泼尼龙琥珀酸钠500mg静脉滴注,同时口服雷尼替丁胶囊以保护胃黏膜。患者全身糖皮质激素类药物使用第3天,右眼视力为0.1,右眼视网膜下方出血较前吸收,继续之前治疗。患者全身糖皮质激素类药物使用第5天,右眼视力为0.12,故将糖皮质激素类药物用量减为250mg,余治疗同前。患者全身糖皮质激素类药物使用第12天,右眼视力为0.25,停全身糖皮质激素类药物用药,改为口服糖皮质激素类药物,查该患者双眼底显示双眼视网膜出血较前明显吸收,患者治疗第22天后,右眼视力为0.25,左眼视力为1.0,复查双眼底结果显示双眼视网膜出血较前均明显吸收好转;右眼OCT结果示患者右眼黄斑萎缩、渗出。患者出院后,嘱其继续口服糖皮质激素类药物治疗。6个月后患者于本科门诊复查,右眼视力为0.5,左眼视力为1.0,复查右眼OCT,结果显示右眼黄斑萎缩。

【药师点评】

目前,眼底荧光血管造影被公认为是诊断视网膜血管炎的

"金标准",而本例患者因对荧光素钠注射液过敏,无法进行此检查,对明确诊断造成一定困难。对于本例患者的治疗,首先是通过实验室相关检查排除感染性血管炎可能,同时诊断性地应用全身糖皮质激素类药物治疗,获得良好的治疗效果,因此,诊断性应用糖皮质激素类药物在治疗视网膜血管炎上有着重要作用。

案例6　大剂量甲泼尼龙治疗视神经炎[9]

【案例简介】

患者,女,35岁。主诉:右眼疼痛伴视力下降1天。眼部体征:右眼视力指数20cm,左眼视力1.0。右眼球结膜无充血,角膜透明,瞳孔5mm×5mm,直接对光反射迟钝,间接对光反射存在,晶状体透明,眼底见视乳头充血水肿,边界模糊,视网膜静脉怒张、迂曲,视乳头附近有渗出、出血及水肿。左眼前节及眼底未见明显异常。

诊断:右眼视神经炎。

治疗:给予甲泼尼龙1g加入0.9%氯化钠注射液500ml中,静脉滴注3天,视力1.0,之后改为口服泼尼松60mg,每天早上顿服,逐渐减少用量服用5天,减量至40mg、30mg、20mg、10mg及5mg(视病情变化,5~7天为1减量周期),视力稳定无变化,给予糖皮质激素类药物治疗的同时,采取扩张血管和营养神经治疗,治疗过程中检测血糖、血压及电解质,同时补充钾、钙制剂,口服保护胃黏膜的药物。治疗1个月后,患者右眼视力1.0,眼球疼痛消失。

【药师点评】

临床上治疗视神经炎采用综合治疗的原则,以糖皮质激素类药物为主的抗炎治疗,主要为甲泼尼龙大剂量短程冲击治疗或静脉输注地塞米松后,改为泼尼松片口服;配合使用改善微循环、营养神经类药物,并根据发病原因或诱发因素联用抗菌药物、抗病毒药等药物。对视神经炎患者采用大剂量甲泼尼龙治疗,能够有效缓解患者的水肿、炎症症状,改善轴索传导,减少神经细胞死亡数量,进而有效缩短病程,加快视力恢复速度,避免发生不可逆性的视神经改变。视神经炎患者在劳累或发热后可能复发,治疗过程

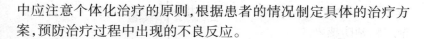

中应注意个体化治疗的原则,根据患者的情况制定具体的治疗方案,预防治疗过程中出现的不良反应。

案例7 甲泼尼龙冲击治疗无光感外伤性视神经病变[10]

【案例简介】

患者,男,20岁。主诉:车祸外伤后左眼视物不见2小时。眼部体征:右眼视力1.0,左眼无光感。双眼眼压13mmHg。右眼前节及眼底未见明显异常。左眼球结膜充血,角膜透明,前房轴深4CT,瞳孔5mm×5mm,直接对光反射消失,间接对光反射存在,眼底未见明显异常。CT、X线等影像学检查未见视神经管骨折。

诊断:左眼外伤性视神经病变。

治疗:立即给予甲泼尼龙1 000mg(15~30mg/kg)加5%葡萄糖注射液500ml,静脉滴注5天,每天1次;同时联合应用球后注射甲泼尼龙20mg、妥拉苏林12.5mg,每天1次,并辅以维生素B_1、维生素B_{12}等神经营养药物及扩血管药物治疗。5天后,左眼视力0.1。

【药师点评】

甲泼尼龙是一种合成的肾上腺糖皮质激素类药物,通过大量试验研究发现,大剂量甲泼尼龙有如下作用:通过抗氧化作用对抗自由基的作用,使自由基的损伤减少,细胞膜破坏减少,血管活性物质减少,减轻炎症反应,维持正常血流,从而避免了再灌注损伤。由于血供正常,防止了缺氧发生,保证了ATP供应,维持正常的细胞内外离子浓度,防止了由于细胞内钙离子浓度升高引发的一系列炎症反应,从而产生良性循环。大剂量糖皮质激素类药物治疗外伤后失明,其目的是减少视神经微循环的痉挛、水肿和视神经细胞死亡;配合血管扩张剂、能量合剂、维生素B族药物等,能改善局部水肿、促进循环、增进视神经营养,对外伤性视神经病变的康复具有积极作用;治疗越早,效果越好,最好在受伤24小时内开始用药。需要注意的是,启用超大剂量糖皮质激素类药物治疗前,必须有血糖检查结果。有明确的消化性溃疡病史的患者,必须确认病情稳定的前提下使用。如果有感染指征,必须同时给予足量的抗菌药物预防感染。

案例 8 妥布霉素地塞米松滴眼液致皮质类固醇性青光眼[11]

【案例简介】

患者,男,16 岁。3 年前因"双眼反复、持续性奇痒,眼红伴有少许黏液丝状分泌物"在当地诊所就诊,诊断为"结膜炎",给予应用妥布霉素地塞米松滴眼液滴眼后,上述症状缓解。但停药后,症状常易反复发作,尤以春、秋季明显加重,故经常自购妥布霉素地塞米松滴眼液滴眼(每天 4~6 次)。近 6 个月来,患者经常感觉双眼球有酸胀感、易疲劳,因自认为系学习紧张用眼过度所致而未往医院就诊。近 1 个多月来,双眼上述症状加重并且出现视力下降,仍然以为系"近视眼",到眼镜店配镜才发现视力无法完全矫正,前来眼科诊治。

眼科检查:视力为双眼 0.2,–2.00DS=0.5。眼压为右眼 32mmHg,左眼 38mmHg。双眼球结膜轻度充血,污秽观,上睑结膜充血明显、肥厚,可见大量扁平巨大乳头。角膜透明。前房轴深 3.5CT。瞳孔 4mm,对光反射存在。晶状体透明。直接眼底镜检查可见:双眼视神经乳头边界清楚,颜色淡白,C/D=0.6~0.7,呈纵椭圆形并见边缘切迹。A:V=2:3,视网膜无出血及渗出物,黄斑部中心凹光反射弥散。

诊断:双眼皮质类固醇性(或继发性)青光眼;双眼春季角结膜炎;双眼屈光不正。

治疗:立即停止使用糖皮质激素类药物滴眼液,全身加局部降眼压药物治疗,治疗期间密切观察眼压变化,眼压已降低至正常范围时可以逐渐减少药物用量及种类,当停药后眼压能够恢复至正常时仍需继续观察眼压有否波动。如停药后眼压仍然持续升高、视功能继续损害时则需进行抗青光眼手术治疗。视神经保护性治疗,如神经营养因子、抗氧化剂维生素 E、维生素 C、中医药等。选择非糖皮质激素类抗过敏滴眼液,如 0.1% 盐酸奥洛他定滴眼液,继续治疗春季角结膜炎。停用妥布霉素地塞米松滴眼液后,根据眼压水平应用降眼压药物,次日眼压恢复正常,单用 0.5% 噻吗洛尔滴眼液眼压仍维持正常后,连用 5 天,每天 1 滴,眼压维持在正常范围,再停药。同时随访 6 个月,视力及眼压均稳定,视野无缺损。

【药师点评】

妥布霉素地塞米松滴眼液是近年来较为常用的眼科抗感染药,主要用于治疗眼科炎性病变、眼表细菌性感染、减轻术后水肿及炎性反应等。糖皮质激素类药物性青光眼是一种药源性继发性开角型青光眼,多数患者均具有长期使用妥布霉素地塞米松滴眼液史,从妥布霉素地塞米松滴眼液获得的情况来看,大部分由医师给药为主,医师往往没有告知此药的不良反应,也未叮嘱随访眼压。患者自觉此药效果好,而后往往自购使用。临床医师要严格掌握糖皮质激素类药物的适应证,对下列情况更应注意,如原发性开角型青光眼的患者及其子女、高度近视以及对糖皮质激素类药物呈高敏反应的人群,要选用对眼压影响较小的糖皮质激素类药物,对糖皮质激素类药物敏感而又必须应用者可改用低浓度、角膜穿透力弱的药物或选用非甾体抗炎药,并向患者详细说明应用糖皮质激素类药物滴眼的注意事项,及可能产生的并发症,以引起患者的重视。

参考文献:

[1] 夏燕婷,闫晓玲,韦企平.巩膜炎的诊治进展[J].中国实用眼科杂志,2014,32(9):1044-1047.

[2] 周欢粉,魏世辉.特发性脱髓鞘性视神经炎的临床分析和长期随访观察.国际眼科杂志,2013,13(5):872-875.

[3] 邹伟,陈吉刚,张丹枫,等.外伤性视神经病变最新治疗进展[J].现代生物医学进展,2016,16(16):3176-3179.

[4] 中华人民共和国卫生部.糖皮质激素类药物临床应用指导原则[J].中华内分泌代谢杂志,2012,28(2):171-202.

［5］郭慧,吴欣怡.病毒性角膜内皮炎1例［J］.山东大学耳鼻喉眼学报,2012,26(2):2-3.

［6］于大仆,于珍,陈然,等.曲安奈德球结膜下注射治疗前部非坏死性巩膜炎的疗效观察［J］.临床眼科杂志,2016,24(3):242-243.

［7］邹吉新,刘宗明,梁巍,等.Vogt-小柳-原田病初发病例的激素治疗［J］.协和医学杂志,2013,4(2):138-140.

［8］曹芬,王鲜.特发性视网膜血管炎1例［J］.现代医药卫生,2016,32(9):1437-1438.

［9］张松,刘凤霞,曹郑霞.大剂量甲基强的松龙治疗视神经炎的疗效观察［J］.中国实用神经疾病杂志,2015,18(16):108-109.

［10］陈常乐.甲基强的松龙冲击治疗无光感外伤性视神经病变［J］.中国实用眼科杂志,2003,21(6):455.

［11］郑丹,胡劼,张美君.妥布霉素地塞米松滴眼液致激素性青光眼［J］.中国眼耳鼻喉科杂志,2009,9(5):295-296.

第十一章

糖皮质激素类药物在皮肤疾病中的合理应用

1. 天疱疮是一种什么样的皮肤病？

2. 糖皮质激素类药物在治疗天疱疮过程中，剂量如何调整？

3. 大疱性类天疱疮是一种什么样的皮肤病？

4. 大疱性类天疱疮的临床治疗方法有哪些？

5. 外用糖皮质激素类药物治疗大疱性类天疱疮时，剂量如何选择？

6. 药物性皮炎是一种什么样的皮肤病？

7. 药物性皮炎的治疗方法有哪些？

8. 糖皮质激素类药物治疗药物性皮炎时，不同类型如何进行处理？

9. 红皮病是一种什么样的皮肤病？

10. 红皮病的治疗方法有哪些？

11. 糖皮质激素类药物治疗红皮病的用药特点是什么？

12. 湿疹与皮炎是一种什么样的皮肤病？

13. 湿疹和皮炎的治疗方法有哪些？

14. 糖皮质激素类药物治疗湿疹和皮炎时，有哪些用药特点？

15. 银屑病是一种什么样的皮肤病？

16. 银屑病的治疗方法有哪些？
17. 糖皮质激素类药物治疗银屑病时有哪些用药特点？

第一节　天　疱　疮

一、天疱疮疾病的概述、分类与临床表现

（一）概述

天疱疮（pemphigus）是由于表皮棘层细胞间抗桥粒芯蛋白抗体沉积，引起以棘层细胞松解、表皮内水疱形成为特征的自身免疫性皮肤黏膜大疱病。天疱疮发病率在万分之四左右，且呈上升趋势，以中年人群多见，无明显性别差异[1]。在治疗早期应用足量糖皮质激素类药物并联合其他辅助疗法后，可降低死亡率。

（二）分类及临床表现

天疱疮各年龄段均可发病，女性较男性易受累。天疱疮目前主要类型有 4 型：寻常型、增殖型、落叶型、红斑型。此外，临床还可见到副肿瘤性天疱疮、疱疹样天疱疮及药物诱发性天疱疮等其他类型。

1. 寻常型天疱疮　是一类黏膜 - 皮肤大疱性疾病，是天疱疮中最常见的一型，皮损好发于胸背部、头面部、腋窝、腹股沟、臀部等。以多处水疱和糜烂为特征性表现，患者先是口腔损害，而后出现皮肤损害，间隔时间 3 个月 ~1 年。口腔损害表现为持续性、痛性黏膜糜烂或溃疡，明显影响进食。皮肤损害表现为松弛性水疱和大疱，尼氏征阳性多出现在正常皮肤表面，少数出现在红斑基础上，水疱易破，形成糜烂面，多数患者不伴瘙痒。

2. 增殖型天疱疮　是寻常型天疱疮的异型。发病年龄较小，皮损好发于腋下、腹股沟、外生殖道等皱褶部位。尼氏征阳性，疱破裂形成糜烂面和蕈样、乳头状增殖，其上覆有黄色厚痂及渗出物，有腥臭味，自觉疼痛，周围有炎性红晕，疱可融合，范围不定，继发感染时有高热等症状。病变时重时轻，病程较寻常型长。本病分两型：

（1）重型（Neumann 型）：皮损为水疱和大疱，与寻常型天疱疮相似，之后转变成增殖斑片。

（2）轻型（Hallopeau 型）：早期皮损为脓疱而不是水疱，疱破后形成增殖性斑块。

3. 落叶型天疱疮　皮损好发于头面及躯干部，尼氏征阳性，疱壁更薄，起初为疱破渗出形成黄褐色叶状痂，渐发展至全身，皮肤暗红，有腥臭，自觉瘙痒或灼痛，口腔损害轻、少见。临床上往往仅见一红色创面或糜烂面。

4. 红斑型天疱疮　是落叶型天疱疮的良性型。皮损好发于头皮、面及胸背上部，但很少累及下肢及黏膜。头面部皮损类似盘状或系统性红斑狼疮、脂溢性皮炎。局限性红斑上有脂性鳞屑、黄痂。上述皮损出现一至数月后，胸背部和四肢突然发生松弛性大疱，疱壁薄，易破，糜烂面渐扩大，渗液较多，表面常结成污秽色、黑褐色痂和脂性厚痂，不易脱落，预后留棕褐色色素沉着。水疱此起彼伏，尼氏征阳性。自觉瘙痒，全身症状不明显。

二、天疱疮疾病的诊断要点与治疗原则

（一）诊断要点

本病的诊断要点为皮肤上有松弛大疱，尼氏征阳性，常伴有黏膜损害，水疱基底涂片可见天疱疮细胞，组织病理有特征性棘层松解。间接免疫荧光检查血清中有天疱疮抗体，水疱周围正常皮肤或新皮损直接免疫荧光检查，表皮细胞间有 IgG 和 C3 沉积。

（二）治疗原则

本病的治疗主要为糖皮质激素类药物和 / 或免疫抑制剂的应用。严重病例也可静脉给予大量丙种球蛋白，加强支持疗法，补充血浆或白蛋白，注意水、电解质平衡，预防继发感染。如伴感染，则系统或局部应用抗菌药物，对症治疗。

糖皮质激素类药物是治疗天疱疮的首选药物，往往需使用数年甚至终身用药。治疗分为初始阶段、减量阶段和维持阶段。初始阶段是使用糖皮质激素类药物迅速控制病情，显著减少或完全控制新

病损出现,且大部分原有病损开始逐渐愈合。患者对糖皮质激素类药物的反应一般出现在治疗后的 2~4 周,视情况调整糖皮质激素类药物用量。减量阶段是在控制新病损出现的同时,逐渐降低糖皮质激素类药物的用量至小剂量,一般需要数月至数年。维持阶段是当糖皮质激素类药物减至很小剂量,可长时间维持或停药。治疗过程中糖皮质激素类药物剂量不建议超过 1.5mg/(kg·d)。中重度患者应早期在糖皮质激素类药物治疗的同时联合应用免疫抑制剂。当糖皮质激素类药物和免疫抑制剂合用时,应先将糖皮质激素类药物减至 0.2mg/(kg·d)或 10mg/d,再逐渐降低免疫抑制剂的剂量。

三、糖皮质激素类药物的合理应用

糖皮质激素类药物是目前治疗天疱疮的首选药物,常用于治疗天疱疮的糖皮质激素类药物有泼尼松、甲泼尼龙、地塞米松等。

初始阶段最重要的是确定糖皮质激素类药物的初始剂量。剂量根据天疱疮的类型、损害范围而定,轻度患者泼尼松初始剂量为 0.5mg/(kg·d);中度患者初始剂量为 1.0mg/(kg·d);重度患者初始剂量 1.5mg/(kg·d),泼尼松剂量达 1.5mg/(kg·d)后不建议再增加。中重度患者应早期在糖皮质激素类药物治疗的同时联合应用免疫抑制剂。一般寻常型天疱疮用药量较大,可口服或静脉滴注相当于泼尼松 40~80mg/d 的量,病情较重时可静脉滴注甲泼尼龙 80~120mg/d。红斑型天疱疮糖皮质激素类药物用量比寻常型天疱疮小,可口服或静脉滴注相当于泼尼松 30~60mg/d 的量[2]。如果用药后无新病损出现、病情稳定则表明初始剂量足够,反之应酌情加量,增加的量为原量的 1/3~1/2,或加用免疫抑制剂,也可静脉滴注大剂量丙种球蛋白,直至无新水疱出现。病情控制后,可再维持 1~2 周,然后逐渐减量。大多数文献认为,糖皮质激素类药物需在大部分(约 80%)原有病损基本愈合的情况下才能开始逐渐减量,以免引起复发。建议泼尼松 60~90mg/d 时,每 1~2 周减 20%;40~60mg/d 时,每 1~2 周减 10mg/d;20~40mg/d 时,每月减 5mg/d;20mg/d 时,每 3 个月减 5mg/d,直到减至 0.2mg/(kg·d)或 10mg/d

长期维持,部分患者可用更低剂量维持。当糖皮质激素类药物和免疫抑制剂合用时,应首先降低糖皮质激素类药物的剂量,当糖皮质激素类药物减至 0.2mg/(kg·d) 或 10mg/d,可逐渐降低免疫抑制剂的剂量。如果在减量过程中出现新发水疱,数量 <3 个,首先外用强效糖皮质激素类药物,如果 1 周后没有控制,仍有新发水疱 1~3 个,将剂量升至减量前的剂量。如果新发水疱大于 3 个,将剂量升至减量前两个剂量[3]。最终减量一般不追求为 0,减至很小剂量,可长期维持或根据患者临床表现,每 3~6 个月减量 2.5mg/d。如果病情持续稳定,亦可逐渐减至停药。

当泼尼松用量达到 100mg/d 或应用推荐剂量糖皮质激素类药物联合免疫抑制剂治疗失败时,可考虑使用冲击治疗,以甲泼尼龙冲击治疗最常用。甲泼尼龙 500mg 或 1 000mg 静脉滴注,连用 3 天,然后恢复到冲击前的糖皮质激素类药物治疗剂量。如果效果不好,3 周后可重复冲击 1 次,一般 2 个周期后皮损基本消退。冲击治疗前多与免疫抑制剂联用,冲击治疗期间免疫抑制剂不需停药。部分患者冲击治疗好转后会复发,再次冲击仍然有效[3]。

天疱疮患者糖皮质激素类药物往往需使用数年,甚至终身用药。治疗过程中,应注意预防和治疗糖皮质激素类药物的不良反应。

第二节　大疱性类天疱疮

一、大疱性类天疱疮疾病的概述、分类与临床表现

大疱性类天疱疮(bullous pemphigoid,BP)是一种好发于老年人的表皮下水疱性皮肤病,属于慢性自身免疫病。随着我国人口老龄化,BP 发病人数呈上升趋势。早期皮损可仅表现为浮肿性的红斑而没有水疱,易误诊为多形红斑或药疹等。

BP 好发于 60 岁以上老年人,偶见于儿童和青少年,女性略多于男性。皮损表现为正常皮肤或红斑基础上出现紧张性水疱或大疱,疱壁较厚,呈圆形或椭圆形,直径大多在 1cm 左右,也可达数厘

米如鸽蛋般,挤压水疱并不向周围扩展(尼氏征阴性)。成批出现或此起彼伏,伴不同程度瘙痒。疱液清,少数为血性,继发感染则疱液呈脓性。少数患者可出现口腔等黏膜损害。疱壁厚不易破溃,破溃后形成糜烂面,上附结痂,较易愈合。BP 按病情严重程度可分为[4]:

1. 局限性或轻度 BP　局限性 BP 指皮损面积较小,仅累及 1 个体表部位。轻度 BP 是指皮损较广泛,但每天新发水疱 <5 个。

2. 泛发性 BP　每天新发水疱超过 10 个,或新发水疱少,但皮损累及一处或几处较大体表面积。

3. 顽固性 BP　经过系统或外用强效糖皮质激素类药物及免疫抑制剂规律治疗 1 个月后仍未控制病情,每天仍有新发红斑、水疱,数量超过 5 个。

二、大疱性类天疱疮疾病的诊断要点与治疗原则

(一)诊断要点

本病根据典型临床表现,结合组织病理、免疫病理特征性表现及抗 BP180 抗体阳性可以诊断。临床表现为在外观正常或红斑基础上出现紧张性水疱和大疱,尼氏征阴性,伴瘙痒,黏膜损害轻或无。组织病理显示,表皮下水疱,疱液中以嗜酸性粒细胞为主,少见淋巴细胞和中性粒细胞。真皮可见嗜酸性粒细胞和中性粒细胞浸润。在无水疱出现时,组织病理表现无特异性,可出现嗜酸性粒细胞海绵样水肿。直接免疫荧光检查表现为基底膜带 IgG、IgM、C3 线状沉积。间接免疫荧光检查显示,血清中出现抗基底膜带抗体,以 IgG 为主。盐裂间接免疫荧光试验:BP 患者血清荧光沉积于表皮侧。特异抗体检测抗 BP180 抗体:90% 以上的 BP 患者血清中可出现抗 BP180 抗体,且与疾病严重程度有相关性[4]。

(二)治疗原则

本病的治疗主要包括糖皮质激素类药物和 / 或免疫抑制剂的应用,四环素或米诺环素与大剂量烟酰胺合用。严重病例,可静脉滴注大剂量丙种球蛋白,加强支持疗法,预防和治疗继发感染。

多数 BP 患者,外用糖皮质激素类药物治疗与系统用糖皮质

激素类药物治疗疗效相当,但不良反应明显减少,外用糖皮质激素类药物治疗是 BP 的一线治疗。外用糖皮质激素类药物治疗时应避开面部,系统用糖皮质激素类药物治疗剂量不建议超过 1.0mg/(kg·d)。若病情较重,糖皮质激素类药物疗效不满意或出现禁忌证,可考虑早期联合免疫抑制剂。抗菌药物联合烟酰胺宜与小剂量糖皮质激素类药物或外用糖皮质激素类药物联用。外用、系统用糖皮质激素类药物减量时,均需遵循逐渐减量的原则。

三、糖皮质激素类药物的合理应用

糖皮质激素类药物是治疗 BP 的首选药物。外用激素对 BP 效果显著,是 BP 的一线治疗。即使在某些重症患者中,由于存在严重并发症或糖皮质激素类药物禁忌证,外用糖皮质激素类药物仍然是不错的选择。

1. 局限性或轻度 BP 的治疗

(1)外用糖皮质激素类药物:多选用强效糖皮质激素类药物,如丙酸氯倍他索乳膏或卤米松软膏等,每天 10~20g,分 1~2 次外用,局限性 BP 患者仅外用于皮损部位;轻度 BP 患者需外用于全身,包括正常皮肤,但不用于面部。体重 <45kg 者用量为 10g,3 周后多数患者可以有效控制病情。3 周病情未控制者,可将用量增加到 40g(<45kg 者,加至 20g)。

(2)系统用糖皮质激素类药物:不推荐。在外用糖皮质激素类药物、抗菌药物联合烟酰胺与外用糖皮质激素类药物联用这 2 种方案治疗 3 周后无效者,可口服小剂量糖皮质激素类药物,以 0.3mg/(kg·d)为宜,或 20mg/d。

2. 泛发性 BP 的治疗

(1)外用糖皮质激素类药物:多选择强效糖皮质激素类药物,如丙酸氯倍他索或卤米松软膏等,剂量 30~40g/d,除用于水疱糜烂部位外,全身正常皮肤也需应用,但不用于面部。若体重 <45kg,每天用量 20g,治疗 2~3 周。

(2)系统用糖皮质激素类药物:推荐起始剂量 0.5mg/(kg·d)。

治疗 7 天后,若病情未得到明显控制,可将糖皮质激素类药物加量至 0.75mg/(kg·d)。若 1~3 周后病情仍得不到控制,继续加量至 1mg/(kg·d)。糖皮质激素类药物剂量达 1.0mg/(kg·d)后不建议再增加,因会增加不良反应而不增加疗效。此时可考虑加用免疫抑制剂。一旦水疱、大疱得到控制,持续治疗 2 周后,糖皮质激素类药物开始减量。

3. 顽固性 BP 的治疗　在系统或外用强效糖皮质激素类药物及免疫抑制剂规律治疗的基础上,加用静脉注射大剂量免疫球蛋白或血浆置换疗法等。

外用糖皮质激素类药物减量,仍需遵循逐渐减量的原则,减量方法为:病情控制 15 天后减量,第 1 个月每天治疗 1 次,第 2 个月每 2 天治疗 1 次,第 3 个月每周治疗 2 次,第 4 个月每周治疗 1 次。此后进入维持治疗阶段,时间为 8 个月,每周用药 1 次,每次 10g,主要用于原皮损及周围的部位。在外用糖皮质激素类药物减量过程中,出现病情复发时,可恢复原来的治疗方案:①局限性 BP 外用 10g 于病变部位及周围皮肤;②轻度 BP 外用 20g 于病变部位及全身正常皮肤;③泛发性 BP 外用 30g 于病变部位及全身正常皮肤。

系统用糖皮质激素类药物 1mg/(kg·d)时,按 10% 递减,一般为每周减 5mg;至 30mg/d 时,减量速度减慢,一般为每 4 周减 5mg;至 15mg/d 时,改为每 3 个月减 2.5mg;至 2.5mg/d 时,采用隔天疗法,隔天服 5mg,服用 3 个月后可减为每周服 5mg,3 个月后可停药,总疗程 2 年左右。在糖皮质激素类药物减量过程中出现复发,应恢复到减量前的剂量。如患者服用 15mg/d 时出现复发,应恢复到 20mg/d,并维持至少 1 个月[5]。

第三节　药物性皮炎

一、药物性皮炎的概述、分类与临床表现

(一) 概述

药物性皮炎(dermatitis medicamentosa)也称为药疹,是药物通

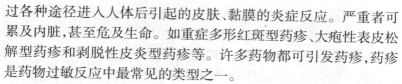

过各种途径进入人体后引起的皮肤、黏膜的炎症反应。严重者可累及内脏，甚至危及生命。如重症多形红斑型药疹、大疱性表皮松解型药疹和剥脱性皮炎型药疹等。许多药物都可引发药疹，药疹是药物过敏反应中最常见的类型之一。

（二）分类

一般来说，药疹多在治疗开始后 7~10 天经过致敏而出现。但如果以前曾接受过同样药物或同类结构的药物治疗，则可于数小时或 1~2 天内迅速出现。常见的药疹皮肤表现，主要有以下的类型：

1. 发疹性药疹　是药疹中最常见的一种，约占所有药疹的 95%。临床表现为弥漫性鲜红色斑或半米粒大至豆大红色斑丘疹，密集对称分布，形态如麻疹样或猩红热样，发病突然，常伴有畏寒、高热（39~40℃）、头痛、全身不适等，半数以上病例在停药后 2 周完全消退。如未及时停药，可能发展成剥脱性皮炎，则预后不良。

2. 荨麻疹样药疹　是常见药疹之一。皮疹特点为发生大小不等的风团，这种风团性皮疹较一般荨麻疹色泽红，持续时间长，自觉瘙痒，可伴有刺痛、触痛。荨麻疹可作为唯一的症状出现，也可以是血清病样综合征、过敏性休克的一个症状。一般致敏患者表现为，用药后数小时皮肤才开始发生风团性皮疹，并有瘙痒，但少数患者在注射青霉素、血清蛋白等药物后数分钟内，即出现头晕、心烦、全身泛发大片红色风团、瘙痒与血压降低症状。

3. 剥脱性皮炎　常常由于对一般的药疹患者未及时停止致敏药物和适当处理，致使病情发展，皮疹融合而成为剥脱性皮炎，或病情一开始就是突然发病。皮损表现为全身皮肤鲜红肿胀，伴有渗液、结痂，继之大片叶状鳞屑脱落，渗液有臭味。黏膜可有充血、水肿、糜烂等。此类皮损如系初次发病，潜伏期一般在 20 天以上。可一开始就泛发全身，或在上述麻疹或猩红热样皮损的基础上发生。病程长达一个月以上，是药疹中的严重类型，常伴有全身症状，如恶寒、发热、呕吐、恶心，有的可伴有淋巴结肿大、蛋白尿、肝大、黄疸等全身症状。

4. 大疱性表皮松解坏死型　是药疹中最严重的一型，其特点是发病急，皮疹初起于面、颈、胸部，发生深红色、暗红色及略带铁灰色斑，很快融合成片，发展至全身。斑上发生大小不等的松弛性水疱及表皮松解，可以用手指推动，稍用力表皮即可脱落，如烫伤样表现。黏膜也有大片坏死、脱落。全身中毒症状严重，伴有高热和内脏病变。如抢救不及时，可死于感染、毒血症、肾衰竭、肺炎或出血。有的患者初期表现为多形性红斑或固定型药疹，很快再发展为大片红斑、大疱、表皮剥脱。

5. 固定型红斑　是药疹中较常见的类型。形态比较特殊，易于识别。皮疹特点是局限性圆形或椭圆形红斑，红斑鲜红色或紫红色，水肿性，炎症剧烈者中央可形成水疱。损害境界清楚，愈后留有色素斑，每次应用致敏的药物后，在同一部位重复发作，也有的同时增加新的损害，皮疹数目可单个或多个，亦有分布全身者，皮疹大小一般 0.2cm 至数厘米，皮疹可发生于全身任何部位，尤以口唇及口周、龟头、肛门等皮肤黏膜交界处，趾/指间皮肤、手背、足背、躯干等处多见。发生于皮肤黏膜交界处者约占 80%，口腔黏膜亦可发疹。固定性药疹消退时间一般为 1~10 天，但黏膜糜烂或溃疡者常病程较长，可迁延数十天始愈。

6. 多形性红斑　可由药物引起的多形红斑，其皮疹特点为圆形或椭圆形水肿性红斑或丘疹，似豌豆大至蚕豆大，中央常有水疱，边缘带紫色，对称性发生于四肢，常伴有发烧、关节痛、腹痛等，严重者称史-约综合征，可引起黏膜水疱的糜烂、疼痛。病程一般为 2~4 周。

7. 药物超敏综合征　是药物引起的特异质反应，特点是发热、皮疹及内脏器官损害（特别是肝）的三联症状。可发生于药物初次应用后 7~28 天，或更长时间发生。如以后再次应用该药物，可在 1 天内发病。初发症状是发热，高峰可达 40℃。其次为口周及面部水肿、颈或全身淋巴结肿大、喉炎。皮损开始于面、躯干上部及上肢。为红斑、丘疹或麻疹样皮疹，逐步变为暗红色。融合并进行性发展为红皮病。

内脏损害在皮疹发生后 1~2 周内发生，也可长达 1 个月。肝

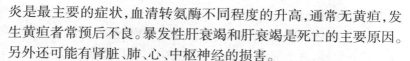

炎是最主要的症状,血清转氨酶不同程度的升高,通常无黄疸,发生黄疸者常预后不良。暴发性肝衰竭和肝衰竭是死亡的主要原因。另外还可能有肾脏、肺、心、中枢神经的损害。

血液系统异常表现为非典型性淋巴细胞增多,发生在最初的2周内。通常在第2~3周,嗜酸性粒细胞增多。

8. 湿疹样型　常由外用药引起,局部接触敏感,发生湿疹样皮炎后,再内服或注射同一类药物,可发生全身湿疹样皮损。病程常在1个月以上。

9. 光敏皮炎型　皮疹形态如湿疹样,以露出部位较为严重,但远离暴露日光部位亦可发生。停用药物后,反应可持续数周。当再次用药后,加上光线照射皮肤,可在48小时内激起湿疹样反应。光敏皮炎型分光毒性和光敏性两种。

10. 苔藓样疹型　皮损在临床上和病理上极似扁平苔藓,紫红色丘疹,有或无口腔侵犯。皮损广泛,侵及躯干四肢。鳞屑明显,伴有湿疹样变,愈合后留有明显色素沉着,停药后皮损逐渐消退,也有部分呈慢性,持续很长时间。

11. 紫癜型　临床主要表现为针头大至豆大或更大的出血性紫斑,皮疹变平或稍隆起。这种发疹可以有血小板减少,或由血管的损伤引起。

12. 血管炎型　好发于小血管,其炎症范围可以从轻度的细胞浸润到急性坏死,严重者可侵犯许多器官的血管,包括皮肤和肾。皮肤损害表现为紫癜、瘀斑、结节、坏死,亦有呈结节性多动脉炎样病变。全身性的表现为发热、关节痛、水肿、蛋白尿、血尿或肾衰竭,很少发生肌炎、冠状动脉炎、肺炎和胃肠出血。

13. 泛发型脓疱型　又称急性泛发型发疹性脓疱病。皮疹常开始于面部及皱褶部位,以后泛发。为针尖大到半米粒大浅表非毛囊性无菌脓疱,散在、密集,急性发病。烧灼感或痒感。停药几天后消退,呈大片脱屑。重者脓疱可融合成脓湖。可伴有发热、寒战、白细胞计数升高、嗜酸性粒细胞增多、低钙血症、肾衰竭等全身症状,偶有瘀斑、紫癜、多形红斑样靶形发疹、血管炎样疹、水疱、面部水肿及黏液糜烂。

14. 痤疮样疹 表现为毛囊性丘疹、脓疱,损害类似于寻常痤疮。发展缓慢,常于服药后 1~2 个月发生。病程慢性,停药后可拖延数月。

二、药物性皮炎的诊断要点与治疗原则

(一)诊断要点

药疹的诊断主要是根据病史和临床表现,除固定型药疹具有特征性表现外,多数药疹不易与其他原因引起的同样症状相区别,必须根据病史及发展过程,加以综合分析而做出判断。

在临床上,对骤然发生于治疗过程中的全身性、对称型分布的皮疹,要有警觉,询问用药史,特别注意药物的交叉过敏以及隐蔽形式出现的药物过敏。熟知各种类型的药物过敏特点,排除类似的内科和皮肤科疾病。一般药疹的颜色较鲜艳,痒感重。通常药疹在停用致敏药物后,很快好转和消退。

在临床上用药后发生药疹,停药后消失及再用时复发的药物史,很有诊断意义。现代的免疫试验法如淋巴细胞转化试验、放射变应原吸附试验(RAST)、嗜碱性粒细胞脱粒试验、巨噬细胞游走抑制试验、白细胞组胺试验等,均能协助我们了解药物和机体之间的免疫关系,但并无实用的诊断价值。

(二)治疗原则

1. 轻型药疹 立即停用一切可疑致敏药物及结构相似药物,加强支持疗法,防止继发感染。根据病情轻重给予不同处理。轻型药疹,酌情选用 1~2 种抗组胺类药物、维生素 C、硫代硫酸钠、葡萄糖酸钙等非特异性抗过敏药即可。

2. 重型药疹 如皮疹较多、瘙痒明显或伴低热者,可加用糖皮质激素类药物。重症药疹应及早、足量应用糖皮质激素类药物,必要时静脉给予大剂量丙种球蛋白冲击疗法。调整好血容量及水、电解质平衡。注意是否损害内脏,并予相应处理。重视皮肤、黏膜的护理,根据皮损的类型选择外用药物。

三、糖皮质激素类药物的合理应用

糖皮质激素类药物是药疹的首选药物,应用及早、足量、快减。

及早是指在确诊药疹特别是重症药疹后,要尽快应用糖皮质激素类药物,最好立即给药。因为药疹的变化较快,重症药疹变化更快,进展迅速,因此,要及早控制病情的进展。

足量是指糖皮质激素类药物的剂量可偏大。轻、中度药疹可给予相当于泼尼松 40~60mg/d 的剂量,重度药疹,如大疱性表皮松解型药疹,可用甲泼尼龙 80~120mg/d,甚至可用冲击疗法,甲泼尼龙 500~1 000mg/d,或相当量的地塞米松,连续 3~5 天,大剂量糖皮质激素类药物可迅速控制病情,减少不可逆损害的形成。

快减是指糖皮质激素类药物一般为短期给药,一旦病情控制,即可快速减药。如每次可减原剂量的 1/4~1/3,可在 2~4 周内减至停药,重症药疹如大疱性表皮松解型药疹可能需更长时间。

皮疹局部可用中、强效药物性皮炎外用制剂,有合并感染时,可用抗菌药物外用制剂或复方制剂。

第四节　红　皮　病

一、红皮病的概述、分类与临床表现

（一）概述

红皮病(erythroderma)又称剥脱性皮炎,为一种严重的皮肤病,可由银屑病或药疹等发展形成,也可由内脏恶性肿瘤所致,有些不明原因。典型表现为全身皮肤弥漫性的潮红、浸润、肿胀、大量脱屑,皮损受累面积达到整个皮肤的 95% 以上,除皮肤外,黏膜、淋巴结、毛发甚至内脏器官也可受累,患者常常有全身中毒症状。

（二）分类及临床表现[6]

红皮病根据起病和病程,分为急性和慢性红皮病。由药物变态反应致病者,多为急性,病情较重。初发皮疹可为猩红热样或麻

疹样,皮疹迅速扩展、融合并延及全身,形成剥脱性皮炎。

1. 黏膜症状　较为明显,可出现结膜炎、眼睑缘炎、角膜炎、角膜溃疡、口腔红肿、溃疡、疼痛,吞咽时症状加重。阴道、尿道、肛门部位的黏膜常常糜烂,有分泌物。

2. 皮肤附属器异常　毛发脱落,轻者毛发稀疏,重者可致广泛大量脱落。病情越重,毛发脱落越明显,病情恢复后,毛发可以再生。指(趾)甲可以出现萎缩、混浊、凹陷等,尤其以银屑病性红皮病所致指(趾)甲改变最明显。

3. 淋巴结肿大　2/3 红皮病患者有不同程度淋巴结肿大,其中以腹股沟和腋下淋巴结受累机会最多,颈部次之。

4. 肝脾肿大　1/3 到 2/3 的患者伴有肝脾肿大。药物过敏和淋巴瘤所致的红皮病,肝脾肿大的机会较多。若有明显的肝脾肿大,应考虑恶性淋巴瘤。

5. 体温升高　正常情况下,人体产热和散热过程保持动态平衡。红皮病患者由于毒素被吸收和皮肤散热机能失常,可引起不同程度的发热,多数患者体温在38~39℃。如果高热,中毒症状明显,应考虑并发感染。

6. 血液动力学改变　红皮病患者可出现颈静脉压升高、肝脏肿大、下肢凹陷性水肿、心率增快等。这些症状随皮肤病变恶化而加重,随皮肤症状好转而减轻。若是老年患者,或有高血压、冠心病的患者,心脏功能较差,出现血液动力学改变,可致心力衰竭,甚至造成死亡。

7. 内分泌改变　有少数男性患者可出现乳房女性化,睾丸萎缩,精子数减少。女性可致月经失调,乳房组织增生,并伴有性激素及其代谢产物异常。

二、红皮病的诊断要点与治疗原则

(一)诊断要点

主要根据典型的临床表现、病史、组织病理检查及对治疗的反应等确诊。皮肤活检有助于诊断 Sézary 综合征(全身瘙痒、阵

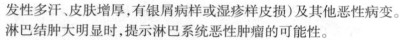

发性多汗、皮肤增厚,有银屑病样或湿疹样皮损)及其他恶性病变。淋巴结肿大明显时,提示淋巴系统恶性肿瘤的可能性。

（二）治疗原则

1. 病因治疗　病因已明确的,需积极治疗原发病,原因不明的积极寻找病因。

2. 加强支持疗法　及时补充足量蛋白质和营养物质,维持水和电解质平衡。

3. 药物治疗　病情严重且其他治疗无效时,可系统应用糖皮质激素类药物,如药疹所致者必须及早、足量应用糖皮质激素类药物。必要时可静脉给予大剂量丙种球蛋白,防治继发感染。皮疹局部,可外用润肤剂、糖皮质激素类药物乳膏和抗菌药物。

三、糖皮质激素类药物的合理应用

除红皮病型银屑病可先试用免疫抑制剂如甲氨蝶呤外,一般需中、大剂量糖皮质激素类药物,一般用相当于泼尼松 40~60mg/d 的量,症状控制之后逐渐减量,病情发展急剧者可选用甲泼尼龙、地塞米松或氢化可的松等静脉滴注。用药时间往往需要数月甚至数年,停药过快可导致疾病复发。红皮病皮疹局部可用中、弱效糖皮质激素类药物制剂,急性期不宜用刺激性强的药物。

第五节　湿疹与皮炎

一、湿疹与皮炎的概述、分类与临床表现

湿疹(eczema)和皮炎(dermatitis)是皮肤科最常见的疾病,是由多种原因引起的皮肤过敏性炎症反应,临床上以红斑、丘疹、渗出和皮肤瘙痒为特征,按皮损的表现可分为急性期、亚急性期和慢性期。

湿疹与皮炎的临床表现多种多样,通常可分为急性期、亚急性期及慢性期三种皮损。急性期表现为红斑、水肿,可伴有丘疹、水

疱或渗出。病理表现为表皮细胞间水肿,海绵形成,表皮内水疱。亚急性期表现为水疱、红肿及渗出减少,出现结痂及脱屑。慢性期以皮肤肥厚革化为主,可伴有色素沉着或色素减退,组织病理表皮增厚,棘层肥厚,真皮乳头淋巴细胞浸润。上述三期常无明显界限,有的患者可同时并存,也有的皮炎不一定要经历三期。

上述临床分期不提示病因或发病机制,而根据病因、发病部位和临床特点,可以把能进行分类诊断的皮炎称为分类性皮炎(湿疹),如淤积性皮炎、脂溢性皮炎等。对于具备皮炎、湿疹临床特点又不能进一步归类者,称为未分类性湿疹,各种不同的皮炎湿疹各具相对特异性的临床特点。

二、湿疹与皮炎的诊断要点与治疗原则

(一)诊断要点

诊断主要根据病因、发病部位和临床特点综合考虑,能进行分类诊断的皮炎常见的有接触性皮炎、异位性皮炎、淤积性皮炎、脂溢性皮炎等,均具有斑疹、丘疹、水疱、斑块、糜烂、结痂或苔藓样变等皮肤原发或继发性皮损的一种或几种皮肤炎症性表现。可根据部位诊断,如肛周湿疹、阴囊湿疹、外耳湿疹等。也可根据皮损分期或季节等因素进行诊断,如小腿慢性湿疹、夏季皮炎等。

(二)治疗原则

1. 寻找和避免接触可疑过敏物质,积极治疗感染灶或可疑基础病。

2. 合理使用外用糖皮质激素类药物和钙调神经磷酸酶抑制剂,口服抗组胺药物以及对症治疗。

3. 根据国外相关特应性皮炎指南,中华医学会皮肤性病分会免疫学组结合我国的临床和用药实际情况,达成专家共识。

(1)局部使用抗炎药物:局部用糖皮质激素类药物是治疗湿疹与皮炎的一线疗法,局部用钙调磷酸酶抑制药治疗安全有效,并有独特的优点。关于两类抗炎药的具体用法和优化措施等概述如下:

1)糖皮质激素类药物:应根据患者年龄、体重、皮损部位及病情选择不同类型和强度的制剂。面部、生殖器部位、皱褶部位以及儿童只能使用弱效或中效糖皮质激素类药物。对重度或治疗抵抗的湿疹与皮炎患者,急性渗出期先用糖皮质激素类药物湿敷是安全有效的方法。急性期每天局部外用糖皮质激素类药物1~2次,炎症控制后逐渐减量。瘙痒是判断疗效最重要的指标,如果瘙痒明显则应维持治疗。对于中、重度儿童患者,先用稍低于成人对应等级的糖皮质激素类药物,如果效果不佳再用更强等级。局部外用糖皮质激素类药物的副作用有萎缩纹、毛细血管扩张和痤疮等,但炎症后色素沉着并非其不良反应。规范外用一般不会产生系统不良反应。指南推荐新型药物如糠酸莫米松、氟替卡松、泼尼卡酯等。推荐间歇疗法为使用强效糖皮质激素类药物控制病情后换为弱效制剂,联合保湿剂,长期间歇用药安全有效。指南推荐主动疗法为在病情稳定期长期低剂量的抗炎药治疗,每周2次,联合保湿剂能有效减少复发,如氟替卡松乳膏等。

2)钙调磷酸酶抑制药:1%吡美莫司乳膏和0.03%他克莫司软膏批准用于2岁以上儿童,0.1%他克莫司软膏只批准用于成人。0.1%他克莫司软膏相当于中效糖皮质激素类药物,而吡美莫司乳膏稍弱。皮疹广泛时,应联合糖皮质激素类药物使用。他克莫司软膏推荐用于主动疗法,病情缓解时,每周使用2次,可有效预防复发。此类药物的优点是,用药部位无皮肤萎缩,特别适用于皱褶和薄嫩部位,且可长期使用。最常见不良反应,是短暂的灼热感和刺激感。

(2)抗细菌和抗真菌治疗:湿疹与皮炎患者皮肤屏障受损,容易继发感染,最常见是金黄色葡萄球菌感染,也可感染其他病原体如链球菌和真菌。对于伴有感染的患者,应使用抗菌药物。避免长期使用抗菌药物,一般推荐外用抗菌药物时间小于2周,系统使用7~10天。

(3)光疗:紫外线光疗是治疗湿疹与皮炎有效的二线治疗方案,包括UVR(UVA+UVB=290~400nm)、BB-UVB(280~315nm)、

NB-UVB(311~313nm)、PU-VA 和 UVA1(340~400nm)。除 UVA1
外，一般 UV 治疗用于慢性苔藓样皮疹，急性期不宜使用。中剂量
UVA1 相当于 NB-UVB，高剂量 UVA1 用于严重患者。NB-UVB
和 UVA1 疗效更好。光疗前先局部应用糖皮质激素类药物和润肤
剂。一般治疗为每周 3~5 次，连续 6~12 周。UV 对于有毛发和皱
褶部位的疗效差。

　　PUVA 较 UVA1 有更好的短期和长期疗效，但不是第一选择，
PUVA 治疗后要带防光眼镜。一般用于 12 岁以上儿童，夏季加重
的患者亦不宜使用，均有远期皮肤癌的风险。

　　(4)系统应用抗炎药物：严格限制糖皮质激素类药物的系统应
用，仅短期用于严重湿疹与皮炎或急性期，儿童口服更应谨慎。对
于治疗抵抗的严重患者，可酌情选用免疫抑制剂。常用免疫抑制
剂为环孢素，它起效较快，但应监测血压、肾功能。起始剂量一般
2.5~3.5mg/(kg·d)，最大剂量 5mg/(kg·d)。

　　(5)健康教育和心理治疗：健康教育和心理治疗，是湿疹与皮
炎治疗非常有益并且必不可少的重要内容，有利于认识疾病，提高
患者依从性、养成良好的习惯、培养心理应付能力，以获得更好的
治疗效果和提高生活质量。心理治疗应该个体化。

三、糖皮质激素类药物的合理应用

　　原则上不全身应用糖皮质激素类药物，而以局部应用为主。
外用糖皮质激素类药物应根据病情、患者状况、病变部位、面积等，
合理用药。一般为每天 2 次用药，轻度湿疹、皮炎，多应用中、弱效
糖皮质激素类药物，中、重度可用中、强效糖皮质激素类药物；成年
人可用中、强效糖皮质激素类药物，小儿和老人多应用中、弱效糖
皮质激素类药物；头、面部和外阴部的湿疹皮炎应外用中、弱效
皮质激素类药物，四肢躯干湿疹皮炎可用中、强效糖皮质激素类药
物；手足湿疹、皮炎可用强效糖皮质激素类药物；毛发部位宜用溶
液剂，慢性肥厚性皮疹还可用封包疗法或用硬膏制剂。慢性湿疹
的维持治疗每周 2~3 次，可选用中、弱效糖皮质激素类药物，并逐

渐过渡到非激素药物。

对于继发自敏性皮炎或面积广泛、渗出明显,应用其他药物难以迅速控制者,可以考虑短期内全身使用糖皮质激素类药物,皮疹控制后逐渐减量。

第六节　银　屑　病

一、银屑病的概述、分类与临床表现

银屑病(psoriasis)是一种常见炎症性皮肤病,临床上以红色丘疹、斑片和银白色鳞屑为特征,部分患者可合并关节和内脏病变,呈慢性经过。临床上分寻常性、脓疱性、关节病性、红皮病性及反向性银屑病。

1. 寻常性银屑病　为最常见的一型,包括斑块状银屑病和滴状银屑病,多急性发病。典型表现为境界清楚、形状大小不一的红斑,周围有炎性红晕。稍有浸润增厚。表面覆盖多层银白色鳞屑,鳞屑易于刮脱,刮净后淡红发亮的半透明薄膜,刮破薄膜可见小出血点(Auspitz征)。皮损好发于头部、骶部和四肢伸侧面,部分患者自觉不同程度的瘙痒。

2. 脓疱性银屑病　较少见,分泛发型和掌跖型。泛发型脓疱性银屑病是在红斑上出现群集性浅表的无菌性脓疱,部分可融合成脓湖。全身均可发病。以四肢屈侧和皱褶部位多见,口腔黏膜可同时受累。急性发病或突然加重时常伴有寒战、发热、关节疼痛、全身不适和白细胞计数增多等全身症状。多呈周期性发作,在缓解期往往出现寻常性银屑病皮损。掌跖型脓疱病皮损局限于手足,对称发生,一般状况良好,病情顽固,反复发作。

3. 关节病性银屑病　又称银屑病关节炎。银屑病患者同时发生类风湿关节炎样的关节损害,可累及全身大小关节,但以末端指(趾)节间关节病变最具特征性。受累关节红肿疼痛,关节周围皮肤也常红肿。关节症状常与皮肤症状同时加重或减轻,血液类风湿因子阴性。

4. 红皮病性银屑病　又称银屑病性剥脱性皮炎,是一种严重的银屑病,常由外用刺激性较强的药物、长期大量应用糖皮质激素类药物、减量过快或突然停药所致。表现为全身皮肤弥漫性潮红、肿胀和脱屑,伴有发热、畏寒、不适等全身症状,浅表淋巴结肿大,白细胞计数增高。

5. 反向型银屑病 又称屈侧银屑病,是银屑病的一种特殊表现类型。主要发生在体表褶皱处,如腋窝、腹股沟、生殖器、脐窝、耳后、臀沟、乳房下、肘窝、腘窝等。其中,生殖器部位最常见于阴囊,其次为阴唇、包皮等。反向银屑病可以单独发生,也可与寻常型银屑病同时发生。

二、银屑病的诊断要点与治疗原则

(一) 诊断要点

根据本病的临床表现、皮损特点、好发部位、季节性可诊断。

(二) 治疗原则

1. 正规 强调使用目前皮肤科学界公认的治疗药物和方法。

2. 安全 各种治疗方法均以确保患者的安全为首要,不能为追求近期疗效,而忽视发生严重不良反应。

3. 个体化 在选择治疗方案时,要全面考虑银屑病患者的病情、需求、耐受性、经济承受能力、既往治疗史及药物的不良反应等,综合并合理地制定治疗方案。

(1)外用药治疗:皮损小于体表面积 3% 的局限性银屑病,可单独采取外用药治疗;对于严重、受累面积大者,除外用药外,还可联合物理疗法和系统治疗。糖皮质激素类药物、维生素 D_3 衍生物、他扎罗汀联合和序贯疗法,常为临床一线治疗。替换疗法即一种外用药使用一段时间,在其出现不良反应之前换用另一种药;如先用超强效糖皮质激素类药物,炎症改善后再换用低级别的糖皮质激素类药物,可避免快速耐受。需要注意的是,急性期应使用温和无刺激性的外用药物,稳定期和消退期可应用作用较强的药物,且从低浓度开始;同时加强润肤剂的应用,可减少局部刺激症状和药物用量。

(2)物理疗法:窄谱 UVB 主要波长为 311nm,目前已成为治疗银屑病的主要物理疗法。窄谱 UVB 的有效性与光化学疗法（PUVA）的早期阶段相同，但缓解期较短。窄谱 UVB 可单独使用，亦可与其他外用制剂或内用药联合应用。治疗中、重度寻常性银屑病每周照射3~4 次，有效率可达 80% 左右。PUVA 主要治疗中重度银屑病，包括泛发型脓疱性、红皮病性和脓疱性银屑病。需要注意的是，长期应用PUVA 可致皮肤老化、色素沉着和皮肤癌；有增加白内障的危险性。

（3）口服药物治疗：一线药物包括甲氨蝶呤、环孢素、维 A 酸类；二线药物包括硫唑嘌呤、羟基脲、来氟米特、吗替麦考酚酯、糖皮质激素类药物、抗菌药物。生物制剂如依那西普、英夫利西单抗、阿达木单抗和白介素 12/23 拮抗剂。中成药如复方青黛胶囊（丸）、郁金银屑片、银屑灵、银屑冲剂、克银丸、消银颗粒等。

（4）心理治疗：通过医务人员的言语、表情、姿势、态度和行为，或是通过相应的仪器及环境，来改变患者的感觉、认识、情绪、性格、态度及行为，使患者增强信心，消除紧张，从而达到治疗疾病的目的。心理治疗可采用个别治疗、集体治疗、家庭治疗和社会治疗的方式，也可采用生物反馈疗法和腹式呼吸训练。

（三）不同类型银屑病的治疗

1. 寻常型银屑病

（1）斑块状银屑病　外用糖皮质激素类药物最广泛，且超强效的糖皮质激素类药物疗效最好。维生素 D_3 衍生物临床起效比糖皮质激素类药物慢，但不良反应相对较少。可使用序贯疗法，即分别使用糖皮质激素类药物与维生素 D_3 衍生物联合使用，或使用复方制剂来提高疗效。维 A 酸类药物，可单独治疗轻度斑块状银屑病。中、重度斑块状银屑病患者，需要使用系统治疗、光疗、联合其他外用药物治疗。口服阿维 A 对斑块状银屑病有效，通常需与外用药联合，可加快起效时间，提倡从小剂量开始逐渐增加剂量，寻找最佳耐受量。甲氨蝶呤是目前治疗斑块状银屑病最经济有效的药物，但长期使用可导致肝脏纤维化及急性骨髓抑制。环孢素治疗斑块状银屑病的特点是起效快，一般用于短期诱导治疗。

（2）滴状银屑病　积极治疗上呼吸道感染，减少心理压力，避免外伤(同形反应)。可选用弱效或中效糖皮质激素类药物单独或与维生素 D_3 衍生物、润肤剂、UVB 联合应用。他卡西醇刺激性小,可用于治疗急性滴状银屑病。光疗在急性炎症期应慎重使用。由上呼吸道链球菌感染引起者可适当给予抗菌药物治疗,常用青霉素、头孢类抗菌药物、红霉素、阿奇霉素等。也可用清热凉血的中成药,如银屑颗粒、复方青黛丸等。某些严重的急性滴状银屑病或上述治疗方法无效的患者,可考虑短期应用甲氨蝶呤、环孢素、吗替麦考酚酯等免疫抑制剂。

2. 脓疱性银屑病

①局限性脓疱性银屑病:无论是掌跖型脓疱病还是连续性肢端皮炎均首选外用药物治疗,一线用药包括强效糖皮质激素类药物、维生素 D_3 衍生物和维 A 酸类药物。单独、联合或序贯应用。顽固或频繁复发的病例可用 NB-UVB 或 308nm 准分子光治疗。重症或顽固病例常需系统用药,首选阿维 A,效果不满意或不能耐受时,可选择甲氨蝶呤、雷公藤、环孢素、吗替麦考酚酯等;②泛发型脓疱性银屑病:大多需要系统治疗。阿维 A、甲氨蝶呤、环孢素是一线药物,可根据患者的病情和个体情况进行选择。国外文献报告,生物制剂对各种脓疱性银屑病均有效。

3. 红皮病性银屑病 对房间、衣物进行清洁、消毒。用低刺激或无刺激保护剂,如凡士林外涂;0.012 5% 高锰酸钾溶液或淀粉泡浴。环孢素和英夫利西单抗治疗红皮病性银屑病起效迅速,阿维 A 和甲氨蝶呤起效较慢,均作为目前治疗本病的一线用药,有时可联合用药。一般不主张系统应用糖皮质激素类药物,若患者中毒症状重、危及生命时,可谨慎采用。

4. 关节病性银屑病(PsA) 治疗药物包括非甾体抗炎药、改善病情的抗风湿药、糖皮质激素类药物及生物制剂。①非甾体抗炎药适用于轻度活动性关节炎患者,但对皮损和关节破坏无效;②抗风湿药起效较慢,虽不具备明显的止痛和抗炎作用,但可控制病情恶化及延缓关节组织的破坏,多用于中、重度病例;③生物制剂具有很好的临床疗效,并能阻止 PsA 影像学发展;④雷公藤具有

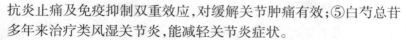

抗炎止痛及免疫抑制双重效应,对缓解关节肿痛有效;⑤白芍总苷多年来治疗类风湿关节炎,能减轻关节炎症状。

5. 反向型银屑病的治疗　该型以局部药物治疗为主,必要时可应用光疗,一般不采用系统治疗。弱、中效糖皮质激素类药物可短期用于反向型银屑病的治疗。每天2次,连续用药不应超过2周;强效或超强效糖皮质激素类药物易导致上述部位的皮肤萎缩,不主张应用。钙调磷酸酶抑制药通过阻断多种细胞因子的合成,而发挥免疫抑制作用。常用0.1%或0.03%他克莫司软膏和1%的吡美莫司乳膏。他卡西醇软膏刺激性小,患者耐受性好,可用于反向型银屑病皮损的治疗。

（四）特殊部位银屑病的治疗

1. 头皮银屑病　轻度头皮银屑病,嘱患者避免搔抓,局部使用中效糖皮质激素类药物或者维生素 D_3 衍生物,或两者配合使用;对于有较厚头皮鳞屑的患者,开始可以选用水杨酸制剂、焦油洗剂或植物油、矿物油封包过夜去掉鳞屑,然后短期间歇使用糖皮质激素类药物制剂,或者使用糖皮质激素类药物与维生素 D_3 衍生物的复合制剂。

2. 甲银屑病　常用超强效糖皮质激素类药物或维生素 D_3 衍生物,作局部封包治疗。对甲母质银屑病(如甲凹点和甲纵嵴),仅外用治疗甲皱襞部的皮损就可能治愈甲损害;对于甲床病变(如甲剥离),先剪去甲板或外用高浓度的尿素软膏封包1周左右(涂药前用胶布保护甲周皮肤),使甲板软化、脱落,再局部外用糖皮质激素类药物或维生素 D_3 衍生物。他扎罗汀对甲剥离和甲凹点疗效较好,对甲凹点和甲剥离的患者,先外用1%甲氧沙林溶液于末端指部,再照射 UVA,每周2~3次,有一定疗效。

3. 外阴部银屑病　应选用弱效、中效或软性糖皮质激素类药物。钙调磷酸酶抑制药对黏膜部位的银屑病有效。黏膜部位一般不能耐受维生素 D_3 衍生物。避免使用刺激性的制剂,如地蒽酚或维 A 酸类。

（五）特殊人群银屑病的治疗

1. 儿童银屑病　轻症患儿常规应用润肤剂,外用弱效糖皮质激素类药物治疗可以减少红斑和脱屑,尤其适用于瘙痒症状为主的患儿。煤焦油是常用治疗儿童银屑病有效的药物,卡泊三醇用于儿童评价良好。窄谱 UVB 治疗儿童银屑病疗效肯定,致癌可能性较小,但应注意 PUVA 治疗不适宜于小儿。最常用的系统治疗药物包括维 A 酸类、甲氨蝶呤和环孢素,这些药物一般仅用于脓疱性、红皮病性、关节病性或其他治疗方法无效的患儿,必须进行长期监测。

2. 妊娠期妇女银屑病 在孕前尽量使病情平稳或缓解,有利于平稳渡过孕期。润肤剂、局部糖皮质激素类药物以及地蒽酚被认为对妊娠期妇女安全。UVB 是继环孢素后的一种安全的二线治疗。UVB 的有效性在妊娠期妇女中并无单独评估,但是对银屑病患者的随机对照试验表明,其在 65% 的人群中有效。有数据表明,依那西普和英夫利西单抗对胎儿无影响,建议慎重选用。

3. 哺乳期银屑病 哺乳期妇女的一线治疗局限于润肤剂,适当局部外用糖皮质激素类药物以及地蒽酚。局部治疗应该在哺乳后使用。维 A 酸类、甲氨蝶呤、环孢素、生物治疗以及 PUVA 在哺乳期妇女都是相对禁忌的。最安全的二线治疗是 UVB,如果需要进一步治疗,应该缩短哺乳时间。

4. 老年银屑病 治疗较为困难,目前有效治疗的数据资料尚缺乏。主要是局部用卡泊三醇、倍他米松、UVB、依那西普和甲氨蝶呤治疗。当其他治疗无效时,需谨慎使用环孢素。

三、糖皮质激素类药物的合理应用

寻常性银屑病不全身应用糖皮质激素类药物治疗。外用糖皮质激素类药物是银屑病的基本疗法之一,多与其他药物或方法联合应用。使用时应根据皮损类型、病变部位、面积等合理用药。急性期、浸润不明显的皮损、头面部和外阴部多用中、弱效糖皮质激素类药物或润肤剂。斑块型皮损可用中、强效糖皮质激素类药物乳膏。四肢及手足皮损可用强效糖皮质激素类药物乳膏。毛发部位宜用酊剂或溶液,慢性肥厚性皮疹还可用封包疗法。要避免长期外用糖皮质激素类药物治疗的副作用。

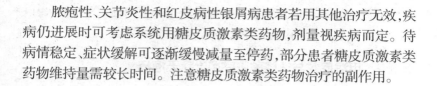

脓疱性、关节炎性和红皮病性银屑病患者若用其他治疗无效,疾病仍进展时可考虑系统用糖皮质激素类药物,剂量视疾病而定。待病情稳定、症状缓解可逐渐缓慢减量至停药,部分患者糖皮质激素类药物维持量需较长时间。注意糖皮质激素类药物治疗的副作用。

第七节　案例评析

案例1　长期口服甲泼尼龙片致药源性库欣综合征

【案例简介】

患者,女,44岁,5年前诊断为寻常型天疱疮,2年前诊断为高血压2级(高危),3个月前诊断为甲状腺功能减退症,规律使用甲泼尼龙片15mg,口服,每天1次;左甲状腺素钠片25μg,口服,每天1次;硝苯地平控释片30mg,口服,每天1次。查体:患者神志清,精神可,对答切题;满月脸,水牛背;甲腺无肿大,质地正常。头面部、上肢、躯干及下肢膝盖以上可见多处水疱愈合色素沉着,未见新发水疱,提示天疱疮病情稳定。血压130/80mmHg。病程中体重增加约10kg。入院后完善相关检查,诊断为药源性库欣综合征。

诊断:药源性库欣综合征。

治疗:继续维持上述药物治疗,观察病情变化。入院第8天,实验室检查示:抗表皮棘细胞桥粒抗体,阴性;抗表皮基底膜抗体,阴性。将甲泼尼龙片减量至12mg,口服,每天1次。入院第12天,患者无新发水疱,病情稳定出院。于患者出院后半个月、1个月、2个月分别电话随访,患者能够定期复诊,逐渐减少甲泼尼龙剂量,未出现天疱疮复发。

【药师点评】

该患者5年前诊断为"寻常型天疱疮",一直口服甲泼尼龙治疗,长时间口服糖皮质激素类药物,是导致该患者患有药源性库欣综合征的根本原因。目前,糖皮质激素类药物作为天疱疮治疗主要药物的地位尚无其他药物取代。观察患者用药第8天,天疱疮病情平稳,将糖皮质激素类药物减量至 12mg,口服,每天 1 次,以减少对库欣综合征的影响,并关注天疱疮是否复发。

案例 2　甲泼尼龙与环磷酰胺联用治疗天疱疮

【案例简介】

患者,女,58 岁,因全身红斑水疱糜烂 5 月余,加重 1 周。

诊断:寻常型天疱疮。

治疗:患者,女,58 岁。因全身红斑水疱糜烂 5 月余,加重 1 周,以寻常型天疱疮入院,入院后给予甲泼尼龙 40mg/d,静脉滴注,皮疹未能控制,肝肾功能、尿常规等检查结果正常,加用环磷酰胺 0.4g 静脉滴注。用药后肝功能:GPT 306IU/L,GOT 105IU/L,γ-GT 217IU/L,LDH 336IU/L。考虑可能与环磷酰胺对肝功能的影响有关,停用环磷酰胺,同时给予还原型谷胱甘肽静脉滴注,护肝;为控制皮损,继续使用原剂量糖皮质激素类药物治疗天疱疮,并加用免疫球蛋白 25g/d,静脉滴注。3 天后患者肝功能好转,无新发皮疹,停用免疫球蛋白。10 天后皮疹控制良好,肝功能各指标结果皆正常,患者出院。

【药师点评】

免疫抑制剂与糖皮质激素类药物联合用药,可以提高疗效、减少激素用量,降低不良反应,从而降低并发症和病死率。原卫生部《寻常型天疱疮临床路径》中,寻常型天疱疮的治疗药物免疫抑制剂有环磷酰胺、硫唑嘌呤、甲氨蝶呤、环孢素等。由于该类药物的起效时间慢,应尽量与糖皮质激素类药物一起在治疗初期使用。随着病情好转,减少糖皮质激素类药物用量,再减少免疫抑制剂用量[3]。应注意上述 4 种药物均可引起骨髓抑制,肝功能受损,因此,有骨髓抑制或肝功能不全的患者应禁用或慎用。在患者用药前进行血常规、肝功能等检查,各项指标符合用药指征时再用药。用药期间如出现肝功能异常或有明显的白细胞减少或血小板减少,如白细胞低于 3.5×10^9/L 或血小板低于 50×10^9/L,应及时对症治疗,必要时停药。

案例3　静脉滴注糖皮质激素类药物治疗大疱性类天疱疮

【案例简介】

患者,男,24 岁,全身红斑及水疱伴瘙痒 2 个月。患者于 2 个月前无明显诱因全身出现散在红斑、丘疹,部分红斑上散在水疱,伴瘙痒。自行外用糠酸莫米松软膏,无好转,且红斑渐增多,部分融合成片,红斑上水疱渐增多、增大,瘙痒明显。

诊断:大疱性类天疱疮。

治疗:静脉滴注甲泼尼龙 40mg/d,2 周后病情稳定,原有水疱大部分干燥、结痂,甲泼尼龙减量至 36mg/d 治疗。入院 20 天后,病情好转出院。继续口服甲泼尼龙 36mg/d,每周减量 4mg,待减至 24mg/d 时,每 2 周减量 4mg,直至停药。随诊 2 年,病情未反复。

【药师点评】

大疱性类天疱疮为一种慢性反复性自身免疫性皮肤病,好发于老年人,皮损以腰部及腹部常见。外用糖皮质激素类药物无效,应静脉滴注泼尼松或甲泼尼龙,为减少不良反应的发生,应根据病情变化,在皮损愈合 2 周后及时减量。

案例4　糖皮质激素类药物与抗菌药联用治疗重症药疹

【案例简介】

患者,男,74 岁,因"脑梗死 25 天后口齿不清伴左侧肢体活动不利"入院。既往有高血压、2 型糖尿病病史。予以厄贝沙坦片控制血压、氯吡格雷片抗血小板聚集、门冬胰岛素 30 注射液控制血糖。待病情稳定后康复治疗介入,改善肢体功能和言语功能。第 7 天,患者出现发热、咳嗽,最高体温达 38.2℃,两肺呼吸音粗,两下肺可闻及湿啰音,胸片报告显示两肺散在炎症性病变。实验室检查:WBC $13.6×10^9$/L,N 90.8%,CRP 31.6mg/L,肾功能正常,初步诊断为肺部感染,经验性治疗给予左氧氟沙星注射液 0.2g,静脉滴注,每天 2 次,抗感染治疗。第 10 天,患者痰培养结果提示产酸肺炎克雷伯菌,对阿米卡星、亚胺培南西司他丁和哌拉西林钠他唑巴坦钠敏感,将抗菌药调整为哌拉西林钠他唑巴坦钠2.5g,静脉滴注,每天2次。第16天,患者最高体温37.6℃,咳痰较前减少,两肺呼吸音粗。第21天,患者无发热,N 71.7%,提示治疗有效,继续之前方案治疗。第25天,患者出现全身皮疹,伴轻微瘙痒感。给予地塞米松注射液10mg,静脉滴注,每天1次;氯雷他定片10mg,口服,每天1次。第28天,患者皮疹部位融合成大小不一的水疱。第29天,患者全身皮疹仍明显伴皮肤破损。第30天,患者全身皮肤破溃严重,局部有分泌物渗出。

诊断:经皮肤科专家会诊后,诊断为重症药疹。

治疗:考虑患者无发热,双肺呼吸音清,未闻及干湿啰音,停用哌拉西林钠他唑巴坦钠,给予注射用甲泼尼龙琥珀酸钠160mg,静脉滴注,每天1次,抗炎及对症支持治疗。医师认为患者创面破溃疑有感染,取创面分泌物进行细菌培养,并经验性使用注射用万古霉素0.5g,静脉滴注,每天3次,抗感染治疗。第33天,请临床药师会诊,讨论下一步的治疗方案。患者体温38.5℃,两肺呼吸音粗,全身表皮脱落仍较明显,局部渗出液较多,创面培养结果为耐甲氧西林金黄色葡萄球菌感染,对利奈唑胺、万古霉素敏感,继续予万古霉素治疗。临床药师建议甲泼尼龙加至160mg,每天2次;使用亚胺培南西司他丁0.5g,静脉滴注,每天3次,治疗肺部感染。第35天,患者双下肢轻度水肿,尿量较少。急查血生化:CRP 31.9mg/L,BUN 13.11mmol/L,CR 71.5μmol/L,TP 49.2g/L,ALB 27.4g/L,K$^+$ 3.0mmol/L。医嘱予万古霉素0.5g,静脉滴注,每天2次;甲泼尼龙160mg,静脉滴注,每天1次。给予人血白蛋白注射液、氯化钾注射液,静脉滴注,螺内酯片口服,对症支持治疗。第38天,患者全身大部分皮肤开始结黄痂,渗液极少。第47天,患者两肺呼吸音稍粗,N 87.3%,CRP 19.8mg/L。医嘱停万古霉素和亚胺培南西司他丁,使用左氧氟沙星注射液0.2g,静脉滴注,每天2次,联合阿米卡星注射液0.4g,静脉滴注,每天1次,降阶梯治疗,改甲泼尼龙为80mg,静脉滴注,每天1次。第50天,患者全身皮肤已结痂,改甲泼尼龙为40mg,静脉滴注,每天1次。第54天,患者无发热,

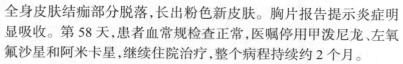

全身皮肤结痂部分脱落,长出粉色新皮肤。胸片报告提示炎症明显吸收。第 58 天,患者血常规检查正常,医嘱停用甲泼尼龙、左氧氟沙星和阿米卡星,继续住院治疗,整个病程持续约 2 个月。

【药师点评】

治疗方案的调整:第 33 天,甲泼尼龙 + 万古霉素治疗 3 天后,患者全身表皮脱落仍较明显,局部渗出液较多,两肺呼吸音粗,体温 38.5℃,实验室检查:N 74.8%,CRP 43.2mg/L。分析患者的病情,提出用药建议:①患者全身皮肤破溃仍较严重,渗出液较多,建议甲泼尼龙加至 160mg,静脉滴注,每天 2 次,待患者药疹症状缓解后逐步减量;②患者两肺呼吸音粗,体温高,血象高,应考虑患者免疫功能低下,继发肺部感染,建议采取经验性的抗菌治疗,积极治疗肺部感染。为避免使用易引发药疹的药物如青霉素类和头孢菌素类,临床药师建议做痰培养,根据以往用药情况经验性使用亚胺培南西司他丁 0.5g,静脉滴注,每天 3 次,治疗肺部感染,待痰培养结果出来调整药物,医师采纳。第 37 天,痰培养结果为产酸肺炎克雷伯菌和耐甲氧西林金黄色葡萄球菌感染,对亚胺培南、阿米卡星、万古霉素敏感,医师对抗感染药物未做调整[7]。

案例 5 糖皮质激素类药物治疗带状疱疹需防复发

【案例简介】

患者,男,60 岁,全身皮肤弥漫性潮红、浸润、肿胀 1 个月。原患有湿疹,病史 3 年,近 1 年已停用所有治疗,皮损局限于右胫前,为小片状肥厚性红斑、丘疹,表面有少量脱屑,伴掌、跖角化。2 个月前,左颈肩臂处出现红斑,其上簇集米粒大水疱及丘疱疹,沿神经呈条带状分布,伴有剧烈疼痛。

诊断:带状疱疹。

治疗:给予阿昔洛韦 0.2g,口服,每天 4 次,连用 3 周;泼尼松 10mg,口服,每天 3 次,连用 5 天。治疗 3 周后,带状疱疹皮损痊愈,无明显后遗神经痛,但有局部感觉异常。泼尼松停用后约 10 天,原有湿疹面积扩大,局部红肿,瘙痒明显,2 周后泛发全身,呈红皮病。

【药师点评】

早期给予短程小剂量糖皮质激素类药物治疗带状疱疹,对缓解带状疱疹神经痛和后遗神经痛有一定疗效[8-9],虽然不良反应轻微,但不能滥用,在使用之前,必须详细询问患者既往史,尤其是皮肤病史,以免在停药后使原有基础皮肤病复发、加重,甚至演变成红皮病[10]。

案例6　糖皮质激素类药物治疗银屑病,减量或停药有讲究

【案例简介】

患者,女,30岁,以"脓疱性银屑病反复发作10年,再发4天"入院。入院前口服甲泼尼龙片40mg,每天1次;甲氨蝶呤片7.5mg,每天1次,病情控制良好;后甲泼尼龙片减至24mg,每天1次时,皮疹再发。

诊断:泛发型脓疱性银屑病。

治疗:甲泼尼龙40mg,静脉滴注,每天1次;甲氨蝶呤片7.5mg,每周1次,口服,皮疹仍未能控制。患者入院3天病情反复、加重,体温升高达38.2℃,皮疹新发,累及皮肤70%以上,尿蛋白+,尿潜血+++,BUN 10.34mmol/L,GPT 135U/L,GOT 56U/L。临床药师分析并提出建议:患者肝肾功能均出现异常,考虑到甲氨蝶呤对肝肾功能的副作用及维A酸类药物对肝功能的影响,建议停用甲氨蝶呤,暂不用维A酸类药物,并用还原型谷胱甘肽进行保肝治疗。而患者系由糖皮质激素类药物减量过快导致皮疹再发,根据患者病情,建议加大糖皮质激素类药物用量,予以甲泼尼龙80mg,静脉滴注,每天1次。医师采纳建议,经治疗5天后,患者病情控制平稳,周身皮疹均已干涸、结痂,无新发脓疱;GPT 48U/L,GOT 42U/L。临床药师协助医师制定糖皮质激素类药物减量方案:病情稳定3天后糖皮质激素类药物开始缓慢稳妥减量,每次减量不超过当日剂量的1/10~1/6。鉴于患者肝功能已恢复正常,糖皮质激素类药物减至中等剂量40~50mg/d时,联用阿维A酸片10mg,口服,每天3次,以配合糖皮质激素类药物减量。当糖皮质激素类药物减至24mg,每天1次时,患者病情维持稳定。患者糖

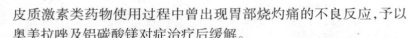

皮质激素类药物使用过程中曾出现胃部烧灼痛的不良反应,予以奥美拉唑及铝碳酸镁对症治疗后缓解。

【药师点评】

糖皮质激素类药物是强大的免疫抑制剂和抗炎药,对一些严重的其他药物无法控制的银屑病疗效确切。但因有效剂量往往较大,会引起严重的副作用,而且在减量或停药后会发生反跳现象或诱发更严重的银屑病。因此,对糖皮质激素类药物使用的时机、激素减量及不良反应的监护,是临床药师监护的重点之一[11]。

参考文献:

[1] 贺朝霞,孙乐栋,曾抗.天疱疮的诊断研究概况[J].岭南皮肤性病科杂志,2009,16(6):419-421.

[2] 中华人民共和国卫生部.糖皮质激素类药物临床应用指导原则[S].中华内分泌代谢杂志,2012,28(2):171-202.

[3] 中国医师协会皮肤科医师分会自身免疫性疾病亚专业委员.寻常型天疱疮诊断和治疗的专家建议[J].中华皮肤科杂志,2016,49(11):761-765.

[4] FELICIANI C,JOLY P,JONKMAN M F,et a1.Management of bullous pemphigoid:the European Dermatology Forum consensus in coilaboration with the European Academy of Dermatology and Venereology[J].Br J Dermatol,2015,172(4):867-877.

[5] 中国医师协会皮肤科医师分会自身免疫性疾病亚专业委员.大疱性类天疱疮诊断和治疗的专家建议[J].中华皮肤科杂志,2016,49(6):384-387.

[6] 顾有守.红皮病[J].中国麻风皮肤病杂志,2006,22(8):682-685.

[7] 江益娟.1例重症药疹患者的药学监护[J].中国药师,2014,17(5):850-851.

[8] 王秀敏,张建明,李海英.小剂量皮质类固醇激素对带状疱疹神经痛的影响[J].中国皮肤性病学杂志,2003,17(4):246-247.

[9] 杨健,黄新宇,侯捷.泼尼松预防老年带状疱疹后遗神经痛的对照研究[J].临床皮肤科杂志,2000,29(2):99-100.

[10] 庞晓文,江丽.糖皮质激素类药物治疗带状疱疹诱发红皮病2例[J].临床皮肤科杂志,2005,34(10):691-692.

[11] 李莹,陈中建,沈敏.银屑病患者的药学监护要点[J].药学与临床研究,2014,22(1):77-79.

第十二章 糖皮质激素类药物在骨科疾病中的合理应用

1. 运动系统慢性损伤有哪些类型?
2. 运动系统慢性损伤有哪些共同特点?
3. 糖皮质激素类药物封闭治疗时,应注意什么?
4. 急性脊髓损伤时如何使用糖皮质激素类药物?

第一节　运动系统慢性损伤

一、运动系统慢性损伤的概述、分类与临床表现

（一）概述

人体由于长期、反复、持续的姿势或职业动作,在运动系统局部产生集中应力,当超过代偿能力即形成轻微损伤,累积、迁延,从而导致骨关节、肌腱、韧带、筋膜、滑囊慢性损伤,临床上可表现为腱鞘炎、肩周炎、滑囊炎和肌腱附着点炎等病变。部分患者则表现为周围神经卡压综合征。

（二）分类及临床表现

运动系统慢性损伤按所累及的组织不同可分为 4 类:①软组织慢性损伤,如肌肉、筋膜、肌腱、腱鞘、韧带和滑囊的慢性损伤;

②骨的慢性损伤,主要指在骨结构较纤细及易产生应力集中部位的疲劳性骨折;③软骨的慢性损伤,包括关节软骨磨损、退化及骨骺软骨的慢性损伤;④周围神经卡压伤,神经组织结构因频繁的重复活动造成神经损伤,或由于神经组织周围的结构增生、狭窄、造成局部的神经伤害[1]。

运动系统慢性损伤涉及机体多个组织、多个部位,症状不一,但均有如下特点:①躯干或肢体某部位的长期疼痛,但无明显外伤史;②特定部位有压痛点或包块,常伴某种特殊的体征;③局部炎症不明显;④近期有与疼痛部位有关的过度活动史;⑤部分患者有导致运动系统慢性损伤的工种、坐姿和工作习惯或职业史。

二、运动系统慢性损伤的诊断要点与治疗原则

(一)诊断要点

结合病史、症状及体征多可作出诊断。影像学检查如 X 线可显示一定程度的退行性变化。高频超声检查相比其他放射检查有其特有的优越性,可作为软组织损伤的首选检查手段[2]。放射性核素骨显影对骨和软骨慢性损伤有早期诊断意义。

(二)治疗原则

1. 非手术治疗

(1)限制致伤动作、纠正不良姿势、增强肌力锻炼、维持关节的不负重活动和定时改变姿势使应力分散是治疗的关键。

(2)理疗、按摩、热敷等物理疗法可改善局部血液循环,减少粘连,有助于改善症状。

(3)药物治疗包括局部外用或口服非甾体抗炎药;周围神经卡压病例,可辅助神经营养药物治疗;局部压痛点明显者,可用糖皮质激素类药物封闭治疗。

2. 手术治疗　保守治疗无效者,可行手术治疗。

三、糖皮质激素类药物的合理应用

用于治疗运动系统慢性损伤的糖皮质激素类药物有醋酸泼尼

龙、醋酸氢化可的松、地塞米松和倍他米松等,具体可根据实际情况选用。

以最明显固定压痛点为封闭注射点,根据封闭部位和病变原因不同选择相应的滑囊、肌腱、腱鞘、关节腔和神经丛等部位的注射深度,行神经干封闭时应将药物注射到神经干周围,避免注射到神经干内。

通常与局麻药物普鲁卡因、利多卡因和布比卡因等混合后注射。短效糖皮质激素类药物如醋酸氢化可的松,一般局部封闭间隔应大于 1 周,3 次为 1 疗程。缓释长效类糖皮质激素类药物间隔应为 3~4 周,1 年不超过 3 次。

糖皮质激素类药物的使用指征为慢性损伤性炎症,而非细菌性炎症或肿瘤;应严格进行无菌操作,注射部位准确无误,按规定剂量及方法使用,注射后一旦局部出现肿胀甚或红热者,应立即停止使用。

第二节　急性脊髓损伤

一、急性脊髓损伤的概述、分类与临床表现

(一) 概述

急性脊髓损伤常因车祸、坠落伤、极限运动、跳水或医源性损伤等意外所致,均有急性脊髓损伤表现,常合并脊柱骨折脱位。在我国目前仍为高发损伤。脊髓损伤多为脊髓受压、挫伤,较少为脊髓横贯性完全断裂。

(二) 分类

1. 脊髓震荡　脊髓神经细胞遭受强烈刺激而发生超限抑制,脊髓功能处于生理停滞状态,脊髓实质并无损伤。临床上表现为损伤平面以下感觉、运动及反射完全消失。一般经过数小时至 2~3 周,感觉和运动开始恢复,不留任何神经系统后遗症。

2. 不完全性脊髓损伤　损伤平面以下保留某些感觉和运动功能,为不完全性脊髓损伤。如颈髓前方受压严重,有时可引起脊髓前中央动脉闭塞,出现四肢瘫痪,下肢重于上肢,但下肢和会阴仍保持位置觉和深感觉,有时甚至保留有浅感觉。

3. 完全性脊髓损伤　脊髓实质完全性横贯性损害,损伤平面以下的最低位,即骶段感觉、运动功能完全丧失,包括肛门周围的感觉和肛门括约肌的收缩运动。如胸段脊髓损伤表现为截瘫,颈段脊髓损伤表现为四肢瘫。

4. 脊髓圆锥损伤　正常人脊髓终止于第 1 腰椎体的下缘,因此,第 12 胸椎和第 1 腰椎体骨折可发生脊髓圆锥损伤,表现为会阴部皮肤感觉缺失,括约肌功能丧失致大小便不能控制和性功能障碍,双下肢的感觉和运动保持正常。

5. 马尾神经损伤　马尾神经起自第 2 腰椎的骶脊髓,一般终止于第 1 骶椎下缘。马尾神经损伤很少为完全性的,表现为损伤平面以下弛缓性瘫痪,有感觉及运动功能障碍及括约肌功能丧失,肌张力降低,腱反射消失,没有病理性锥体束征。

二、急性脊髓损伤的诊断要点和治疗原则

(一)诊断要点

对脊髓损伤的诊断,根据损伤病史、体征,进行局部和神经系统检查作出正确诊断并不困难。同时作好全身检查,及时发现休克及胸、腹腔脏器合并损伤,掌握病情变化作出及时而正确的处理。

损伤程度的判定,目前多数采用 Frankel 的分级标准:①受损平面以下无感觉及运动功能;②受损平面以下有感觉但无运动功能;③有肌肉运动但无功能;④存在有用的运动功能;⑤感觉和运动功能正常。

常用的检查手段,有影像学检查,如 X 线检查、CT 扫描、MRI 扫描和电生理检查。

(二)治疗原则

1. 非手术治疗　伤后 6 小时内为关键时期,24 小时内为急性

期,抓紧时机尽早治疗。常用方式有药物治疗和高压氧治疗。

2. 手术治疗 手术只能解除对脊髓的压迫和恢复脊柱的稳定性,目前还无法使损伤的脊髓恢复功能。

三、糖皮质激素类药物的合理应用

急性脊髓损伤急性期临床常用糖皮质激素类药物治疗,如应用甲泼尼龙大剂量疗法。其作用机制为阻止类脂化合物的过氧化反应和稳定细胞膜,从而减轻了外伤后神经细胞的变性,降低组织水肿,改善脊髓血流量,预防损伤后脊髓缺血进一步加重,促进新陈代谢和预防神经纤维变性。

甲泼尼龙冲击疗法:30mg/kg,1 次给药,15 分钟快速静脉注射完毕;45 分钟后以 5.4mg/(kg·h)的速度,静脉滴注维持,对于伤后 3 小时以内的患者维持 23 小时,伤后 3~8 小时的患者维持 47 小时,受伤 8 小时以上者无给药指征。

用药时需注意可能引起的心律失常、消化道出血和重症感染等并发症。

第三节 案例评析

案例 1 非甾体抗炎药、糖皮质激素类药物联合物理疗法治疗肩周炎

【案例简介】患者,女,51 岁,以"右肩关节疼痛不适 5 天,加重伴活动受限 3 天"为主诉入院。患者自述,于 5 天前因劳累后出现右肩关节持续性酸痛,入院前 3 天因劳累受凉后右肩关节疼痛不适较前明显加重,伴有右肩关节上举、外展、背屈、背伸活动明显受限,稍活动会感疼痛明显,穿衣困难。右肩关节肩峰下、肱骨大结节旁、肱二头肌肌腱附着点处压痛明显,右上肢搭肩试验(+),VAS 评分:6 分(中度疼痛)。右肩 X 线片示:右侧肩周炎。右肩 MRI 示:右侧三角肌、喙肱肌损伤伴右肩关节腔少量积液。

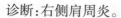

诊断:右侧肩周炎。

治疗:依托考昔片 120mg,口服,每天 1 次;酮洛芬凝胶外用消炎止痛,复方倍他米松注射液 1ml、2% 盐酸利多卡因注射液 2ml、0.9% 氯化钠注射液 2ml,于右侧肩胛上切迹处为穿刺治疗点封闭治疗。联合改善微循环、缓解肌痉挛等药物治疗。同时给予物理疗法。5 天后,右肩关节活动时无明显疼痛不适感,右肩关节上举、后伸、外展活动已达到功能位,对患者日常生活无明显影响。VAS评分:0 分(无痛)。患者痊愈。

【药师点评】

肩周炎是较常见的软组织慢性损伤,治疗以缓解疼痛、恢复功能、避免肌肉萎缩为目的,常采用物理疗法联合药物治疗,药物治疗有非甾体抗炎药和糖皮质激素类药物。如疼痛持续导致夜间难以入睡时,可短期服用非甾体抗炎药;痛点局限时,可局部注射倍他米松,能明显缓解疼痛,半衰期长,抗炎效果较好。

案例2 甲泼尼龙治疗颈椎骨折脱位

【案例简介】

患者,男,45 岁,4 小时前从 2 米高处坠落,伤及颈部,感颈部酸胀疼痛、活动受限,双侧锁骨以下感觉运动丧失,当时昏迷,约10 分钟后自行苏醒,急诊行 CT 示:颈 6 椎体右侧附件骨折;颈 7椎体楔形变。X 线片示:左肺创伤性湿肺考虑,胸 8、9、12 椎体压缩性骨折考虑。MRI 示:颈 7 椎体骨折伴向后 Ⅰ 度滑脱;颈 6、7 椎体水平髓内异常信号,考虑:脊髓损伤。查体:脊柱生理弯曲丧失,颈椎前屈后伸旋转活动受限,颈 4-胸 1 椎体棘突及椎旁压痛明显,上肢肌力明显减弱,肌力 2~3 级,双侧锁骨以下感觉运动丧失,肛周感觉丧失,肛门括约肌肌力 0 级。

诊断:颈椎骨折脱位伴完全性截瘫。

治疗:甲泼尼龙 1 000mg,静脉输注冲击治疗,同时给予营养神经、抑酸等药物,甲泼尼龙逐日减量,800mg、600mg、400mg、200mg,减至 125mg 后停药。入院第 11 天,在全麻下行颈椎骨折脱位伴完全性截瘫经后路切开复位＋植骨融合椎弓根螺钉内固定术，手术顺利，术后预防感染、促进骨质愈合、抑酸、抗凝、补液补充能量、雾化祛痰，切口愈合良好，上肢感觉运动较前明显改善，出院。

【药师点评】

患者坠落伤致颈脊髓损伤，损伤为不完全性脊髓损伤，下肢瘫痪重于上肢，上肢肌力明显减弱，肌力 2~3 级，双侧锁骨以下感觉运动丧失，肛周感觉丧失，肛门括约肌肌力 0 级，大小便失禁。受伤 4 小时后入院，入院即给予甲泼尼龙静脉滴注，剂量由 1 000mg/d，逐渐减量，连续使用 6 天，病情平稳后行手术治疗，手术顺利，上肢感觉运动较前明显改善。

该患者糖皮质激素类药物治疗与《糖皮质激素类药物临床应用指导原则》(简称《原则》)不符，可能与各医院临床经验不同有关，《原则》中的推荐用法用量来自一项临床研究。一项包括 487 例急性脊髓损伤患者在内的对照研究，评估甲泼尼龙和纳洛酮的效果，损伤后 8 小时内先给予 30mg/kg 的甲泼尼龙冲击剂量，继之以 5.4mg/(kg·h) 的剂量维持 23 小时，此方法显示在伤后 6 周、6 个月和 1 年时随访均表现出较好的神经功能恢复。甲泼尼龙组与对照组之间在病死率和并发症发生率上无统计学上的显著性差异。急性脊髓损伤患者最好在伤后 3 小时内，接受甲泼尼龙治疗，并维持 24 小时；如果在伤后 3~8 小时之间，开始行甲泼尼龙治疗，则应持续 48 小时。基于这项临床研究，甲泼尼龙被广泛运用于急性脊髓损伤的治疗，并被认为是药物治疗急性脊髓损伤的标准。

参考文献：

［1］陈孝平,汪建平.外科学［M］.8 版.北京:人民卫生出版社,2013:729.

［2］林勇斌.高频超声在软组织损伤诊断中的应用价值［J］.临床军医杂志,2014,42(6):654-655.

06